中等卫生职业教育创新教材

供中等职业教育护理、药剂、中医、医学检验技术、康复技术、
口腔修复工艺、医学影像技术等相关专业使用

病理学基础

（第3版）

主　编　黄光明　张丽华
副主编　严葵花　吴红侠　张丽平
编　者（按姓氏汉语拼音排序）
胡　琳（河池市卫生学校）
黄光明（广西医科大学附设玉林卫生学校）
纪　萍（通化市卫生学校）
黎国明（广西医科大学附设玉林卫生学校）
李雪霖（云南省文山州卫生学校）
刘建楠（桂林市卫生学校）
石玉芹（酒泉卫生学校）
孙忠亮（广西中医药大学附设中医学校）
吴红侠（沈阳市中医药学校）
夏慧慧（吕梁市卫生学校）
严葵花（大连铁路卫生学校）
张丽华（朝阳市卫生学校）
张丽平（长治卫生学校）

科学出版社
北　京

内 容 简 介

本教材包含病理解剖学和病理生理学的相关内容，前者主要从形态学方面阐述疾病过程中常见的病理过程及其发生、发展规律，后者则侧重于从功能、代谢方面揭示疾病的发生、发展规律。本教材紧扣国家护士执业资格考试、执业助理医师考试大纲，结合大量典型的大体标本及组织切片彩图、归纳性图表，适当插入案例、链接、考点、医者仁心等模块，并在章末设置了自测题，内容叙述简练、图文配合，突出基本知识、基本理论、基本技能与临床的联系，激发学生学习兴趣，培养学生分析问题、思考问题和解决问题的能力。本教材通过在教学中融入思政教育，培养学生“敬佑生命、救死扶伤、甘于奉献、大爱无疆”的医者精神。书后附实验指导等内容。

本书适合中等职业教育护理、药剂、中医、医学检验技术、康复技术、口腔修复工艺、医学影像技术等相关专业使用。

图书在版编目（CIP）数据

病理学基础 / 黄光明，张丽华主编．—3 版．—北京：科学出版社，2022.1

中等卫生职业教育创新教材

ISBN 978-7-03-070461-0

Ⅰ.病…　Ⅱ.①黄…②张…　Ⅲ.病理学－中等专业学校－教材　Ⅳ.R36

中国版本图书馆 CIP 数据核字（2021）第 222045 号

责任编辑：邱　波　王昊敏 / 责任校对：杨　赛

责任印制：赵　博 / 封面设计：涿州锦晖

科学出版社 出版

北京东黄城根北街 16 号

邮政编码：100717

http://www.sciencep.com

北京建宏印刷有限公司印刷

科学出版社发行　各地新华书店经销

*

2011年 2 月第　一　版　开本：850×1168　1/16

2022年 1 月第　三　版　印张：13

2025年 1 月第二十七次印刷　字数：309 000

定价：69.80元

（如有印装质量问题，我社负责调换）

前言

病理学基础既是中等职业教育护理、药剂、中医、医学检验技术、康复技术、口腔修复工艺、医学影像技术等相关专业的一门重要医学基础学科，又是一门临床医学桥梁学科。本教材本着“以就业为导向、以能力为本位、以发展技能为核心”的职教理念，采用案例引导的编写模式，融传授知识、培养能力、拓展思维于一体，将学科理论知识与实践技能相结合，贴近临床、贴近学生，满足岗位需求，兼顾科学性、思想性的同时，突出实用性、可读性、创新性和职业教育特色，有利于学生明确学习目标、提高解决实际问题的能力。

本教材整合了病理解剖学和病理生理学相关内容，其中，病理解剖学方面主要从形态学角度阐述疾病进展过程中常见的病理过程及其发生、发展规律，病理生理学方面则侧重于从功能、代谢方面揭示疾病的发生、发展规律。本教材理论内容部分共分 17 章，以病理解剖学内容为主（第 2 ～ 11 章），第 2 ～ 5 章介绍疾病发生发展过程中的常见病理过程及其共同规律；第 6 ～ 11 章主要介绍心血管、呼吸、消化、泌尿以及乳腺与女性生殖系统等各系统常见疾病的病理变化及其临床病理联系和特殊规律，突出介绍有临床意义的病理形态学知识。其余各章为病理生理学内容。其中，第 1 章疾病概论介绍了健康、亚健康与疾病的概念，疾病的原因、发展经过与结局等；第 12 ～ 17 章介绍了疾病发生发展过程中常见的水电解质代谢紊乱、发热、酸碱平衡紊乱、缺氧、休克以及重要器官衰竭等。本教材在编写中引入了临床案例，结合大量典型的大体标本及组织切片彩图、归纳性图表，图文配合，适当插入链接、考点、医者仁心等模块，章末设有自测题，突出基本知识、基本理论、基本技能与临床的联系。书后附实验指导。

本教材承蒙各位编者团结协作、密切配合及辛勤付出，在此表示真挚的感谢和敬意。

由于编写能力和学术水平有限，书中可能存在不足之处，恳请广大读者予以指正。

黄光明

2021 年 7 月

配 套 资 源

欢迎登录“中科云教育”平台，**免费**数字化课程等你来！

本教材配有图片、视频、音频、动画、题库、PPT 课件等数字化资源，持续更新，欢迎选用！

“中科云教育”平台数字化课程登录路径

电脑端

- 第一步：打开网址 http://www.coursegate.cn/short/0J34O.action
- 第二步：注册、登录
- 第三步：点击上方导航栏“课程”，在右侧搜索栏搜索对应课程，开始学习

手机端

- 第一步：打开微信“扫一扫”，扫描下方二维码
- 第二步：注册、登录
- 第三步：用微信扫描上方二维码，进入课程，开始学习

PPT 课件：请在数字化课程各章节里下载！

目　录

绪　论

一、病理学的概念和内容

病理学是研究疾病的发生、发展规律的科学，也是一门重要的基础医学学科。通过病理学的学习，可以认识和掌握疾病发生发展过程中的普遍性规律，了解常见疾病的相关知识，如病因、发病机制、病理变化（形态结构、功能代谢变化）及其与临床表现之间的联系等，为疾病的诊断、治疗和预防提供科学的理论依据。

病理学的内容包括病理解剖学和病理生理学两部分。前者侧重从形态结构角度研究疾病的发生发展规律，后者侧重从功能代谢角度研究疾病的本质。由于机体的形态结构变化与功能代谢变化紧密联系，互为因果，病理解剖学和病理生理学不能截然分开。

本教材主要讲述疾病的普遍规律，如一些疾病共有的病理变化以及各系统常见疾病的特殊规律，包括各种常见疾病的病因、发病机制、病理变化、病理临床联系及其转归规律。

考点 病理学的概念

二、病理学在医学实践中的地位

病理学是介于基础医学与临床医学之间的桥梁学科。它以人体学基础、微生物学、免疫学和寄生虫学等为基础，与临床各学科密切相关。内科、外科、儿科、妇产科、五官科等学科的内容必须以病理学的知识为基础。

对疾病的病理诊断，是目前任何临床诊断手段都难以替代的（如影像学技术、内镜技术、分子生物学技术等）。许多疾病（特别是肿瘤）最终仍需通过病理组织学检查才能确诊。

三、病理学的研究方法

病理学通常采用各种观察手段（如肉眼、光镜、电镜等）和多种技术方法，对来源于尸体、活体、实验动物、体外培养的组织和细胞进行全面观察、分析综合，得出客观科学的依据。其研究方法主要有以下几种。

1. 尸体解剖　即对死者的遗体进行病理解剖，全面检查各系统器官、组织的病理变化，简称尸检。其主要作用：①明确诊断，查明死因。②为医学研究积累大体标本和组织切片材料。

2. 活体组织检查　即采用手术切取、钳取、细针穿刺病变组织等手段，进行形态学观察，做出病理诊断，简称活检。如通过肾穿刺获取肾组织并经过固定、脱水、包埋、切片、染色等程序，最后在显微镜下观察肾组织的形态学变化，从而确定肾组织的病变性质，做出病理诊断。活检对及时确定疾病性质，尤其是肿瘤的诊断与鉴别诊断方面具有重要的价值，可帮助指导临床治疗和判断疾病预后，是临床上应用最为广泛的病理学研究方法。

3. 细胞学检查　刮取或抽取黏膜、浆膜表面脱落的细胞（如子宫颈、食管脱落的细胞，痰液、胸腔积液、腹水等中的细胞）通过显微镜进行形态学观察，做出细胞学诊断，可用于较大范围的健康普查。

4. 动物实验　在动物体内复制人类疾病的模型，人为地控制各种条件，多方面对其形态结构、功能代谢变化进行动态研究，从中发现疾病规律。

5. 其他研究方法　如组织培养与细胞培养、免疫组织化学方法、基因工程、原位分子杂交等技术的应用，促使现代病理学向着更深、更广、更高的水平发展。

四、病理学的学习方法

病理学是一门理论性、实践性较强的学科。其基本概念和基本理论揭示了疾病发生发展过程中所出现的共性、个性变化及其转化规律。结合本学科特点，学习时应注意以下几点。

1. 正确认识原因与条件、形态与功能、局部与整体、病变与临床表现之间的辩证关系，不断提高综合分析和解决问题的能力，为学习临床专业知识打下坚实的基础。

2. 重视实验课学习，通过大体标本、组织切片及动物实验的观察，加强理论与实践的联系，使感性认识与理性认识相结合。

3. 运用动态的、发展的观点分析疾病的全过程。任何疾病及其病理变化，从它的发生、发展到结局，都有其不同的演变过程，在观察病变时，既要看到它的现状，又要想到它的过去和未来。

4. 注重病理与临床实践（如疾病的诊断与护理等）的联系。以生物、心理、家庭、社会、生活方式等多层面因素的角度去认识健康与疾病，从而有效地预防、治疗、护理疾病，增进人类的健康。

医者仁心

医　人

〔唐〕苏拯

古人医在心，心正药自真。今人医在手，手滥药不神。
我愿天地炉，多衔扁鹊身。遍行君臣药，先从冻馁均。
自然六合内，少闻贫病人。

自 测 题

A_1/A_2 型题

1. 临床上应用最为广泛的病理学研究方法是
   A. 活检　B. 尸体解剖
   C. 组织培养　D. 动物实验
   E. 细胞培养
2. 子宫颈涂片检查属于哪种病理学研究方法
   A. 活检　B. 组织培养
   C. 脱落细胞学检查　D. 动物实验
   E. 细胞培养
3. 侧重功能代谢变化，研究疾病发生发展规律的学科是
   A. 病理学　B. 病理解剖学
   C. 病理生理学　D. 免疫病理学
   E. 实验病理学
4. 张某，男性，42 岁。因中上腹疼痛，赴医院做胃镜检查，从其胃小弯近幽门侧胃黏膜处钳取一块组织进行形态学观察，这属于哪项病理学研究方法
   A. 活检　B. 尸体解剖
   C. 组织培养　D. 动物实验
   E. 细胞学检查
5. 目前诊断肿瘤常用而最可靠的方法是
   A. X 线检查　B. 磁共振检查
   C. 活体组织检查　D. CT 检查
   E. B 超检查
6. 关于病理学的定义，下列哪项叙述最准确
   A. 病理学是研究疾病的病因、发病机制的科学
   B. 病理学是研究疾病的病理变化的科学
   C. 病理学是研究疾病的发生、发展规律的科学
   D. 病理学是研究疾病的转归的科学
   E. 病理学是研究疾病的病理临床联系的科学

（黄光明）

第1章
疾病概论

一、健康、亚健康与疾病

（一）健康的概念

健康不仅是没有疾病或衰弱现象，而是躯体上、精神上和社会适应上的一种完好状态。也就是说，健康至少包含健壮的体魄、健全的心理精神状态和良好的社会适应状态，如良好的情绪、心理状态以及人际关系，能在家庭、社会中承担合适的角色与责任等。

考点 健康的概念

（二）亚健康的概念

亚健康是指人在身体、心理和社会环境等方面表现出的不适应，是介于健康与疾病之间的临界状态，常表现为身体出现某种不适等，经检查并无明显器质性病变。亚健康是一种特殊的阶段，它既可以恢复到健康状态，又可以进一步发展为各种疾病。学习、工作、生活压力过重，不良生活习惯等都与亚健康有关联。

（三）疾病的概念

疾病是指机体在一定病因作用下，因自稳调节紊乱而发生的异常生命活动过程。在这一过程中，机体会出现一系列形态结构改变和代谢、功能异常，患者表现出相应的症状和体征。症状是指患者主观感受到的异常现象，如恶心、疼痛等。体征是指可以通过体格检查发现的患者身上客观存在的异常，如器官的体积变大，颜色以及声音改变，如肺泡呼吸音、肠鸣音的变化等。

考点 疾病的概念

二、疾病的原因与诱因

（一）疾病发生的原因

引起疾病发生的原因简称病因，是指引起疾病必不可少的、赋予疾病特征或决定疾病特异性的因素。病因种类大致归纳为以下几大类（表1-1）。其中，生物因素是引起疾病发生的最主要因素。

表1-1　疾病发生的原因

种类	原因举例	致病特点
生物因素	细菌、病毒、真菌、螺旋体、衣原体、支原体和寄生虫等感染，以细菌感染最常见	①有一定的入侵门户、传播途径和定位；②致病性取决于其数量、毒性和侵袭力；③往往有一定的潜伏期

续表

种类	原因举例	致病特点
物理因素	机械力、温度、电流、气压、电离辐射等	是否致病与其强度、作用部位、持续时间有关
化学因素	强酸、强碱、致畸药物等	是否致病与其毒性、浓度、剂量有关
营养因素	糖类、蛋白质、脂肪、维生素等机体必需物质的缺乏或过多	营养不良和营养过剩均可引起疾病
遗传因素	血友病、白化病、色盲、糖尿病、高血压、精神分裂症等	常有遗传性、家族聚集性、多数疾病难以治愈
免疫因素	人类免疫缺陷病毒、异种血清蛋白、药物（青霉素等）、花粉、食物（虾、牛乳）等	使机体免疫力低下、缺陷，免疫反应异常如过敏等
精神、心理因素	焦虑、孤独、精神紧张、人际关系不良等	影响机体的功能、代谢、行为等
环境因素	自然环境、社会环境因素如自然灾害、环境卫生条件、社会事件等	影响机体的功能、代谢，损害器官等

考点 引起疾病的常见原因

（二）疾病发生的诱因

能加强病因的作用而促进疾病发生发展的因素称为诱因。如感染、劳累过度、应激反应及心肌缺血、围手术期等都是心力衰竭的诱因。

三、疾病发展过程中的共同规律

（一）疾病过程中的损伤性反应与抗损伤反应

致病因素作用于机体，可以引起机体的损伤性反应，同时机体调动各种防御和代偿功能来对抗损伤性反应。损伤性反应与抗损伤反应始终贯穿于疾病的全过程，两者既是疾病发生、发展过程中的一对基本矛盾，又是推动疾病不断发生发展的基本动力。双方的力量对比影响疾病的发展方向。损伤性反应和抗损伤反应并无严格的界限，可以相互转化。

（二）疾病过程中的因果转化

在疾病发生发展过程中，原始致病因素作用于机体后引起某些变化（结果 1），这些变化在一定条件下，又作为新的原因引起另一些变化（结果 2），病因和结果间相互交替和相互转化推动着疾病不断发展，改变疾病的转归。因此，要认识疾病过程中的因果转化规律，做到早发现、早诊断、早治疗，及时采取措施，防止疾病进一步发展，并使疾病逆转。图 1-1 以严重外伤致失血性休克引起死亡的发展过程为例，说明疾病过程中的因果转化以及采取措施防止疾病进一步发展的重要性。

因果转化规律可导致疾病向两个方向发展。①恶性循环：机体损伤不断加重，病情进行性恶化。②良性循环：病情减轻，逐渐康复。如休克后期急性微循环障碍，可以引起弥散性血管内凝血（DIC），而 DIC 又可以引起和加重休克，两者互为因果，形成恶性循环。

由此可见，认识疾病发展过程中的因果转化规律以及可能出现的恶性循环，及时采取干预措施阻断因果转化，进而防止疾病的恶化，具有重要的意义。

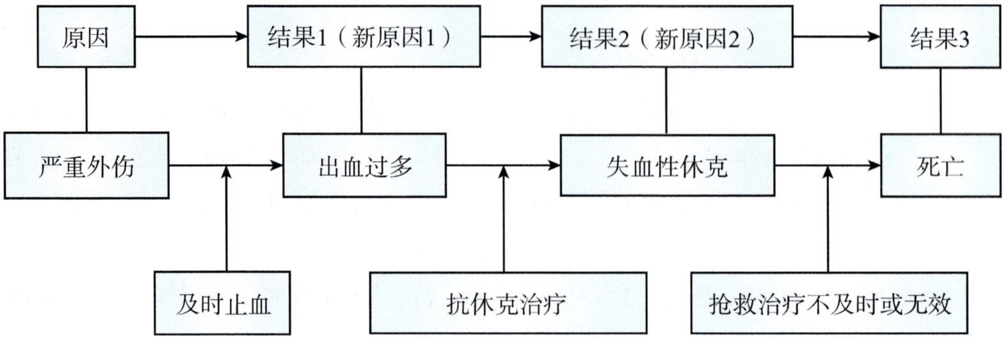

图 1-1 外伤大出血时的因果转化

四、疾病的经过与结局

（一）疾病的经过

疾病的经过是指疾病从发生到结束的过程。疾病的发生发展是个动态的过程，往往有明显的阶段性特点，其全过程一般经历以下四个阶段。

1. 潜伏期　是指从病因入侵机体到疾病最初症状出现前的这一阶段。此期患者没有临床症状，不易察觉。不同疾病的潜伏期长短不一，掌握疾病的潜伏期非常重要，对传染病患者及其密切接触者的及时隔离，有助于对传染病的预防和控制，阻止传染病的进一步扩散和流行。

2. 前驱期　是指从患者出现最初症状，到典型症状出现前的这一阶段。此期出现的症状多无特异性，如全身不适、疲乏无力等，容易被忽略和造成误诊。应仔细鉴别、及早做出正确的诊断与治疗。

3. 症状明显期　是指疾病出现典型症状、体征的时期。临床上常以此期的典型症状和体征作为诊断疾病的重要依据。

4. 转归期　是疾病过程的最后阶段，取决于损伤性反应与抗损伤反应的力量对比，正确而及时的治疗可影响疾病的转归。

考点 疾病发展过程各阶段的特点

（二）疾病的结局

案例 1-1

患者，男性，68岁，有20年高血压病史，未规律服药。近日，情绪激动后倒地，家属急送医院就诊。CT显示大面积脑出血。患者入院一小时后进入深昏迷，神经反射消失。瞳孔散大，无自主呼吸。

问题：1. 该患者目前处于何种状态？
2. 诊断依据是什么？

疾病的结局包括康复和死亡。

1. 康复　分为完全康复和不完全康复两种。

完全康复是指疾病所致损伤已经消除，临床症状和体征消失，机体受损伤的组织、细胞的功能、代谢和结构恢复正常。

不完全康复是指疾病所致的损伤性反应得到控制，但基本病理变化尚未完全消失，受损细胞的形态和功能代谢并没有完全恢复，患者出现后遗症。

2. 死亡　是生命活动的终止。长期以来，人们一般以心跳、呼吸停止和反射消失作为判定死亡的标准。传统观点认为死亡是一个过程，包括以下三个阶段：①濒死期，又称临终状态，是死亡前的垂危阶段。此时脑干以上的中枢神经处于深度抑制状态，各系统的功能和代谢障碍。②临床死亡期，表现为心跳、呼吸停止，反射消失，但组织细胞仍存在微弱的代谢活动，如能及时抢救，有可能复苏成功。③生物学死亡期，是死亡过程的最后阶段，机体各重要器官的代谢活动相继停止并发生不可逆的变化。

近年来，随着复苏技术的普及和提高以及器官移植的开展，人们对死亡有了新认识。目前，一般认为死亡是机体作为一个整体功能的永久性停止，但是并不意味着各器官、组织同时死亡。患者的心跳、呼吸、血压等生命体征可以通过药物或仪器设备维持，有别于传统的心肺死亡，脑死亡是指全脑功能发生不可逆的永久性停止。脑死亡是判断死亡的重要标志，一旦出现脑死亡，就意味着人实质性死亡。

考点　脑死亡的概念

必须通过多方面的综合观察才能作出脑死亡的判断。判断脑死亡的主要依据为：①自主呼吸停止。②不可逆性深昏迷和大脑无反应性，对外界刺激完全失去反应。③脑干神经反射消失、瞳孔散大或固定。④脑电波消失，呈平直线。⑤脑血液循环完全停止。

考点　脑死亡的依据

链接

医学生誓言

健康所系，性命相托。当我步入神圣医学学府的时刻，谨庄严宣誓：我志愿献身医学，热爱祖国，忠于人民，恪守医德，尊师守纪，刻苦钻研，孜孜不倦，精益求精，全面发展。我决心竭尽全力除人类之病痛，助健康之完美，维护医术的圣洁和荣誉，救死扶伤，不辞艰辛，执着追求，为祖国医药卫生事业的发展和人类身心健康奋斗终生。

自 测 题

A_1 型题

1. 引起疾病发生最主要的因素是
   A. 生物因素　B. 遗传因素
   C. 物理因素　D. 化学因素
   E. 免疫因素
2. 下列哪项不能作为脑死亡的诊断标准
   A. 脑电波消失
   B. 自主呼吸停止
   C. 心搏停止
   D. 脑血液循环完全停止
   E. 不可逆性深昏迷
3. 在生物性致病因素中，下列哪项最常见
   A. 细菌　B. 螺旋体
   C. 病毒　D. 真菌
   E. 衣原体
4. 临床上诊断疾病主要依靠哪一期的临床表现
   A. 潜伏期　B. 前驱期
   C. 症状明显期　D. 转归期

E. 以上都不是

5. 判断不完全康复的依据主要是

A. 病因消除

B. 疾病时的损伤性反应得到控制

C. 功能恢复

D. 症状消失

E. 无任何后遗症

6. 对疾病的描述，正确的是

A. 机体在病因作用下，发生了形态变化

B. 机体在病因作用下，发生了结构改变

C. 机体在病因作用下，发生了代谢变化

D. 机体在病因作用下，自稳调节紊乱导致的异常生命活动过程

E. 机体在病因作用下发生了功能障碍

7. 患者出现不典型临床表现，可能是疾病的哪一期

A. 潜伏期　B. 前驱期

C. 症状明显期　D. 转归期

E. 渗出期

8. 除外下列哪项，都是完全康复的特点

A. 疾病所致损伤已经消除

B. 临床症状消失

C. 体征消失

D. 机体受损伤功能下降

E. 机体受损组织结构恢复正常

9. 前驱期是指下列哪个阶段

A. 该疾病出现特征性症状的时期

B. 病因入侵机体到疾病最初症状出现前的这一阶段

C. 疾病过程的最后时期

D. 指疾病最初症状出现，到该疾病典型症状出现前的这一阶段

E. 心跳、呼吸停止

10. 临终状态又称为

A. 临床死亡期　B. 濒死期

C. 脑死亡期　D. 生物学死亡期

E. 代谢衰退期

（张丽华）

第 2 章
细胞和组织的适应、损伤与修复

当机体因内外环境发生变化受到刺激时，机体的细胞、组织可以主动调整自身的代谢、功能和形态结构以应对环境变化，抵御这些刺激对机体的损害，表现为适应性变化。如果刺激过于强烈，超过了一定界限，则可造成细胞损伤性变化，轻则变性，重则死亡。损伤造成机体部分细胞和组织丧失的同时，机体会出现修复性反应，如细胞的再生等。细胞和组织的适应、损伤和修复是疾病过程中的基础性病理变化。

第 1 节　细胞和组织的适应

适应是指细胞、组织和器官对内、外环境各种有害因素的刺激而产生的非损伤性反应，在形态学上表现为萎缩、肥大、增生和化生。

案例 2-1

患者，女性，78 岁。左侧肢体偏瘫，卧床。骶尾部皮肤有 2cm×3cm 溃烂面，创面组织发黑、恶臭，可见大量脓性分泌物和坏死组织，部分骶骨外露。经清创换药及消炎对症治疗，患者伤口溃烂面逐渐缩小，基底部长出鲜红色、湿润、柔软、细颗粒状突起的组织，最后完全覆盖伤口，逐渐愈合。

问题：1. 患者骶尾部皮肤溃烂的原因是什么？

2. 治疗后伤口基底部长出的是什么组织？

一、萎　缩

发育正常的细胞、组织或器官的体积缩小称为萎缩。组织器官因未发育或发育不全导致的体积偏小，不属于萎缩的范畴。

考点　萎缩的概念

（一）原因和分类

萎缩可分为生理性萎缩和病理性萎缩两类。前者指随年龄增长而发生的萎缩，如青春期后胸腺萎缩、女性绝经期后性腺萎缩、老年人的器官萎缩等。病理性萎缩按其原因分为以下类型。

1. 营养不良性萎缩　全身营养不良性萎缩见于慢性消耗性疾病，如长期饥饿、晚期恶性肿瘤、结核病等。局部营养不良性萎缩见于局部血管阻塞或受压，导致血液供应不足，如脑动脉粥样硬化导致脑组织缺血引起脑萎缩（图 2-1）。

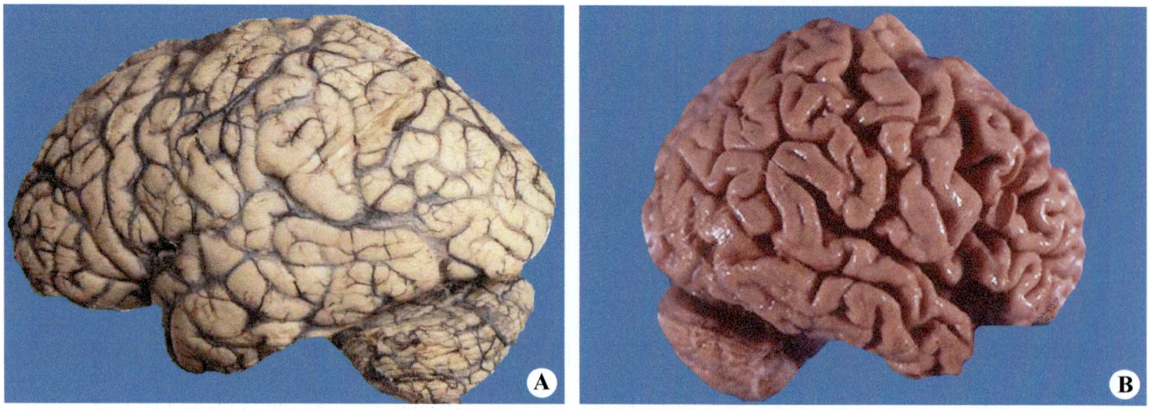

图 2-1　正常的大脑（A）与萎缩的大脑（B）

萎缩的大脑体积缩小，脑回变窄，脑沟增宽

2. 失用性萎缩　指器官长期不活动，功能代谢低下而引起的萎缩。如四肢骨折后久卧不动，导致肌肉萎缩和骨质疏松。

3. 压迫性萎缩　指组织和器官长期受压而发生的萎缩。如尿路梗阻时肾盂积水，压迫周围肾组织，导致肾实质的萎缩（图 2-2）等。

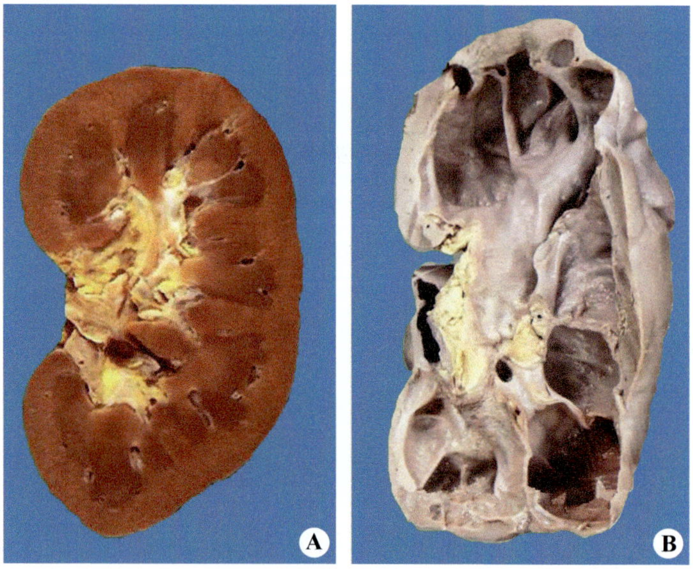

图 2-2　正常肾切面（A）与肾压迫性萎缩切面（B）

B 图见肾盂积水、扩张，肾实质受压萎缩变薄

4. 去神经性萎缩　指运动神经元或轴突损害引起效应器萎缩。如脊髓灰质炎患者因前角运动神经元损害引起下肢肌肉萎缩。

5. 内分泌性萎缩　指由内分泌腺功能下降引起靶器官细胞萎缩。如下丘脑 – 腺垂体肿瘤或缺血坏死等，引起肾上腺皮质萎缩。

考点　病理性萎缩类型

（二）病理变化

肉眼观：萎缩的组织、器官体积缩小，重量减轻，色泽变深，包膜皱缩。如大脑萎缩时，脑体积缩小，脑回变窄，脑沟增宽，皮质变薄，重量减轻。

镜下观：实质细胞体积缩小或数量减少。心肌细胞和肝细胞等萎缩细胞胞质内可见脂褐素颗粒。间质内纤维结缔组织、脂肪组织可增生。

（三）结局

萎缩的组织、器官功能低下。如大脑萎缩时患者记忆力减退；腺体萎缩时，分泌减少；肌肉萎缩时，收缩力降低。萎缩一般是可逆性病变，去除病因后，轻度病理性萎缩的器官和组织有可能恢复正常，但持续性萎缩的细胞最终可死亡。

二、肥　大

细胞、组织或器官体积增大称为肥大。肥大通常是由于实质细胞的体积增大，还可伴有实质细胞数量增加。肥大分为生理性肥大和病理性肥大两种。前者是在生理状态下发生的，如妊娠期子宫平滑肌细胞肥大伴细胞数量增多、青春期乳腺的发育等。病理性肥大的类型有以下两种。

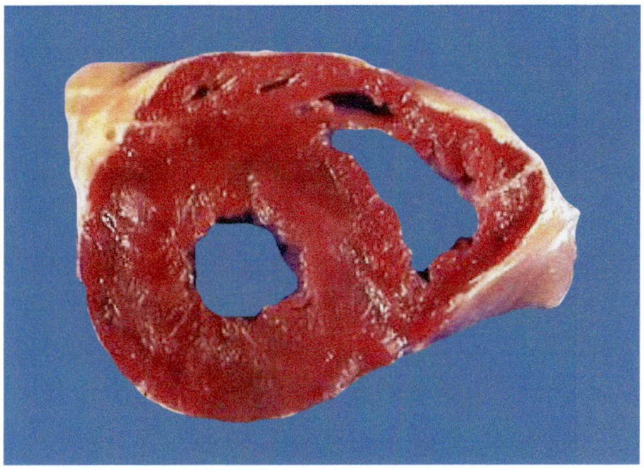

图 2-3　左心室向心性肥大

左心室壁增厚，心室腔变小

1. 代偿性肥大　由器官和组织的功能负荷增加而引起，具有功能代偿意义。如高血压晚期，左心室排血阻力加大，引起左心室向心性肥大（图 2-3）。

2. 内分泌性肥大　内分泌激素增多使效应器官肥大，如男性肝硬化患者的乳腺肥大等。

肥大的组织器官功能代偿性增强，但其代偿是有一定限度的，长时间负荷过重将导致器官功能失代偿，如长期高血压患者的左心室肥大最终可导致左心衰竭。

三、增　生

组织或器官内细胞数目增多称为增生，常导致组织或器官的体积增大，分为生理性增生和病理性增生两种。前者是在生理状态下发生的，如正常女性青春期和哺乳期的乳腺腺上皮细胞增生，月经期子宫内膜增生等。病理性增生有以下三种类型。

1. 代偿性增生　如部分肝脏被切除后残存肝细胞的增生，代替和补偿病变处肝脏的功能。

2. 内分泌性增生　如雌激素过多引起的子宫内膜腺体增生和乳腺增生；缺碘引起的甲状腺增生等。

3. 再生性增生（损伤后增生）　常见于慢性炎症时组织和细胞发生的增生，如鼻和肠的炎性息肉，创伤愈合过程中组织的修复。

细胞增生可引起增生的组织和器官体积弥漫性增大或形成单发或多发性增生结节。增生的组织器官功能常增强，一般去除原因后，细胞增生停止。若增生过度失去控制，则可在非典型增生基础上演变为肿瘤性增生。如子宫颈或食管上皮非典型增生，部分可发展为癌。

四、化　生

一种分化成熟的细胞或组织转变为另一种分化成熟的细胞或组织的过程称为化生。化生

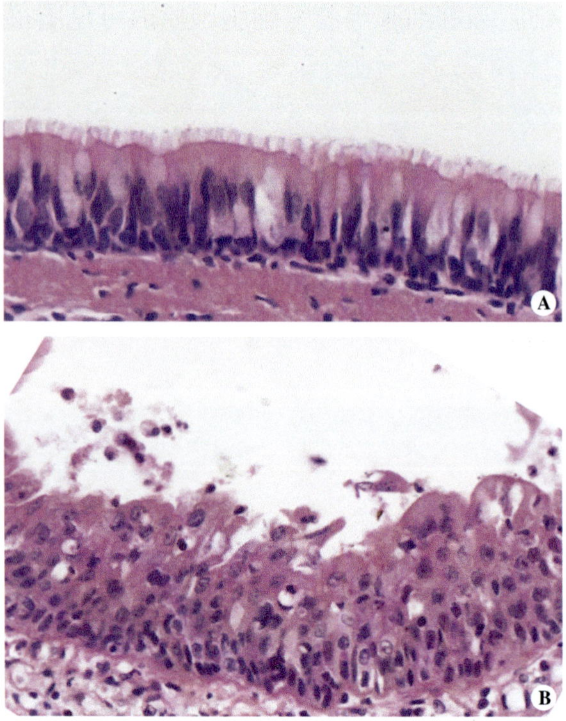

图 2-4 正常支气管黏膜柱状上皮（A）与支气管黏膜上皮鳞状上皮化生（B）

只能在同源细胞之间进行，如柱状上皮化生为鳞状上皮、纤维组织化生为骨组织。化生只见于再生能力较强的细胞和组织，常见的有以下三种。

考点 化生的概念

1. 鳞状上皮化生 如慢性支气管炎时，支气管黏膜柱状上皮化生为鳞状上皮（图 2-4）；慢性子宫颈炎时，子宫颈管的柱状上皮化生为鳞状上皮。

2. 肠上皮化生 如慢性萎缩性胃炎，部分胃黏膜上皮化生为肠黏膜上皮。

3. 结缔组织化生 如骨骼肌损伤后，成纤维细胞转变为骨细胞或软骨细胞，在肌组织内形成骨组织。

化生对机体的影响有利有弊。如支气管黏膜上皮鳞状上皮化生后，可抵御不利环境和局部损伤因素的刺激，具有一定的保护作用，但局部丧失了纤毛原有的功能，导致自净功能下降，从而削弱了抗感染能力。某些化生持续发展可演变成肿瘤，如慢性萎缩性胃炎时的肠上皮化生，与胃癌的发生有一定关系。

第 2 节 细胞和组织的损伤

损伤是指当机体内外环境中有害因素的刺激超过了机体的适应能力后，细胞和细胞间质发生的代谢、功能以及形态结构的异常变化。如局部血液循环障碍导致的缺血缺氧，病原微生物的感染，各种理化因素如高温、低温、强酸、强碱以及营养失衡等的刺激，均可导致局部组织细胞不同程度的损伤，表现为变性（可逆性损伤）和细胞死亡（不可逆性损伤）。

一、变 性

由于物质代谢障碍，在细胞或细胞间质内出现异常物质或原有正常物质异常蓄积的现象，称为变性。多数变性是可逆的，去除病因后可恢复，又称为可逆性损伤。但严重时也可导致细胞死亡。常见的变性有以下几种。

（一）细胞水肿

细胞水肿是指因线粒体受损，能量生成减少，细胞膜 Na^+-K^+ 泵功能障碍，导致细胞内钠离子和水过多积聚。细胞水肿常见于缺氧，感染，中毒时的肾、肝、心等器官的实质细胞。

肉眼观：病变器官体积增大，包膜紧张，切面隆起，边缘外翻，颜色变淡，浑浊而无光泽，犹如被开水烫过，故又称浑浊肿胀。

镜下观：细胞体积增大，胞质疏松、透亮、出现许多淡红色细小颗粒（电镜下为肿胀的线粒体和扩张的内质网），故又称为颗粒变性（图 2-5）。严重时细胞肿胀变圆，如同吹胀的气球，称为气球样变。

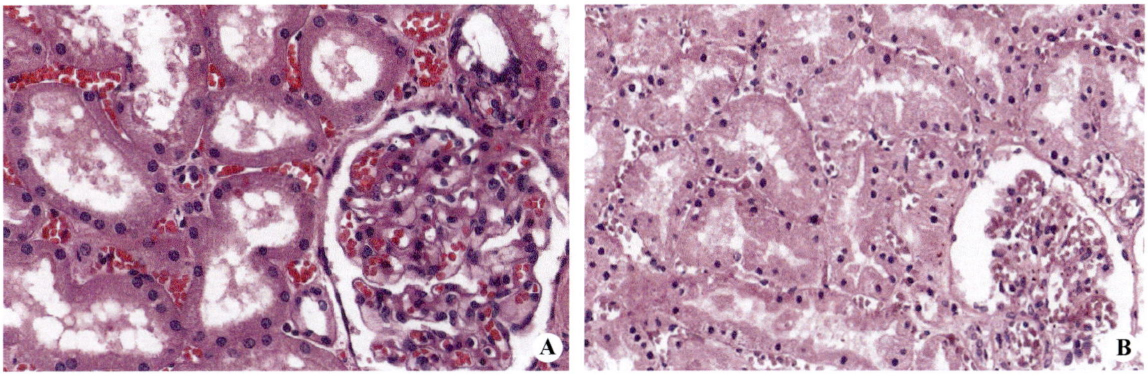

图 2-5　正常肾小管、肾小球（A）与肾小管上皮细胞水肿（B）

变性的肾小管上皮细胞体积增大，胞质疏松，出现许多淡红色细小颗粒

细胞水肿是一种轻度的损伤，可引起细胞功能障碍。如肝细胞水肿，除可引起肝功能受损外，肿大的肝细胞挤压肝内的毛细胆管，使胆汁排泄受阻，导致黄疸以及肠道对脂肪的消化能力下降，引起厌食、厌油腻。

（二）脂肪变性

三酰甘油蓄积于非脂肪细胞的细胞质中，称为脂肪变性，多发生于肝、心、肾等器官的实质细胞，与感染、酗酒、中毒、缺氧、营养不良、糖尿病及肥胖有关。正常情况下，除脂肪细胞外的实质细胞内一般不见或仅见少量脂滴，脂肪变性的细胞内可见脂滴或脂滴明显增多。

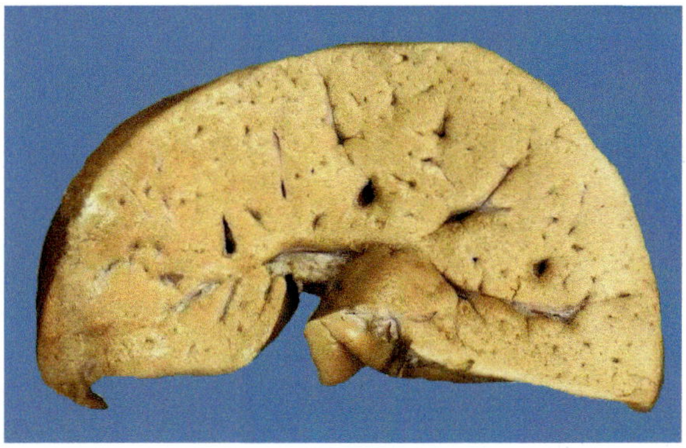

图 2-6　肝脂肪变性

肝体积增大，包膜紧张，颜色淡黄，切面有油腻感

肉眼观：肝脂肪变性时，肝体积增大，包膜紧张，颜色淡黄，质地较软，切面有油腻感（图 2-6）。

镜下观：脂肪变性的肝细胞内见大小不等的圆形空泡，细胞核被挤向细胞的一侧（因圆形脂肪滴被制片时使用的有机溶剂溶解，故呈空泡状）（图 2-7）。

轻、中度肝脂肪变性在病因消除后可自行恢复；显著弥漫性肝脂肪变性称脂肪肝，导致肝大和肝功能异常；重度肝脂肪变性可引起肝细胞坏死，继发纤维化形成肝硬化。

（三）玻璃样变性

细胞内或细胞间质中出现半透明状蛋白质蓄积，称为玻璃样变性，又称透明变性，苏木精 – 伊红染色（HE 染色）呈嗜伊红均质状。

1. 细胞内玻璃样变性　细胞质内出现大小不等、均质红染的圆形小体。如慢性肾小球肾炎，大量血浆蛋白滤出到肾小管腔中，肾小管上皮细胞重吸收原尿中的蛋白后，在胞质中形成玻璃样小滴。酒精性肝病时，肝细胞内出现红染的玻璃样物质。

2. 细动脉壁玻璃样变性　由于细动脉持续痉挛，血管内膜通透性增大，血浆蛋白渗入管壁并凝固成均匀的半透明物质（图 2-8）。病变使细动脉壁增厚、管腔狭窄甚至闭塞，导致受累器官局部缺血，多见于缓进型高血压、糖尿病等。

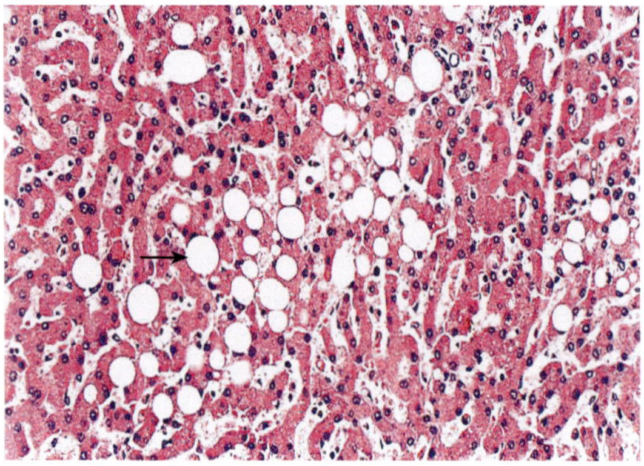

图 2-7　肝细胞脂肪变性（镜下观）

肝细胞内可见大小不等圆形空泡，细胞核被挤向细胞的一侧

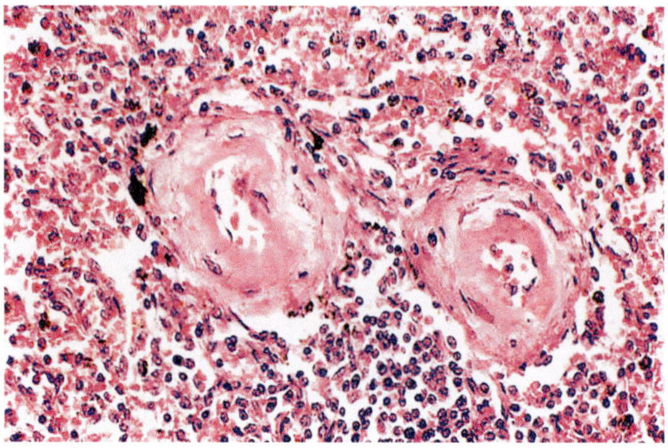

图 2-8　细动脉壁玻璃样变性

脾细动脉壁增厚，呈红染均质半透明状、管腔狭窄

3. 结缔组织玻璃样变性　常见于瘢痕组织和动脉粥样硬化的纤维斑块中，肉眼观呈灰白色，质韧，缺乏弹性。镜下可见病变区纤维细胞明显减少，胶原纤维增粗融合，形成均匀一致的毛玻璃样物质。

（四）黏液样变性

细胞间质内黏多糖和蛋白质的蓄积，称为黏液样变性，常见于间叶组织肿瘤、动脉粥样硬化斑块、风湿病灶等。镜下可见病变处组织疏松的间质内，有多突起的星芒状纤维细胞散布在淡蓝色的黏液基质中。

二、细胞死亡

当细胞发生不可逆的代谢、功能和结构损害时，可引起细胞死亡。细胞死亡分为坏死和凋亡两类。

（一）坏死

以酶溶性变化为特点的活体内局部组织、细胞的死亡称为坏死。多数情况下，坏死是由可逆性损伤逐渐发展而来的。坏死的细胞代谢停止，功能完全丧失，坏死是不可逆性损伤。

考点　坏死的概念

1. 坏死的病理变化

（1）细胞核的变化：是细胞坏死的主要形态学标志。表现为以下三个方面（图 2-9），①核固缩：水分脱失使细胞核内染色质浓缩，细胞核的体积缩小，嗜碱性增强。②核碎裂：核膜破裂，细胞核崩解成小碎片，散布于细胞质中。③核溶解：在酶的作用下，染色质被分解，细胞核染色变淡，结构模糊，死亡细胞核在 1 ～ 2 天内将会完全消失。

（2）细胞质的变化：细胞质凝固，嗜酸性染色增强呈深红色，有时细胞质可完全溶解消失。

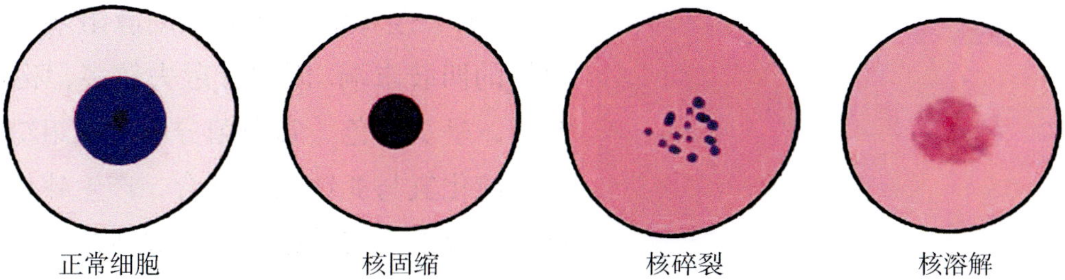

图 2-9　细胞坏死时细胞核的变化

（3）间质的变化：胶原纤维肿胀、断裂、崩解，基质逐渐崩解液化，最后融合成片状模糊的无结构物质。

考点　细胞坏死的主要形态学标志

临床上将坏死后的组织称为失活组织。其特点：失去原组织的光泽，无血管搏动，无弹性，切割后无新鲜血液流出，失去正常的感觉和运动功能等。

2. 坏死的类型

（1）凝固性坏死：在蛋白质含量较高的心、脾、肾等脏器，组织坏死后常常发生凝固，称为凝固性坏死。坏死区颜色灰白或淡黄，质地坚实干燥，与健康组织分界明显。

结核病时发生的干酪样坏死是一种特殊类型的凝固性坏死，因坏死组织含脂质较多，微黄色，质地松软，状似干酪，称为干酪样坏死（图 2-10）。

（2）液化性坏死：蛋白质含量少、脂质和水分含量多的组织坏死时，组织易被溶解液化，称为液化性坏死（图 2-11）。发生于脑的液化性坏死，可形成筛状软化灶，也称为脑软化。化脓性炎症时形成的脓液和急性胰腺炎出现的脂肪坏死也属于液化性坏死。

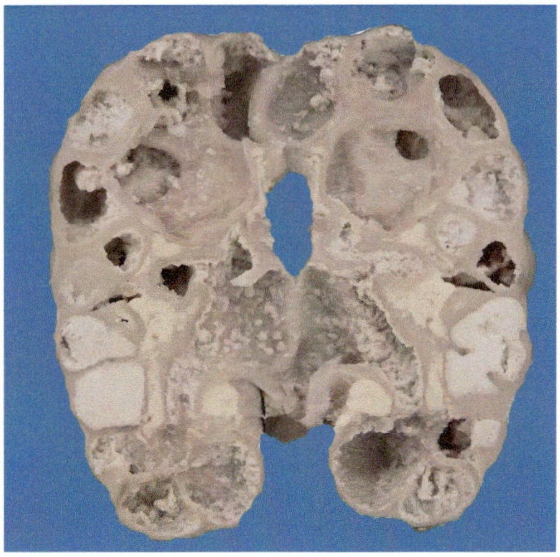

图 2-10　肾干酪样坏死

肾切面可见肾实质有多发性浅黄色干酪样坏死病灶，部分坏死物脱落形成空洞

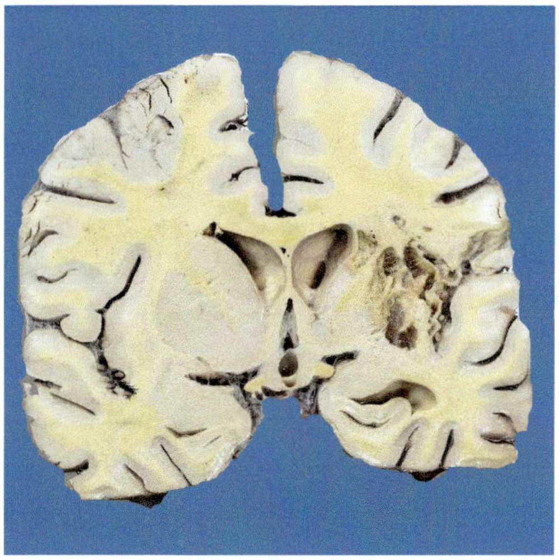

图 2-11　脑液化性坏死

大脑冠状切面，左侧脑在内囊附近有不规则坏死灶，与周围正常脑组织分界不清，坏死灶内残留坏死物及疏松网状结构

（3）坏疽：局部组织大块坏死合并不同程度腐败菌感染，称为坏疽。根据坏疽发生的原因、条件和特点不同，可分为以下几种类型。

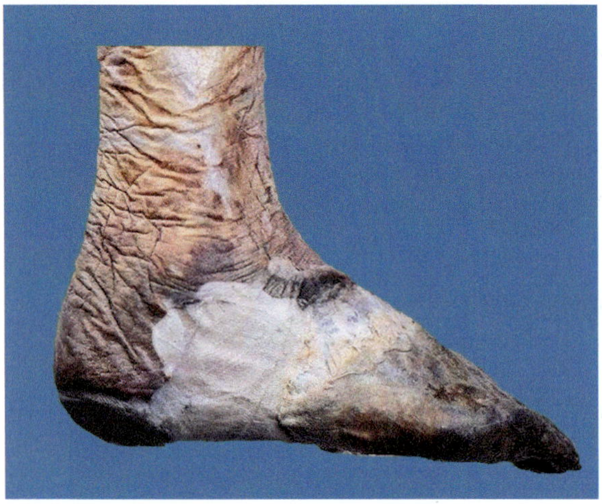

图 2-12 足干性坏疽

足踝关节以下部位发生坏死，坏死区呈灰黑色，干燥、质硬，与正常组织分界清楚

1）干性坏疽：常见于动脉阻塞、静脉回流通畅的四肢末端。因水分散失较多，坏死区干燥、皱缩，呈灰黑色（腐败菌分解坏死组织产生硫化氢，硫化氢与亚铁离子结合，产生硫化亚铁黑色沉淀所致），与健康组织分界清楚（图 2-12）。坏死组织干燥，不利于腐败菌快速生长，患者全身中毒症状较轻。

2）湿性坏疽：常发生于与外界相通的内脏，如肺、肠、子宫、阑尾等，也可发生于动脉阻塞及静脉回流受阻的肢体。坏死区水分较多，腐败菌易于生长，局部组织肿胀、污黑或暗绿，与健康组织分界不清。坏死组织经腐败菌分解产生吲哚和粪臭素，故有恶臭。病变进展快，患者全身中毒症状较重。

3）气性坏疽：属于湿性坏疽的特殊类型。常见于深达肌肉的开放性创伤，伴产气荚膜杆菌等厌氧菌感染。厌氧菌分解坏死组织产生大量气体，局部肿胀，污秽、暗棕色，有恶臭，呈蜂窝状，按之有捻发感。患者可出现严重的中毒性休克，甚至死亡。三种坏疽的比较见表 2-1。

表 2-1 三种坏疽的比较

项目	干性坏疽	湿性坏疽	气性坏疽
发生部位	四肢末端	与外界相通的内脏	深达肌肉的开放性创伤
发生条件	动脉阻塞，静脉通畅	动、静脉均受阻	动、静脉均受阻
细菌感染	腐败菌感染	腐败菌感染	产气厌氧菌感染
病变特点	干燥、皱缩、灰黑色，边界清楚	湿润肿胀、污黑或暗绿，边界不清，恶臭	肿胀、蜂窝状，污秽、暗棕色，边界不清，恶臭，按之有捻发感
坏死类型	凝固性	凝固性 + 液化性	凝固性 + 液化性
中毒症状	轻	严重	严重
病变进展	慢	快	快

（4）纤维蛋白样坏死：结缔组织或小血管壁的胶原纤维肿胀崩解，形成均质状或颗粒状无结构物质，其染色与纤维蛋白相似，故称纤维蛋白样坏死，常见于风湿病、新月体性肾小球肾炎、恶性高血压等。

考点 坏死的类型

3. 坏死的结局 组织坏死后，机体可通过局部炎症反应将其清除或分离，然后由周围组织修补其缺损。坏死的结局有以下几种。

（1）溶解吸收：坏死灶较小，可通过中性粒细胞及坏死组织释放的蛋白水解酶将其溶解液化，由淋巴管或血管吸收；不能吸收的细小碎片，由巨噬细胞吞噬清除。

（2）分离排出：坏死灶较大难以完全吸收，其周围出现炎症反应带，中性粒细胞释放蛋白水解酶将坏死灶边缘溶解，使坏死组织与健康组织分离，并通过各种途径排出。皮肤、黏膜的坏死物脱落后，留下浅表的缺损称为糜烂，较深的缺损则称为溃疡。肺、肾等内脏器官的坏死物经自然管道排出体外后，留下的空腔称为空洞。

（3）机化与包裹：坏死组织不能完全溶解吸收或分离排出时，由新生的肉芽组织取代的过程称为机化。坏死范围太大，由周围增生的肉芽组织将其包围，称为包裹。

（4）钙化：若坏死细胞未被及时清除，坏死组织内有钙盐沉积，称为钙化。

（二）凋亡

凋亡是活体局部组织中单个细胞的程序性死亡，由体内外因素触发细胞内预存的死亡程序而引起。凋亡多见于生理过程，如生理性退化、衰老细胞和突变细胞的清除等；也可见于病理过程，如肝炎病毒感染后形成嗜酸性小体。

其形态学特征表现为细胞皱缩、核内染色质凝聚、细胞膜内陷或细胞质生出芽突并脱落，形成含核碎片和细胞器成分的膜包被的凋亡小体。

第 3 节　细胞和组织的修复

损伤造成机体部分细胞和组织丧失后，机体对所形成的缺损进行修补恢复的过程称为修复。修复后可完全或部分恢复原组织的结构和功能。修复主要是通过细胞的再生来完成的。除实质细胞的再生外，还有纤维性修复，即通过肉芽组织增生填补组织缺损，最终形成瘢痕。多数情况下，两种修复过程常同时存在。

一、再　　生

组织细胞损伤后，由周围健康的同种细胞分裂增生完成修复的过程称为再生。

（一）再生的类型

1. 生理性再生　指在生理过程中某些细胞不断老化与消耗，由新生的同种细胞不断补充，以保持原有的结构和功能的再生。

2. 病理性再生　指组织和细胞受损后发生的再生。病理性再生可分为完全性再生和不完全性再生。完全性再生是指受损的组织和细胞再生后，完全恢复原有的结构和功能，常发生于损伤范围小、再生能力强的组织。不完全性再生是指缺损的组织不能完全恢复原有的结构和功能，由肉芽组织取代，以后形成瘢痕，故也称瘢痕修复，常发生于损伤严重、再生能力弱或缺乏再生能力的组织。

（二）各种组织的再生能力

机体各种细胞和组织的再生能力是不同的。一般来说，幼稚组织比高分化组织再生能力强；平常易受损伤的组织及生理状态下经常更新的组织再生能力强。按再生能力的强弱一般分为以下三类，见表 2-2。

表 2-2　各种组织的再生能力

类型	再生特点	举例
不稳定细胞	再生能力很强	表皮细胞、黏膜上皮细胞、淋巴细胞及造血细胞等
稳定细胞	细胞具有潜在的再生能力，即在生理状态一般不再生，一旦受到损伤的刺激，则表现出较强的再生能力	肝细胞、肾小管上皮细胞、成纤维细胞、血管内皮细胞、骨细胞、骨膜细胞、结缔组织中的原始间叶细胞等。软骨、平滑肌细胞亦属于稳定细胞，但再生能力弱
永久性细胞	细胞再生能力缺乏或非常微弱，一旦被破坏将永久缺失	神经细胞完全没有再生能力，骨骼肌及心肌细胞虽然有微弱的再生能力，但它们损伤后基本上是由结缔组织来替代

链接

压力性损伤

压力性损伤（压疮）是指局部组织长时间受压，血液循环障碍，局部持续缺血、缺氧、营养不良而致的软组织溃烂和坏死。压力性损伤易发生在骨质凸出的部位，如骶尾部、坐骨结节、股骨大转子、足跟部等，常见于脊髓损伤的截瘫患者和长期卧床的老年患者。对于压力性损伤患者的护理应做到：勤翻身、勤擦洗、勤按摩、勤整理、勤更换衣物等。

二、肉芽组织

肉芽组织是由新生的毛细血管和增生的成纤维细胞构成，并伴有炎症细胞浸润的幼稚的结缔组织。

考点 肉芽组织的概念

（一）肉芽组织的形态结构

肉眼观：呈鲜红色，颗粒状，柔软湿润，触之易出血，形似鲜嫩的肉芽。肉芽组织中没有神经，故无痛感。镜下观：内皮细胞增生，形成实性细胞索和扩张的毛细血管，新生的毛细血管相互平行排列，同时垂直于创面，并在表面互相吻合形成弓形血管袢。新生的毛细血管之间可见增生的成纤维细胞和炎症细胞浸润。炎症细胞以中性粒细胞和巨噬细胞为主（图 2-13）。

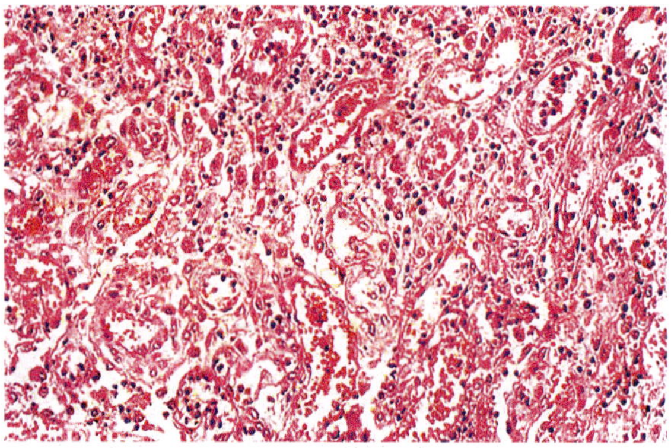

图 2-13　肉芽组织（镜下观）

大量新生的毛细血管，周围有较多的成纤维细胞增生和炎症细胞浸润

考点 肉芽组织的形态特点

（二）肉芽组织的功能

肉芽组织在组织损伤修复过程中起以下重要作用：①抗感染、保护创面；②填补创口及其他组织缺损；③机化或包裹坏死组织、血栓、炎性渗出物及其他异物。

考点 肉芽组织的功能

（三）肉芽组织的结局

随着修复的发展，肉芽组织中的炎症细胞逐渐消失；部分毛细血管逐渐闭塞，数目减少，成纤维细胞产生胶原纤维并逐渐变为纤维细胞。最终肉芽组织变成颜色苍白、质地硬韧、缺乏弹性的瘢痕组织。瘢痕组织可收缩，其中的胶原纤维可发生玻璃样变性，严重时可影响器官的结构和运动功能。

三、创伤愈合

创伤愈合是指机体受到外伤后，通过各种组织的再生、肉芽组织增生和瘢痕形成对伤口进行修复的过程。

（一）创伤愈合的基本过程

皮肤和皮下组织的创伤愈合，一般经历三个阶段。

1. 伤口早期变化　伤口局部有不同程度的组织坏死和血管断裂出血，数小时内便出现炎症反应，局部红肿。伤口中的血液和渗出物很快凝固，干燥后形成痂皮，有保护伤口的作用。

2. 伤口收缩　2～3 日后，创缘皮肤及皮下组织向中心移动，伤口缩小。

3. 肉芽组织增生和瘢痕形成　大约第 3 天开始，伤口底部及边缘长出肉芽组织，逐步填平伤口。第 5～6 天起至伤后 1 个月左右，逐渐形成瘢痕。

（二）创伤愈合的类型

根据创伤的程度及有无感染，创伤愈合可分为一期愈合、二期愈合（图 2-14）和痂下愈合三类。三类创伤愈合的比较见表 2-3。

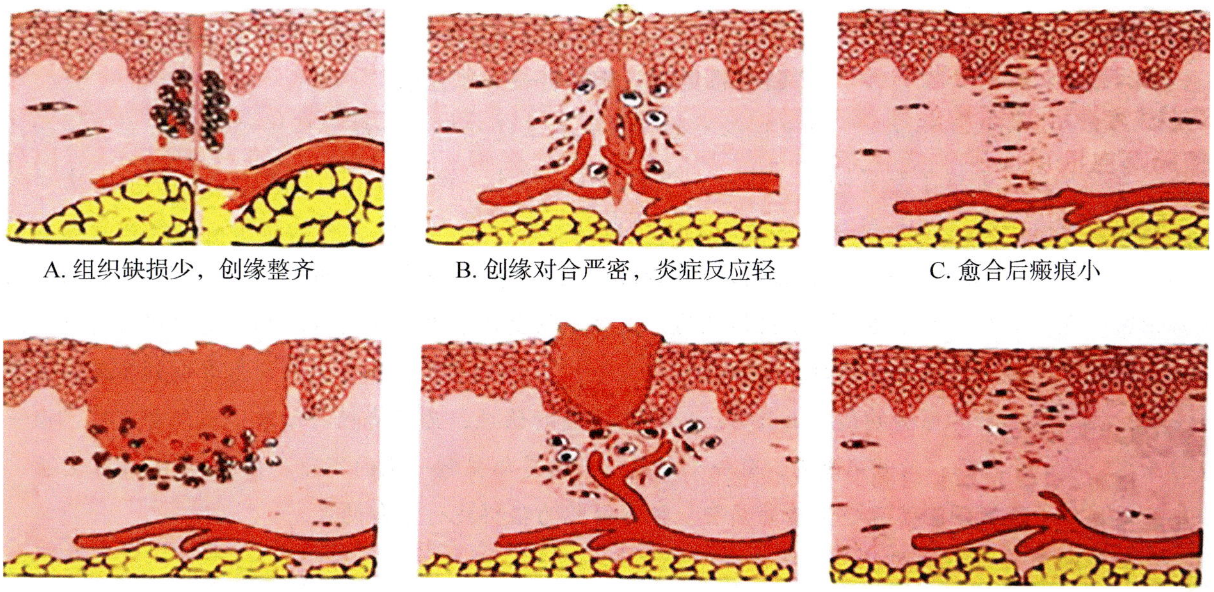

A. 组织缺损少，创缘整齐　B. 创缘对合严密，炎症反应轻　C. 愈合后瘢痕小

D. 组织缺损大，创缘不整齐　E. 伤口收缩，炎症反应重　F. 愈合后瘢痕大

图 2-14　创伤愈合模式图

A～C. 一期愈合；D～E. 二期愈合

表 2-3　三类创伤愈合比较

项目	一期愈合	二期愈合	痂下愈合
创口情况	组织缺损少，创缘整齐，对合严密，无感染或异物存留	组织缺损大，创缘不整，无法对合，有感染或异物存留	浅表皮肤创伤并有少量出血或血浆渗出
愈合特点	愈合时间短，瘢痕小	愈合时间长，瘢痕大	伤口表面形成硬痂覆盖创面，创伤愈合后痂皮自行脱落，不留痕迹

（三）影响创伤愈合的因素

创伤愈合过程除与损伤程度和组织的再生能力有关外，还与以下因素有关。

1. 全身因素

（1）年龄：儿童和青少年的组织再生能力强，愈合较成人快。老年人由于组织再生能力差、血管硬化、血液供应减少，愈合时间长。

（2）营养：蛋白质、维生素（如维生素 C）、必需微量元素（如锌）等缺乏均可影响创伤愈合，使组织再生缓慢，伤口愈合延缓。

2. 局部因素

（1）感染和异物：伤口有感染时，细菌产生的毒素能引起组织坏死，加重损伤，妨碍愈合。临床上施行清创术来清除坏死组织和异物，促进创伤愈合。

（2）局部血液循环：局部动脉血液供应良好时，再生修复较为理想，相反，如静脉曲张、动脉粥样硬化、伤口包扎和缝合过紧等时，局部血液循环不良，将延缓伤口愈合。

（3）神经支配：完整的神经支配对组织再生有一定的作用。神经受损伤致使局部神经性营养不良，不利于组织再生。因此，清创时注意勿伤及神经，对有神经损伤的伤口要进行缝合处理，以促进愈合。

医者仁心

“白求恩奖章”获得者——华益慰

华益慰（1933—2006），著名医学专家、原北京军区总医院外科主任医师。2006 年，他被诊断为胃癌晚期，进行了全胃切除。然而，即便躺在病床上，他心里装的还是患者！术后，由于食管反流，呕吐严重。他和科里的医生们说：“我以前也给病人做过全胃切除手术，现在自己成了病号，也体会到了这种痛苦。以后遇到这类病人，一定要慎重，条件允许的话，尽量不要把胃全切了，哪怕留一点，病人也好受些。”华益慰认为，医生不仅要用手术刀为患者治病，更要用心为患者治病。在冬天，当他为患者查体时，总是先搓热双手，焐热听诊器，尽可能不让患者感到不适；做手术时，他尽量在患者原有的伤口上开刀，以免造成新的伤痕；为患者精打细算，节约费用。“做一台手术，留一个精品；治一名患者，交一个朋友。”这是华益慰一生的写照。在 56 年的从医生涯中，他用仁心仁术解除了无数患者的痛苦，被百姓称为值得托付生命的人。

自 测 题

A_1/A_2 型题

1. 适应在形态学上一般不表现为

A. 萎缩　B. 肥大　C. 机化　D. 增生　E. 化生

2. 最容易发生脂肪变性的实质器官是

A. 心　B. 肝　C. 肾　D. 脑　E. 脾

3. 细胞坏死的主要形态学标志是

A. 细胞核的变化　B. 细胞质的变化

C. 细胞膜的变化　　D. 细胞器的变化
E. 细胞间质的变化

4. 湿性坏疽一般不可能发生在
A. 阑尾　　B. 肺　　C. 脑
D. 肠　　E. 子宫

5. 气性坏疽主要见于
A. 干性坏疽伴有感染
B. 真菌感染
C. 伤口合并细菌感染
D. 空气进入伤口深部
E. 深达肌肉的开放性创伤合并厌氧菌感染

6. 干性坏疽的好发部位是
A. 肺　　B. 阑尾
C. 膀胱　　D. 四肢
E. 子宫

7. 坏疽与坏死的主要区别是
A. 发生部位不同
B. 组织坏死程度
C. 有无腐败菌感染
D. 组织有无淤血
E. 有无中毒反应

8. 由肉芽组织取代坏死组织的过程，称为
A. 机化　　B. 化生
C. 包裹　　D. 变性
E. 完全性再生

9. 细胞内或间质中出现异常物质或正常物质显著增多，称为
A . 代偿　　B. 适应
C. 变性　　D. 坏死
E. 肥大

10. 下列哪种细胞损伤后不能再生
A. 骨细胞　　B. 肝细胞
C. 表皮细胞　　D. 神经细胞
E. 内皮细胞

11. 下列关于肉芽组织的正确描述不包括
A. 鲜红色　　B. 颗粒状
C. 易出血　　D. 痛觉敏感
E. 柔软湿润

12. 患者，女性，50 岁，左输尿管结石，B 超发现左肾体积增大，肾盂有积水，肾实质萎缩，此为何种萎缩
A. 营养不良性萎缩　　B. 去神经性萎缩
C. 压迫性萎缩　　D. 失用性萎缩
E. 内分泌性萎缩

13. 有一老年患者，诊断为动脉粥样硬化症十几年，曾出现跛行，左下肢踇趾逐渐变黑而疼痛，此趾病变可能为
A. 贫血性梗死　　B. 出血性梗死
C. 干性坏疽　　D. 湿性坏疽
E. 黑色素瘤

14. 患者，女性，67 岁。地震中致右股骨骨折。骨折后久卧不动，导致右大腿肌肉萎缩和骨质疏松。此萎缩最可能是
A. 营养不良性萎缩　　B. 内分泌性萎缩
C. 压迫性萎缩　　D. 去神经性萎缩
E. 失用性萎缩

15. 患者，男性，40 岁。胆囊切除术后的手术切口，达到一期愈合。下列对一期愈合的伤口描述，错误的是
A. 组织缺损小，对合严密
B. 创缘整齐
C. 伤口内有异物
D. 伤口无感染
E. 愈合后瘢痕小

（严葵花）

第 3 章
局部血液循环障碍

人体的血液循环系统由心脏和与之相连的血管组成。心脏作为泵动力器官，通过动脉把氧气和营养物质输送到各器官、组织中的毛细血管网，再通过毛细血管与组织细胞进行物质交换，同时，把细胞代谢产生的二氧化碳和代谢废物由静脉血运走，再通过肺、肾等器官排出体外。生命的维持，有赖于血液的循环不息。当血液循环发生障碍时，可导致局部组织甚至器官的充血、血栓形成、栓塞或梗死的发生，严重时会危及生命。

第 1 节 充　　血

案例 3-1

患者，女性，58 岁。主诉二尖瓣狭窄 8 年，体力活动后出现呼吸困难两年。近日因着凉感冒呼吸困难加重，不能平卧，并咳粉红色泡沫痰，治疗无效收入院。入院查体：半坐卧位，慢性病容，四肢末梢及口唇发绀。心界向左右两侧扩大，心率 110 次 / 分，血压 110/70mmHg，心律不齐。两肺听诊有散在湿啰音。

问题：1. 患者为何出现粉红色泡沫痰？

2. 患者的肺脏会出现哪些病理变化？

局部组织或器官血管内血液含量增多，称为充血，可分为动脉性充血和静脉性充血（图 3-1）。

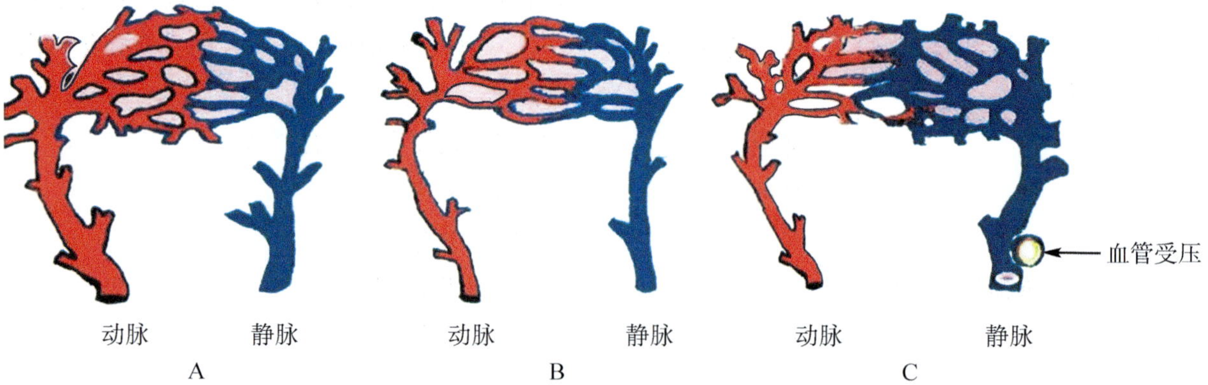

图 3-1　动脉性充血和静脉性充血模式图

A. 动脉性充血；B. 正常；C. 静脉性充血

一、动脉性充血

器官或组织因动脉输入血量的增多而发生的充血，称为动脉性充血。动脉性充血是一种主动过程，多由血管舒张神经兴奋性增高或舒血管活性物质释放，导致局部组织或器官小动脉和毛细血管扩张，血液输入量增加。

（一）常见类型

动脉性充血常见类型见图 3-2。

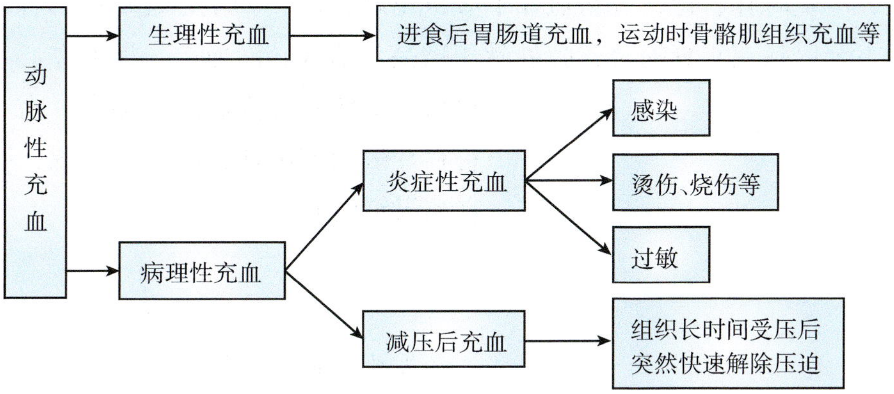

图 3-2　动脉性充血常见类型

（二）病理变化

动脉性充血时器官或组织内因血液灌注量增多，体积可轻度增大。因局部微循环内氧合血红蛋白增多，可见局部组织颜色鲜红（图 3-3），代谢增强使局部温度升高。镜下见局部细小动脉及毛细血管扩张充血。

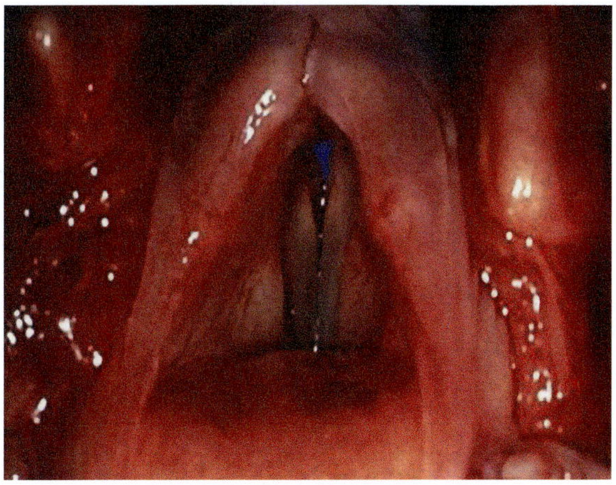

图 3-3　动脉性充血

喉前庭黏膜动脉性充血，颜色鲜红

（三）结局

动脉性充血是暂时性血管反应，原因消除后，局部血流量即可恢复正常，一般对机体无重要影响。但是动脉性充血若发生在高血压或动脉粥样硬化等疾病的基础上，情绪激动等原因可造成脑血管扩张充血，血管破裂导致脑出血。

二、静脉性充血

器官或组织由于静脉血液回流受阻，血液淤积于毛细血管和小静脉内，称为静脉性充血，简称淤血。淤血是一被动过程，可发生于局部或全身，常对机体造成诸多不利影响。

（一）原因

淤血的原因可简单归纳为静脉受压、静脉腔阻塞和心力衰竭。

1. 静脉受压　多种原因可压迫静脉导致静脉管腔狭窄或闭塞，血液回流障碍，导致器官或组织淤血。常见有肿瘤或炎症包块压迫局部静脉引起受压组织淤血；妊娠时增大的子宫压迫髂总静脉引起孕妇下肢淤血肿胀；肝硬化时，假小叶内纤维组织增生和假小叶形成压迫肝窦和小叶下静脉，静脉回流受阻，门静脉压升高，导致胃肠道和脾脏淤血。

2. 静脉腔阻塞　常见于静脉内血栓形成或肿瘤细胞栓子阻塞静脉血液回流，出现局部淤血。由于组织内静脉的分支多，互相联通，静脉淤血不易发生，只有当较大的静脉干阻塞或多条静脉阻塞而血流又不能有效地建立侧支循环的情况下，才发生淤血。

3. 心力衰竭　①右心衰竭：单纯右心衰竭主要见于肺源性心脏病，造成体循环淤血，常见的有肝淤血，严重时脾、肾、胃肠道和下肢也出现淤血。②左心衰竭：当各种原因引起左心室代偿功能不全以致左心衰竭时，肺静脉压增高，造成肺淤血。长期的左心衰竭造成肺动脉高压，使右心排血阻力加大，右心负荷加重，右心衰竭相继出现，即全心衰竭，引起全身多器官和组织淤血。

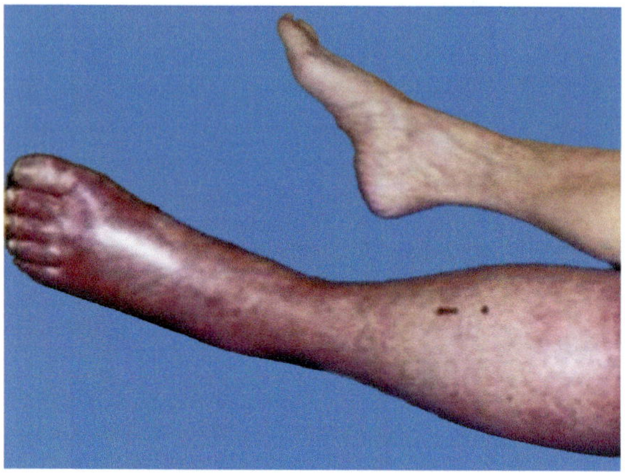

图 3-4　发绀

左下肢淤血水肿、皮肤呈青紫色

考点　淤血的原因

（二）病理变化

发生淤血的组织或器官常常体积增大，局部温度降低。由于淤积的血液中氧合血红蛋白含量减少而还原型血红蛋白含量增加，发生于体表的淤血可见局部皮肤呈青紫色，称为发绀（图 3-4）。镜下可见组织内小静脉和毛细血管扩张，过多的红细胞积聚，有时伴有水肿和出血。

（三）结局

淤血的后果取决于淤血的部位、淤血的程度和持续时间等。短时间的淤血，如果能及时解除淤血的原因，后果轻微。若淤血持续存在，可引起以下后果：①水肿和出血。淤血使毛细血管内流体静压升高和缺氧，微血管壁通透性增加，水分漏出，潴留在组织内引起淤血性水肿。严重时，红细胞漏出，引起淤血性出血。②细胞损伤。因缺氧和营养供应不足以及中间代谢产物的堆积，局部细胞发生萎缩、变性，甚至坏死。③淤血性硬化。长期淤血使组织内网状纤维胶原化和纤维组织增生，淤血的器官或组织可逐渐变硬。

考点　淤血的病变及后果

（四）重要器官淤血

1. 肺淤血　由左心衰竭引起，左心腔内压力升高，肺静脉血回流受阻。

急性肺淤血时，肉眼观可见肺体积增大，颜色暗红，切面流出泡沫状淡红色液体（图 3-5）。镜下观可见肺泡壁毛细血管和小静脉高度扩张充血，肺泡腔内有大量红染的水肿液（图 3-6），患者可咳粉红色泡沫痰；在慢性肺淤血时，肺泡壁毛细血管扩张充血更为明显，肺泡腔内除有水肿液及红细胞外，还可见大量吞噬含铁血黄素颗粒的巨噬细胞，

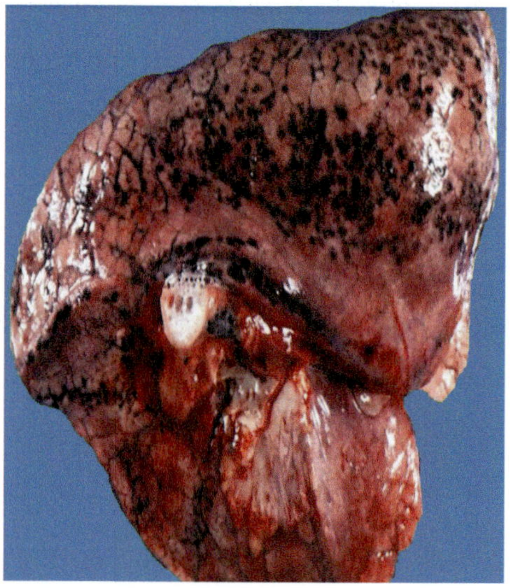

图 3-5　急性肺淤血（肉眼观）

肺体积增大，暗红色，支气管腔横切面见泡沫状物

即心力衰竭细胞（图 3-7）。肺淤血硬化时肺质地变硬，呈棕褐色，称为肺褐色硬化。

考点　肺淤血的原因和病变特点

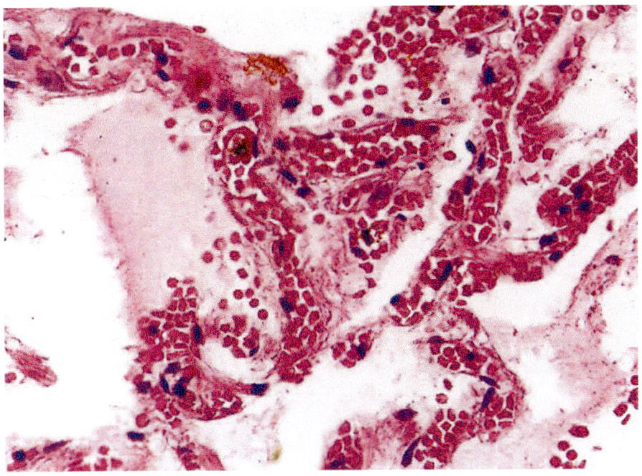

图 3-6　急性肺淤血（镜下观）

急性肺淤血时肺泡壁毛细血管扩张，充满红细胞，肺泡腔内充满粉红色液体

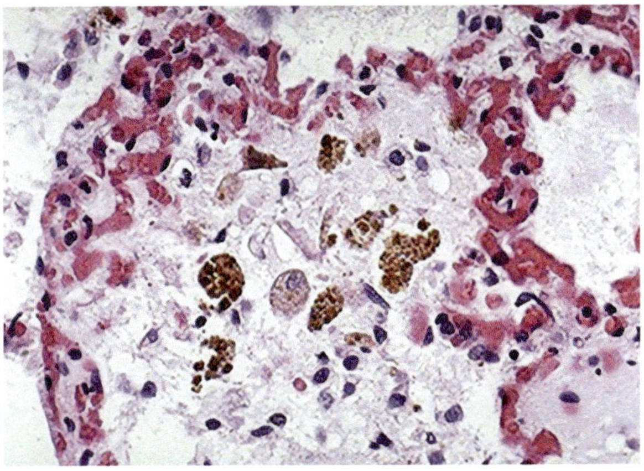

图 3-7　心力衰竭细胞

肺泡腔内见多个内含棕褐色含铁血黄色颗粒的巨噬细胞

2. 肝淤血　由右心衰竭引起，肝静脉血回流心脏受阻，血液淤积在肝小叶循环的静脉端，致使肝小叶中央静脉及肝窦扩张淤血。

急性肝淤血时，肉眼观可见肝脏体积增大，呈暗红色。慢性肝淤血时，切面呈红（淤血区）黄（脂肪变性区）相间的花纹，形似槟榔切面，故有槟榔肝之称（图 3-8）。镜下观可见肝小叶中央静脉及其附近肝窦扩张，充满红细胞，肝细胞萎缩甚至消失，肝小叶边缘肝细胞脂肪变性（图 3-9）。严重的长期肝淤血，肝小叶中央肝细胞萎缩消失，网状纤维胶原化及肝内纤维结缔组织增生，致使整个肝脏的间质纤维组织增多，肝质地变硬，最终可导致淤血性肝硬化。

考点　肝淤血的原因和病变特点

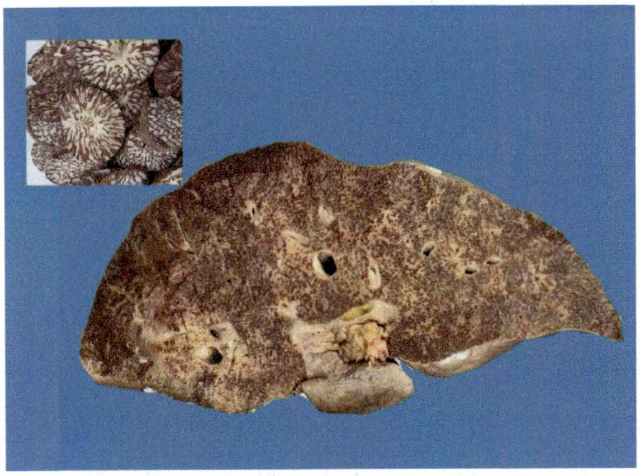

图 3-8　槟榔肝

肝切面呈红黄相间的花纹，状似槟榔切面

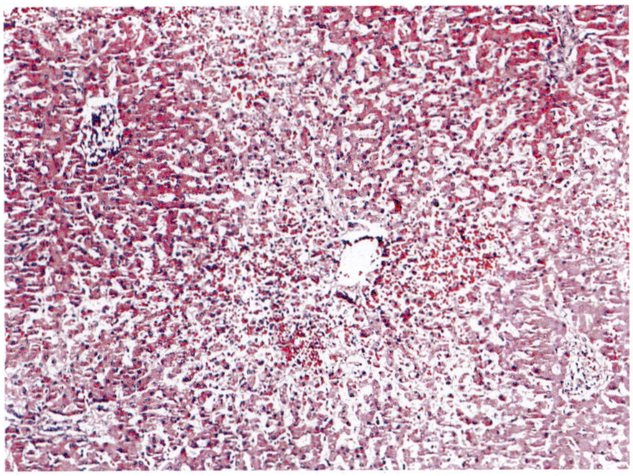

图 3-9　慢性肝淤血（镜下观）

肝小叶中央静脉及其附近肝血窦扩张，充满红细胞，肝小叶边缘肝细胞有脂肪变性

链接

出　血

血液从心腔或血管内逸出的现象称为出血。逸出的血液流出体外称外出血，进入器官、组织或体腔称内出血。根据血液溢出的机制，出血分为破裂性出血和漏出性出血。

出血对机体的影响取决于出血的类型、出血量、出血速度和出血部位。漏出性出血一般比较缓慢，出血量较少；破裂性出血如出血过程迅速且失血量大，可引发失血性休克。发生在重要器官的出血，即使出血量不多，亦可引起严重的后果。

第 2 节　血栓形成

案例 3-2

患者，女性，68 岁。高血压十余年，未进行规律治疗，三个月前单位体检显示脑动脉粥样硬化。近一个月内，出现步态异常，肢体无力，沉默寡言，表情淡漠。三天前自觉头晕并发现右侧上、下肢活动不能自如，至次日上午右侧上、下肢瘫痪。入院诊断：脑血栓形成。

问题：1. 高血压、动脉粥样硬化与脑血栓的发生有关系吗？

2. 如何解释该患者的行为改变与血栓形成的联系？

在活体的心、血管内血液成分凝固成固体质块的过程称为血栓形成。所形成的固体质块称为血栓。与一般血凝块不同，血栓是在血液流动状态下形成的。

正常生理情况下，血液的凝血系统和抗凝血系统（纤维蛋白溶解系统）保持动态平衡，既保证了血液潜在的可凝固性，又保证了血液处于流动的液体状态，一旦这种平衡被打破，血小板和其他凝血因子被激活，就会引起凝血反应而形成血栓。

考点　血栓形成的概念

一、血栓形成的条件和机制

血栓形成是血液在流动状态，血小板的活化和凝血因子被激活致使血液发生凝固的过程。血栓形成的条件包括以下几个方面。

（一）心血管内膜损伤

正常心血管内皮细胞具有抗凝和促凝两种特性。在生理情况下，以抗凝为主，从而使心血管内血液保持液体状态。一旦内皮细胞损伤，局部细胞屏障破坏，内皮下胶原纤维裸露，血小板与胶原纤维接触而被激活并发生黏附，同时裸露的胶原纤维激活凝血因子Ⅻ启动了内源性凝血系统。与此同时，损伤的内皮细胞还释放出组织因子，激活凝血因子Ⅶ启动外源性凝血系统，引起血栓形成。心血管内膜损伤导致血栓形成多见于静脉内膜炎、风湿性和感染性心内膜炎、心肌梗死区的心内膜和动脉粥样硬化斑块及溃疡处等。缺氧、休克可引起全身广泛的内皮损伤，激活凝血过程，造成弥散性血管内凝血，在全身微循环内形成血栓。

（二）血流缓慢或涡流形成

正常血流中，红细胞和白细胞等有形成分在血管的中轴流动（轴流），其外是血小板，最外一层是血浆（边流），这种分层的血流将血小板与血管内膜分开，阻止血小板与内膜接触和激活。当血流减慢或产生旋涡时，血小板进入边流，黏附于内膜的可能性大大增加，同时凝血因子也容易在局部堆积和活化而启动凝血过程，形成血栓。临床上，静脉血栓远比动脉血栓多见；由于下肢静脉血流比上肢缓慢，且有静脉瓣膜的影响，容易形成涡流，故其血栓形成比上肢多见。因此对久病或术后长期卧床者的肢体进行按摩，时常翻身、拍背，并积极鼓励患者适当下床活动，可促进血液循环，防止血栓形成。

考点　血栓形成的条件

（三）血液凝固性增高

血液凝固性增高是指血液中血小板和凝血因子数量增多、活性增强，或纤维蛋白溶解系统活性降低，导致血液形成高凝状态。例如，在严重创伤、大面积烧伤、大手术后或产后大出血时，血液浓缩，血中纤维蛋白原、凝血酶原及其他凝血因子含量增多，以及血中代偿性补充大量幼稚的血小板，其黏性增加，易发生黏集，形成血栓。此外，妊娠高血压、高脂血症、冠状动脉粥样硬化、吸烟和肥胖症等人群，也有血小板增多以及黏性增加，容易形成血栓。

上述血栓形成的条件，往往是同时存在和共同作用的。虽然心血管内膜损伤是血栓形成最重要和最常见的原因，但在不同的状态下，血流缓慢及血液凝固性增高也可能是重要的因素。

二、血栓形成的过程及血栓的类型

（一）形成过程

血栓形成的过程分为三个阶段：①血小板黏附和沉积形成血小板血栓，即血栓的起始点；②血流中的血小板不断激活和黏附在血小板血栓上，反复进行，形成珊瑚状的血小板小梁，血小板小梁间则由网有大量红细胞的纤维蛋白网填充，形成血栓体部；③血栓体积不断增大，导致血管阻塞，局部血流停滞，形成血栓尾部（图 3-10）。

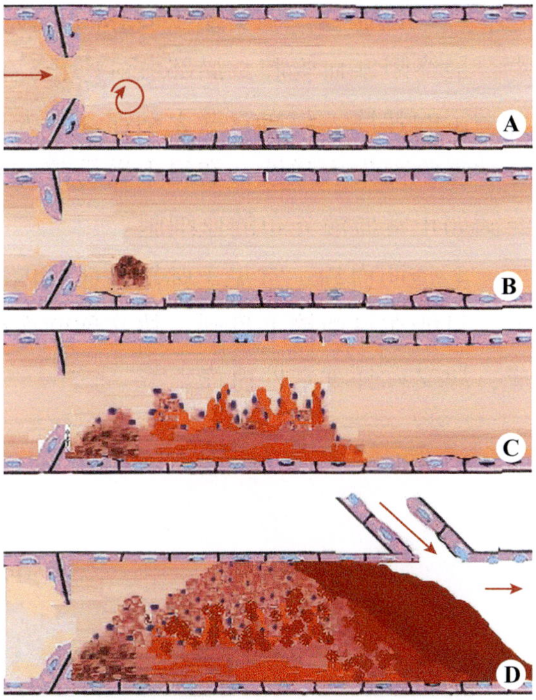

图 3-10　血栓形成过程示意图

A. 血流经过静脉瓣后形成涡流；B. 血小板黏集、形成小丘；C. 血小板继续沉积形成小梁；D. 小梁间纤维蛋白网网罗大量红细胞，局部血流停滞致血液凝固

由血小板黏附和沉积形成血小板血栓是血栓形成的第一步，血栓形成后的发展、形态和组成以及血栓的大小则取决于血栓发生的部位和局部的血流状态。

（二）类型和形态

血栓类型可分为以下四种：

1. 白色血栓　常在血流较快的情况下形成，主要见于心瓣膜、心腔内和动脉内，如急性风湿性心内膜炎时在二尖瓣闭锁缘上形成的血栓为白色血栓（图 3-11）。在静脉血栓中，白色血栓位于延续性血栓的起始部（即血栓头）。肉眼观白色血栓呈灰白色小结节，表面粗糙，

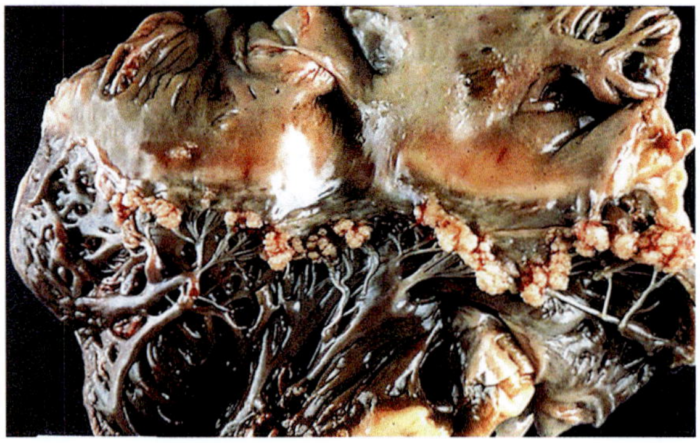
图 3-11　白色血栓
二尖瓣闭锁缘上可见黍粒大、灰白色、串珠状排列的赘生物

质实，与血管壁紧密黏着不易脱落。镜下白色血栓主要由血小板和少量纤维蛋白构成，又称血小板血栓。

2. 混合血栓　血栓头部形成后，其下游的血流变慢和出现旋涡，形成多个血小板小梁状的凝集堆。在血小板小梁之间的血液发生凝固，纤维蛋白形成网状结构，网内充满大量的红细胞。这一过程反复交替进行，致使所形成的血栓在肉眼观察时呈灰白色和红褐色层状交替结构，称为混合血栓。静脉内的延续性血栓的体部为混合血栓，肉眼观呈粗糙、干燥、圆柱状，与血管壁粘连。镜下混合血栓主要由血小板小梁和充满小梁间纤维蛋白网的红细胞所构成，血小板小梁边缘可见白细胞附着。

3. 红色血栓　主要见于静脉内，位于延续性血栓的尾部（图 3-12）。由混合血栓逐渐增大，最终阻塞血管腔，局部血流停止，血液发生凝固所致。肉眼观呈暗红色，新鲜时湿润，有一定的弹性，与血管壁无粘连，与人死后形成的血凝块相似。一段时间以后，因血栓内水分被吸收而失去弹性，变得干燥易碎，并容易脱落而造成血栓栓塞。镜下见纤维蛋白网眼内充满如正常血液分布的血细胞。

4. 透明血栓　常见于弥散性血管内凝血，透明血栓（图 3-13）发生于全身微循环的血管内，只能在显微镜下见到，故又称微血栓。透明血栓主要由嗜酸性均质透明状的纤维蛋白构成，故又称纤维素性血栓。

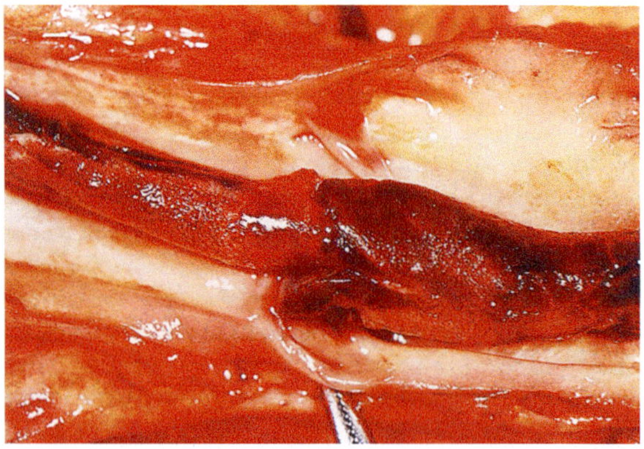
图 3-12　红色血栓

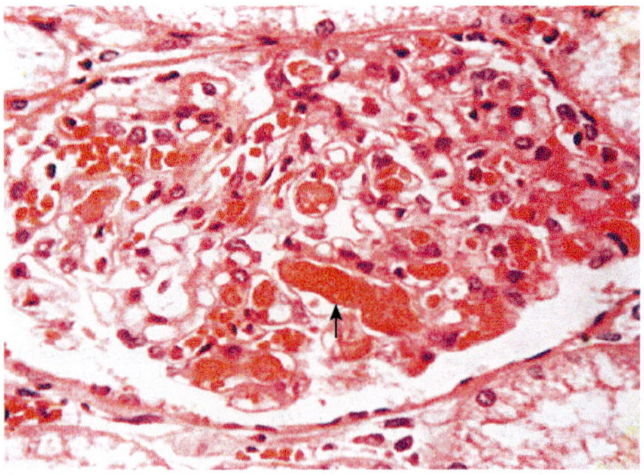
图 3-13　透明血栓

考点　血栓的类型

三、血栓的结局

（一）软化、溶解、吸收

由于血栓内纤维蛋白溶解酶的激活和白细胞崩解释放溶蛋白酶，新鲜的血栓被软化并逐渐溶解。血栓溶解速度取决于血栓的大小及血栓的新旧程度。小的新鲜血栓可被快速完全溶

解；大的血栓多为部分软化，在血流冲击下形成碎片或整个脱落，并随血流运行，阻塞与血栓大小相应的血管，造成血栓栓塞。

（二）机化和再通

如果纤维蛋白溶解系统的活力不足，血栓存在时间较长时，由血管壁向血栓内长入新生的肉芽组织，逐渐取代血栓，此过程称为血栓机化。通常较大的血栓约需两周便可完全机化，此时血栓与血管壁紧密黏着不再脱落。血栓在机化过程中水分被吸收，血栓干燥收缩或部分溶解而出现裂隙，周围新生的内皮细胞长入并被覆其表面形成新的血管，新生血管互相吻合沟通，使部分阻塞的血管重建血流，这一过程称为再通。

（三）钙化

若血栓长时间未能溶解又未完全机化，可发生钙盐沉积，称为钙化。血栓钙化后成为静脉石或动脉石。

四、血栓对机体的影响

血栓形成能对破裂的血管起堵塞裂口和阻止出血的作用，这是对机体有利的一面。如慢性胃溃疡、十二指肠溃疡和肺结核性空洞壁的血管，在病变侵袭破坏之前管腔内已有血栓形成，可避免大量出血的可能性。但是多数情况下，血栓形成对机体有不同程度的不利影响，主要表现为以下几个方面。

（一）阻塞血管

动脉血管管腔未完全阻塞时，可引起局部器官或组织缺血，实质细胞萎缩。若完全阻塞又无有效侧支循环建立的情况下，动脉血栓形成会引起相应器官或组织缺血性坏死（梗死）。如冠状动脉血栓形成引起心肌梗死；血栓闭塞性脉管炎引起患肢的梗死，合并腐败菌感染而成为坏疽。静脉血栓形成后，若未能建立有效的侧支循环，则引起局部淤血、水肿、出血甚至坏死，如肠系膜静脉血栓可引起肠的出血性梗死。

（二）栓塞

当血栓与血管壁不牢固，血栓的整体或部分脱落成为栓子，随血流运行阻塞与血栓大小相应的血管时，引起栓塞。深部静脉形成的血栓或在心室、心瓣膜上形成的血栓最容易脱落成为栓子。若栓子内含有细菌，可引起栓塞组织的败血性梗死或脓肿形成。

（三）心瓣膜变形

风湿性心内膜炎和感染性心内膜炎时，心瓣膜上可反复形成血栓，发生机化后可引起瓣膜增厚、瓣叶之间粘连，造成瓣膜口狭窄；瓣膜增厚、卷缩，腱索增粗、缩短引起瓣膜关闭不全。

（四）广泛性出血

DIC 时微循环内广泛性纤维素性血栓形成，消耗了大量凝血因子，使血液凝固障碍，导致全身广泛性出血。

考点　血栓对机体的影响

第3节 栓塞

在循环血液中出现的不溶于血液的异常物质，随血流运行阻塞血管腔的现象称为栓塞。造成血管栓塞的异物称为栓子。栓子可以是固体、液体或气体，以脱落的血栓栓子最常见。

考点 栓塞的概念

一、栓子的运行途径

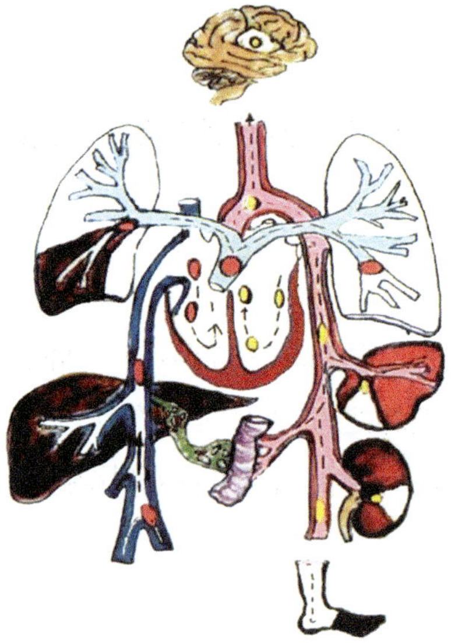
图 3-14 栓子运行途径示意图

栓子一般随血流方向运行，最终停留在口径与其相当的血管处并阻断血流。来自不同血管系统的栓子，其运行途径不同（图 3-14）。

1. 静脉系统及右心栓子　来自体静脉系统及右心的栓子，随血流进入肺动脉主干及其分支，引起肺栓塞。

2. 动脉系统及左心栓子　来自主动脉系统及左心的栓子，随动脉血流运行，阻塞于各器官的小动脉内，常见于脑、脾、肾及下肢等部位。

3. 门静脉系统栓子　来自肠系膜静脉等门静脉系统的栓子，可引起肝内门静脉分支的栓塞。

4. 交叉性栓塞　是指心脏或大血管有异常血流通路时发生的罕见栓塞，如左心房内的血栓脱落经先天性房间隔缺损处抵达右心，可发生肺动脉及其分支栓塞。

5. 逆行性栓塞　罕见于下腔静脉系统，因腹压突然增高，栓子逆流栓塞于肝、肾等小静脉分支。

考点 栓子的运行途径

二、栓塞的类型及其影响

栓塞主要分为血栓栓塞、脂肪栓塞、羊水栓塞、气体栓塞四种类型。

（一）血栓栓塞

由血栓或血栓的一部分脱落引起的栓塞称为血栓栓塞，是栓塞中最常见的一种。由于血栓栓子来源、大小和栓塞的部位不同，其对机体会产生不同的影响。

1. 肺动脉栓塞　造成肺动脉栓塞的血栓栓子 95% 以上来自下肢深静脉，特别是腘静脉、股静脉和髂静脉。肺动脉栓塞的后果取决于栓子的大小和数量：①中、小栓子多栓塞肺动脉小分支。因肺具有肺动脉和支气管动脉双重血液供应，一般不会引起明显的后果。若栓塞前已有严重的肺淤血，支气管动脉供血受阻，局部肺组织可发生出血性梗死；若小栓子数目多，可广泛地栓塞肺动脉的多数小分支，引起右心衰竭猝死。②大的血栓栓子栓塞在肺动脉主干及其大分支（图 3-15）。患者可突发呼吸困难、发绀、休克甚至猝死。

2. 体循环动脉栓塞　约 80% 体循环动脉栓塞的栓子来自左心，常见于亚急性感染性心内膜炎时左心瓣膜上的赘生物、二尖瓣狭窄时左心房附壁血栓及主动脉硬化溃疡面的血栓。动脉栓塞的主要部位为下肢、脑、肠、肾和脾。栓塞的后果取决于栓塞的部位和局部的侧支循环情况以及组织对缺血的耐受性。

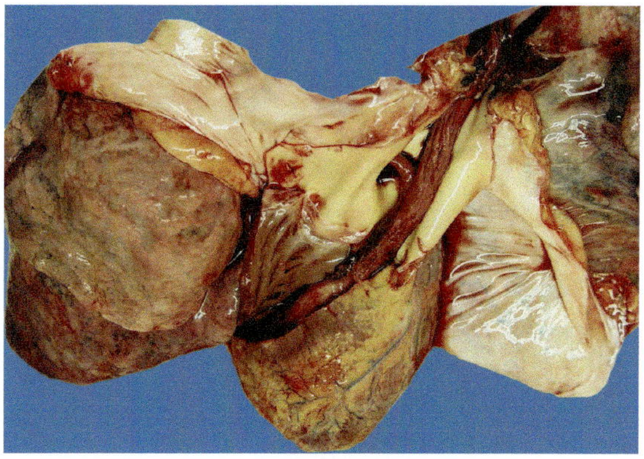
图3-15　肺动脉血栓栓塞

（二）脂肪栓塞

循环血中出现脂肪滴阻塞小血管，称为脂肪栓塞。脂肪栓塞的栓子常来源于长骨骨折、脂肪组织严重挫伤和烧伤，这些损伤导致脂肪细胞破裂和释出脂肪滴，由破裂的骨髓血管窦状隙或静脉进入血液循环，引起脂肪栓塞。直径大于20μm的脂肪滴栓子可引起肺栓塞；直径小于20μm的脂肪滴栓子可通过肺的毛细血管经肺静脉至左心，随动脉血流运行，可造成脑和其他器官的栓塞。脂肪栓塞的后果，取决于栓塞部位及脂肪滴数量的多少。少量脂肪滴入血，可被巨噬细胞吞噬吸收，不产生严重后果；若短期内大量脂肪滴进入肺循环，造成较大面积的肺栓塞，可引起窒息或急性右心衰竭而死亡。

（三）羊水栓塞

羊水栓塞是分娩过程中一种罕见的严重合并症，病死率极高。在分娩过程中子宫的强烈收缩，尤其是在羊膜囊破裂又逢胎头阻塞阴道口时，可将羊水压入破裂的子宫壁静脉窦内，经血液循环进入肺动脉分支、小动脉及毛细血管内引起羊水栓塞。羊水栓塞的诊断依据是在显微镜下观察到母体肺小动脉和毛细血管内有角化鳞状上皮、胎毛、胎脂和胎粪等羊水成分。本病发病急，后果严重，患者常在分娩过程中或分娩后突然出现呼吸困难、发绀、休克、抽搐和昏迷，抢救不及时易迅速导致死亡。产妇猝死与羊水成分入血引起过敏性休克、羊水栓塞引起肺循环的机械性阻塞、血管痉挛以及弥散性血管内凝血等有关。

（四）气体栓塞

大量空气迅速进入血液循环或原溶于血液内的气体迅速游离，形成气泡阻塞心血管，称为气体栓塞。

1. 空气栓塞　头颈、胸壁和肺因手术或创伤时损伤静脉，空气可从破裂的静脉进入静脉；分娩、流产时，由于子宫强烈收缩，可将空气挤入子宫壁破裂的静脉窦内，可造成空气栓塞。少量空气入血，一般不会引起严重后果。若空气迅速进入静脉且空气量超过100ml，此时空气在右心聚集，因心脏搏动，空气和血液经搅拌，形成可压缩的血性泡沫，充满心腔，阻碍了静脉血的回流和向肺动脉的供血，造成严重的循环障碍。患者表现为呼吸困难、发绀，猝死。

2. 减压病　人体从高气压环境迅速进入常压或低气压环境时，溶解于血液中的氧气、二氧化碳、氮气迅速游离形成气泡。氧气和二氧化碳可再溶于体液内被吸收，但氮气在体液内溶解迟缓，以致在血液和组织内形成很多微气泡或融合成大气泡，引起气体栓塞，故又称为氮气栓塞。多在深海潜水或沉箱作业者迅速浮出水面时发生。若短期内大量气泡形成，阻塞了多数血管，特别是阻塞冠状动脉时，可引起严重血液循环障碍甚至迅速死亡。

考点 栓塞的类型

第4节 梗　死

器官或组织由于血管阻塞、血流停滞，导致缺氧而发生的坏死称为梗死。

一、原因和条件

（一）梗死的原因

任何引起血管阻塞，导致局部组织血液循环中断和缺血缺氧的因素均可引起梗死（图3-16）。

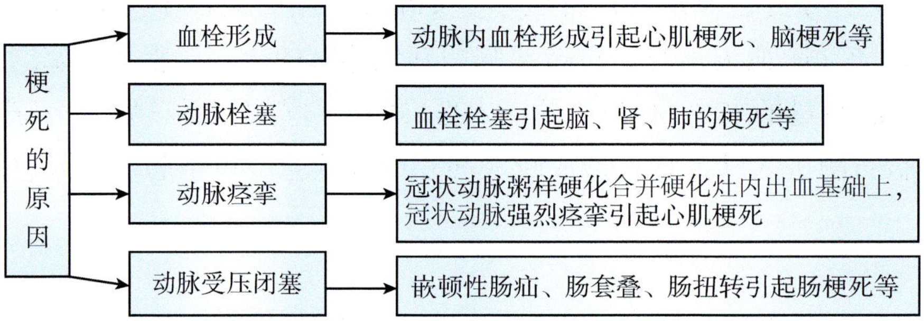

图3-16　梗死的原因

（二）梗死形成的条件

血管阻塞是否造成组织梗死，与下列因素有关：

1. 器官血供特点　肝、肺有双重血液循环，两者之间有丰富的吻合支，其中一条动脉阻塞，因为有另一条动脉可以维持供血，所以通常不会发生梗死。肾、脾及脑动脉的吻合支少，当动脉发生阻塞时，由于不易建立有效的侧支循环，常易发生梗死。

2. 局部组织对缺血的耐受程度　大脑的神经细胞耐受性最低，3～4分钟的缺血即可引发梗死。心肌细胞对缺血也很敏感，缺血20～30分钟就会死亡。骨骼肌、纤维结缔组织对缺血耐受性最强，一般不易发生梗死。

二、类型和病变特点

根据梗死灶内含血量的多少和有无伴发细菌感染，将梗死分为以下三种类型。

（一）贫血性梗死

1. 好发部位　贫血性梗死多发生于组织结构较致密、侧支循环不充分的器官，如脾、肾、心和脑组织。

2. 病理变化

（1）肉眼观：①梗死灶呈灰白色。梗死灶组织致密，故出血量不多，漏出的红细胞崩解，血红蛋白溶于组织液中被吸收。②梗死灶周围有出血带，与周围组织分界清楚。由于动脉分支阻塞，局部组织缺血缺氧，其所属微血管通透性增高，病灶边缘侧支血管内的血液漏出病灶。

③脾、肾的梗死灶呈锥形（图 3-17），心肌梗死灶呈不规则地图状。这与梗死器官的血管分布方式有关。陈旧性梗死病灶表面下陷，质地变坚实，黄褐色出血带消失。梗死灶发生机化后，最终形成瘢痕组织。

（2）镜下观：梗死灶呈凝固性坏死，早期可见核固缩、核碎裂和核溶解等细胞坏死的改变，周围有充血出血带。晚期梗死灶呈均匀红染无结构的物质，肉芽组织逐渐长入，最终形成瘢痕组织。

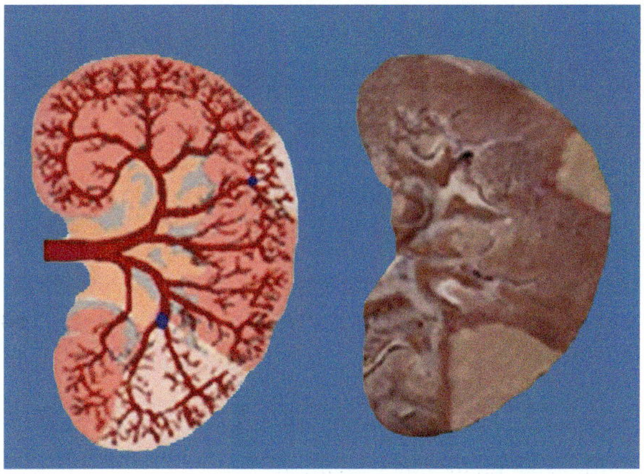

图 3-17 肾动脉分支栓塞及贫血性梗死

左图显示肾血管分布，蓝点为栓塞部位，右图见肾梗死病灶呈锥形，灰白色，边缘有出血带，与周围分界清楚

（二）出血性梗死

出血性梗死主要见于组织疏松的器官，如肺、肠。在器官有严重淤血的基础上，发生血管阻塞，血流中断引发梗死。由于器官的组织疏松，可容纳多量漏出的血液，当组织坏死吸收水分膨胀时，不能把漏出血液挤到梗死灶外，使梗死灶有明显的出血，故称为出血性梗死。

1. 肺出血性梗死 ①肉眼观：病灶大小不等、呈锥形（楔形），尖端朝向肺门，底部紧靠肺膜。梗死灶质实，早期因弥漫性出血呈暗红色，晚期红细胞崩解颜色变浅，肉芽组织长入逐渐机化。梗死灶变成灰白色。②镜下观：梗死灶呈凝固性坏死，可见肺泡轮廓，肺泡腔、小支气管腔及肺间质充满红细胞。③临床上：梗死灶的肺膜发生纤维素性胸膜炎，患者可出现胸痛；肺出血及支气管黏膜受刺激，可引起咳嗽及咯血；组织坏死可引起发热及白细胞数升高。

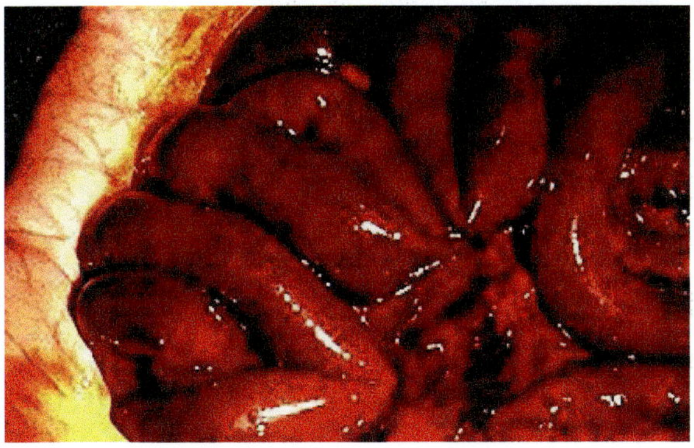

图 3-18 小肠出血性梗死

梗死小肠肿胀，呈暗红色，有出血

2. 肠出血性梗死 多见于肠套叠、肠扭转和肠嵌顿性疝时，多发于小肠。①肉眼观：梗死灶呈节段性暗红色，边界不清，肠壁增厚，质脆易破裂（图 3-18）。②镜下观：肠壁各层组织坏死及弥漫性出血。③临床上：血管阻塞，肠壁肌肉缺氧引起持续性痉挛致剧烈腹痛；肠壁坏死累及肌层及神经，可引起麻痹性肠梗阻；肠壁全层坏死可致穿孔及腹膜炎，引起严重后果。

贫血性梗死与出血性梗死的区别见表 3-1。

表 3-1 贫血性梗死与出血性梗死的区别

项目	贫血性梗死	出血性梗死
发生条件	动脉分支阻塞，侧支循环不丰富，组织结构致密	严重淤血，侧支循环丰富，组织结构疏松
好发器官	心、肾、脾、脑	肺、肠
梗死灶颜色	含血量少，颜色灰白	含血量多，颜色暗红
梗死灶形状	脾、肾的梗死灶呈锥形，心肌梗死呈不规则地图状	肺的梗死灶呈锥形（楔形）；肠梗死呈节段性
梗死灶分界	分界清，梗死灶周围可见出血带	分界不清

（三）败血性梗死

败血性梗死常见于急性感染性心内膜炎。其由含细菌的栓子从心内膜脱落，顺血流运行而引起相应组织器官动脉栓塞所致。梗死灶内可见有细菌团及大量炎症细胞浸润，若有化脓性细菌感染时，可形成脓肿。

考点 各型梗死的病变特点

三、对机体的影响

梗死对机体的影响取决于发生梗死的器官、梗死灶的大小和部位，以及有无细菌感染。常见器官梗死的结局如下。

1. 肾梗死　对机体影响不大，常引起局部症状，如腰痛、血尿。

2. 肺梗死　引起咯血和胸痛，如果伴发腐败菌感染，可引起坏疽，后果严重。

3. 肠梗死　剧烈腹痛、血便、腹膜炎。

4. 脑梗死　取决于脑梗死灶面积，大范围的脑梗死可导致患者出现偏瘫、失语等表现，严重时可发生昏迷甚至死亡。

5. 心肌梗死　取决于心肌梗死面积，大范围的心肌梗死可导致心功能不全或死亡。

自 测 题

A_1/A_2 型题

1. 淤血通常不会导致
   A. 水肿　B. 出血
   C. 细胞变性　D. 组织钙化
   E. 静脉曲张
2. 下述有关肺淤血的描述，哪一项是错误的
   A. 肺泡壁毛细血管扩张
   B. 肺泡内中性粒白细胞和纤维素渗出
   C. 肺泡腔内有水肿液
   D. 可发生漏出性出血
   E. 常可见心力衰竭细胞
3. 槟榔肝的镜下病变特点是
   A. 肝脂肪变性
   B. 肝淤血
   C. 肝淤血、脂肪变性
   D. 肝细胞气球样变
   E. 肝硬化
4. 心力衰竭细胞是指肺淤血时
   A. 肺泡内吞噬粉尘的巨噬细胞
   B. 血管内皮细胞
   C. 增生的肺泡上皮细胞
   D. 肺泡腔内的巨噬细胞
   E. 肺泡内含有多量含铁血黄素的巨噬细胞
5. 下述哪种因素与血栓形成无关
   A. 血管内膜损伤
   B. 血流缓慢
   C. 癌细胞崩解产物
   D. 纤维蛋白溶解酶增加
   E. 血小板数量增多
6. 透明血栓常见于
   A. 小静脉　B. 小动脉
   C. 中动脉　D. 大静脉
   E. 毛细血管
7. 不符合血栓结局的描述是
   A. 较小血栓可溶解吸收
   B. 较大血栓可由肉芽组织机化

C. 长时间不能机化的血栓可形成静脉石
D. 机化的血栓，可使血流再通
E. 再通的血管可恢复正常血流

8. 循环血液中的血凝块随血流运行至相应大小的血管引起血管腔阻塞的过程称作
A. 血栓　B. 血栓形成
C. 血栓栓塞　D. 梗死
E. 血栓栓子

9. 股静脉内血栓脱落可引起
A. 肺动脉栓塞　B. 下肢坏疽
C. 脑动脉栓塞　D. 门静脉栓塞
E. 肠系膜动脉栓塞

10. 容易发生贫血性梗死的脏器是
A. 小肠　B. 大肠
C. 肺　D. 肾
E. 卵巢

11. 左心衰竭时发生淤血的器官是
A. 肺　B. 肝
C. 脾　D. 肾
E. 肠

12. 槟榔肝见于
A. 急性左心衰竭　B. 慢性左心衰竭
C. 急性右心衰竭　D. 慢性右心衰竭
E. 以上都可以

13. 肠梗死的特点是
A. 梗死灶呈地图状　B. 梗死灶呈锥形
C. 梗死灶呈节段性　D. 梗死灶发生液化
E. 梗死灶化脓

14. 血栓形成最常见于
A. 心脏　B. 下肢深部静脉
C. 下肢大动脉　D. 门静脉
E. 毛细血管

15. 脑动脉发生栓塞，其栓子最可能来自
A. 上肢浅静脉血栓　B. 下肢深静脉血栓
C. 左心室附壁血栓　D. 门静脉血栓
E. 髂静脉血栓

16. 下列哪个器官的梗死灶为不规则或地图状
A. 肾脏　B. 脾脏
C. 小肠　D. 肺脏
E. 心脏

17. 患者，女性，25 岁，孕 32 周，双下肢水肿，血压正常，无头痛、头晕及其他不适。造成该孕妇下肢水肿的原因最可能是
A. 髂静脉血栓形成　B. 营养不良
C. 髂静脉受压　D. 心力衰竭
E. 妊娠高血压

18. 患者，女性，28 岁，分娩过程中突然呼吸困难，口唇及四肢末端发绀而亡。尸检肺血管内有角化上皮等物，该患者的死因最可能是
A. 血栓栓塞　B. 气体栓塞
C. 脂肪栓塞　D. 羊水栓塞
E. 瘤细胞栓塞

（刘建楠）

第4章
炎　症

炎症是机体组织受损伤时所发生的一系列保护性应答反应，以血管反应为中心环节。典型特征是红、肿、热、痛和功能障碍，可参与清除异物和修补组织等。但炎症也会给机体带来某些危害，严重者可导致死亡。虽然炎症性疾病种类繁多，但其基本病理变化和临床表现有许多共性。许多常见病如感冒、肺炎、急性胃肠炎、阑尾炎和肝炎等，其本质都属于炎症。

第1节　原　因

案例 4-1

患者，女性，25岁，左乳红肿、疼痛3天，伴发热1天。

患者于3天前感觉左乳胀满、疼痛，逐渐加重，左乳房外侧红肿、触痛，未予处理，疼痛加重，昨日开始发热。患者为初产妇，产后1个月，哺乳中，既往体健。查体：体温39.6℃，咽部无红肿，心肺未见明显异常。乳腺检查：左侧乳房外上象限有一3.2cm×3.8cm明显红肿区，有压痛、波动感。临床诊断为（左）急性乳腺炎。

问题：1. 该患者发生急性乳腺炎的原因是什么？

2. 急性乳腺炎的临床表现有哪些？

凡是能引起组织和细胞损伤的因素都可引起炎症。这些因素作用于机体后是否引起炎症以及炎症反应的强弱，除与致炎因素的性质、强度和作用时间等有关外，还与机体的敏感性有关。引起炎症的原因很多，以生物性因素最为常见，见表4-1。

表4-1　炎症的原因

致炎因素	举例
生物性因素	细菌、病毒、真菌、螺旋体、支原体、衣原体、立克次体和寄生虫感染等
物理性因素	高温、低温、放射线、紫外线和机械损伤等
化学性因素	外源性因素如强酸、强碱等 内源性因素如坏死组织的分解产物及堆积于体内的代谢产物如尿素、尿酸等
变态反应	过敏性鼻炎、荨麻疹、肾小球肾炎等

第2节　基本病理变化

炎症的基本病理变化包括局部组织的变质、渗出和增生。变质是损伤性变化，渗出和增生是对损伤的防御反应和修复过程。不同炎症或炎症的不同阶段，三者变化程度不同，一般早期以变质和渗出为主，后期以增生为主。

考点　炎症的基本病变

一、变　　质

炎症局部组织的变性和坏死称为变质，表现为局部组织实质细胞的细胞水肿、脂肪变性、凝固性坏死、液化性坏死以及间质细胞的黏液样变性、纤维蛋白样坏死等。组织细胞坏死崩解使炎症灶的组织液渗透压升高，为炎症渗出提供了条件。同时，局部组织分解代谢增强，乳酸、酮体等酸性代谢产物大量堆积，出现局部酸中毒。

变质主要是由致炎因素直接作用或局部血液循环障碍与炎症介质的共同作用引起的。炎症介质是指那些参与或诱导炎症反应的化学活性物质，如组胺、5- 羟色胺、前列腺素、白三烯、淋巴因子、缓激肽、补体 C3a、补体 C5a 等。其主要作用是促进局部血管扩张，使血管壁通透性增加，诱导白细胞的渗出和趋化。某些炎症介质还能引起发热、疼痛和组织损伤，参与免疫反应等。

二、渗　　出

炎症局部组织血管内的液体和细胞逸出到血管外的过程称为渗出。渗出的液体和细胞统称为渗出物。渗出是炎症最重要的病理改变，具有重要的防御作用。渗出主要包括三个过程：①炎症性充血；②渗出液形成；③白细胞渗出。

考点　渗出的定义

（一）炎症性充血

由于致炎因素的刺激，通过神经反射及炎症介质引起细动脉短暂痉挛后，局部细动脉和毛细血管先后扩张，血流加快，血量增加，形成动脉性充血。此时炎症部位组织代谢增强，温度升高，呈鲜红色。炎症继续发展，细静脉也扩张，血流速度由快变慢，形成淤血，炎症部位呈暗红色。此时毛细血管内流体静压增大，血管壁通透性增加，血浆渗出。同时因血流缓慢，轴流变宽，白细胞得以向管壁靠近，最终游出血管外（图 4-1）。

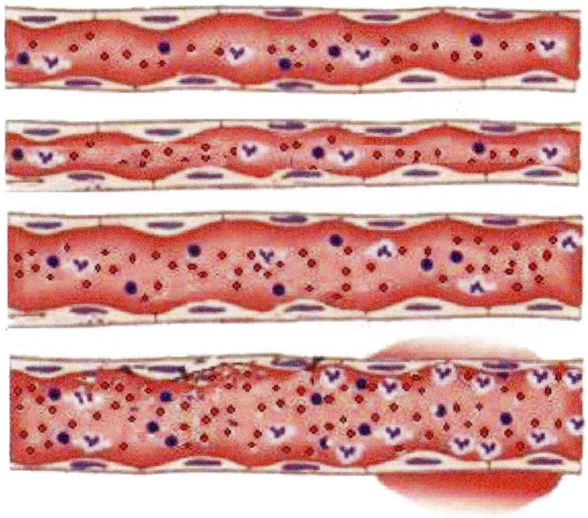

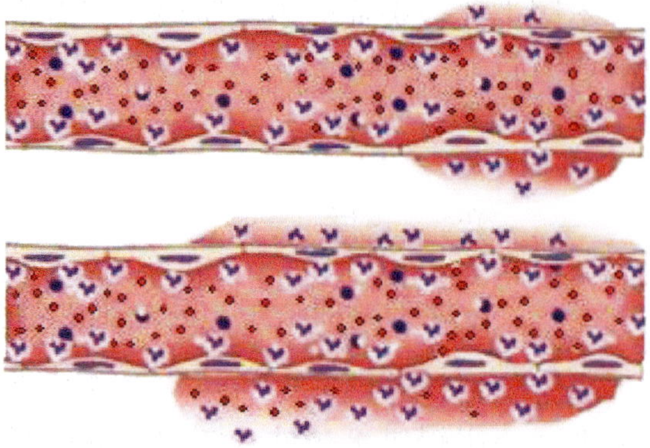

图 4-1 炎症性充血过程模式图

（二）渗出液形成

炎症时，由于致炎因素及炎症介质的作用，血管内皮细胞受损，细胞间隙增加，穿胞通道增多，使血管壁通透性升高。加上炎症性充血使毛细血管内流体静压增大等诸多因素的影响，血浆及其他血液成分外渗形成渗出液。渗出液聚集于组织间隙，导致局部组织炎性水肿，若渗出液聚积于浆膜腔则形成积液（图 4-2）。渗出液的特点与一般水肿出现的漏出液不同，见表 4-2。

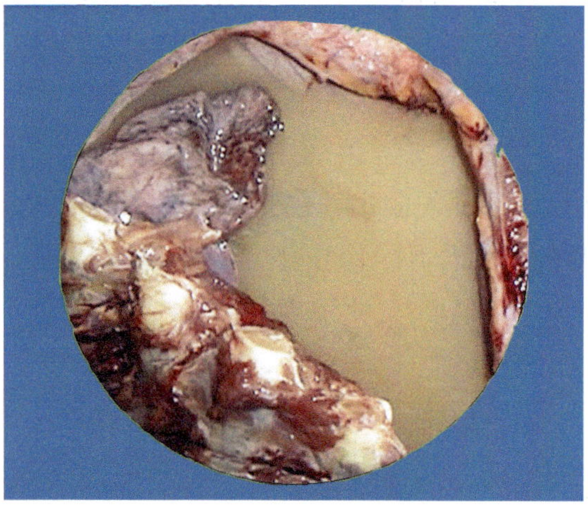

图 4-2 胸腔积液

渗出液具有重要的防御作用：①稀释毒素和有害物质以减轻损伤；②渗出液中的抗体、补体可增强细胞防御能力，有利于消灭病原体；③渗出液中的纤维蛋白原转变成纤维蛋白并交织成网，能限制病原菌扩散，有利于吞噬细胞发挥吞噬作用。但渗出液过多，会造成局部组织器官的受压、阻塞甚至粘连，对机体造成不利影响，如肺泡腔内渗出液可影响换气功能，心包积液压迫心脏或心包粘连等可影响心脏的舒缩，严重的喉头水肿可引起窒息。

考点 渗出液的作用

表 4-2 渗出液与漏出液的比较

比较项	渗出液	漏出液
原因	炎症	非炎症
外观	浑浊	清亮
蛋白量	＞ 30g/L	＜ 30g/L
相对密度	＞ 1.018（多数＞ 1.020）	＜ 1.018
细胞数	通常＞ 500×10^6/L	通常＜ 100×10^6/L
凝固性	易自凝	不自凝

（三）白细胞渗出

白细胞通过血管壁游出到血管外的过程称为白细胞渗出。游出的白细胞称为炎症细胞，其在炎症病灶聚集的现象称为炎症细胞浸润。炎症细胞具有吞噬、消灭病原体、溶解坏死组织的作用；同时，也会通过释放化学介质、自由基和酶，引起组织细胞的损伤。白细胞渗出是炎症反应的主要防御环节和最重要的特征。它是一个极为复杂的连续过程，主要包括白细胞边集和附壁、游出和趋化作用、吞噬作用。

1. 白细胞边集和附壁　随着血管扩张、血管壁通透性增加和血流缓慢，白细胞由轴流进入边流，靠近血管壁，并沿血管内皮滚动，最后白细胞黏附于血管内皮细胞上。

2. 白细胞游出和趋化作用　黏着于内皮细胞表面的白细胞沿内皮表面缓慢移动，在内皮细胞连接处伸出伪足，整个白细胞逐渐以阿米巴样运动方式从内皮细胞缝隙移出血管外，称为游出（图 4-3）。白细胞在化学刺激物的作用下定向移动的现象，称为趋化作用或趋化性。能影响白细胞游走方向的物质，称为趋化因子。趋化因子对白细胞的趋化作用有特异性，不同的致炎因素，其趋化因子的作用也不一样。不同类型的炎症，炎症病灶内的炎症细胞种类也不一样，如化脓性细菌产物只对中性粒细胞有趋化作用。因此，炎症区内有大量中性粒细胞浸润，是化脓性炎症的特征。而病毒性炎症病灶内则以淋巴细胞浸润为主。

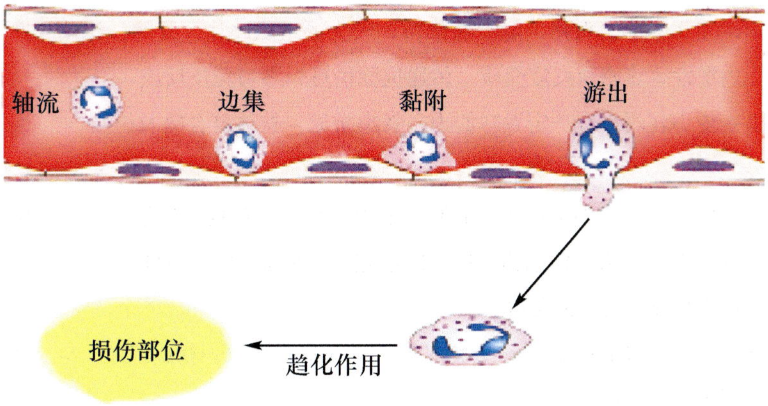

图 4-3　白细胞的游出和趋化过程模式图

3. 吞噬作用　白细胞游出到达炎症区，吞噬和消灭病原体以及坏死组织碎片的过程，称吞噬作用。它是炎症防御反应最重要的环节，包括识别和黏着、吞噬和杀灭降解三个步骤（图 4-4）。大多数病原微生物可通过白细胞的吞噬作用被杀灭，但有些病毒和细菌（如结核分枝杆菌）毒力较强，不易被杀灭，在白细胞内处于静止状态，仍具有生命力和繁殖力，一旦机体抵抗力低下，这些病原体又能继续繁殖并随白细胞游走，最终可引起白细胞死亡而造成炎症在体内的扩散。

常见炎症细胞的种类、功能及临床意义见图 4-5 和表 4-3。

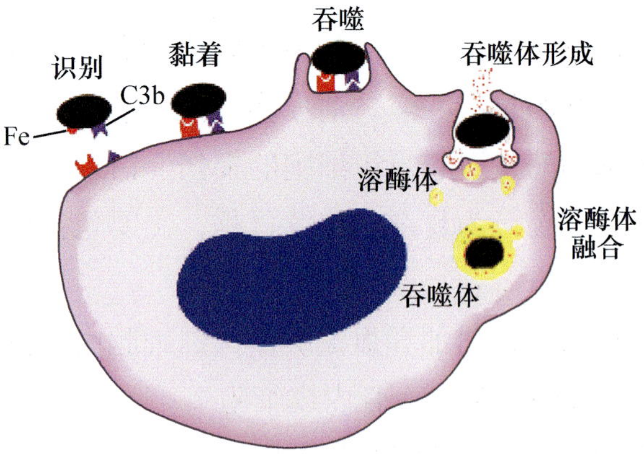

图 4-4 白细胞吞噬过程模式图

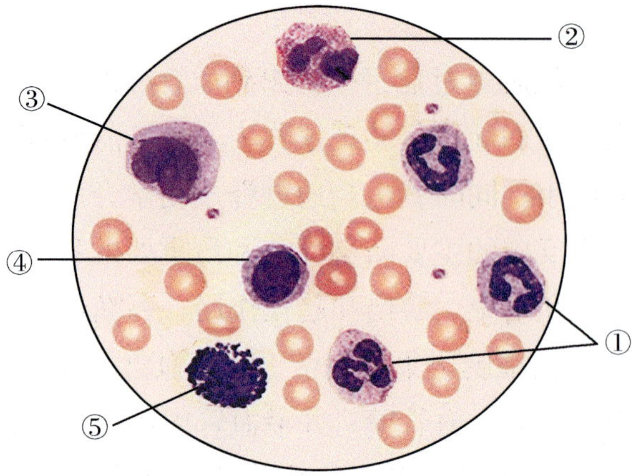

图 4-5 常见炎症细胞

①中性粒细胞；②嗜酸性粒细胞；③单核细胞；④淋巴细胞；⑤嗜碱性粒细胞

表 4-3 常见炎症细胞的功能及临床意义

类别	主要功能	临床意义
中性粒细胞	运动活跃，吞噬力较强，能吞噬细菌、细小组织碎片、抗原－抗体复合物，溶解坏死组织及纤维蛋白；释放内源性致热原和炎症介质	见于急性炎症，特别是化脓性炎症
单核－巨噬细胞	运动及吞噬能力很强，能吞噬细菌、较大的组织碎片、异物；释放内源性致热原和炎症介质；传递抗原信息，参与免疫反应	见于慢性炎症，特别是非化脓性炎症
嗜酸性粒细胞	游走能力较弱，有一定吞噬能力，吞噬抗原－抗体复合物及组胺	见于寄生虫感染及变态反应性炎症
淋巴细胞、浆细胞	游走能力弱，无吞噬能力；T 淋巴细胞参与细胞免疫，致敏后产生淋巴因子，杀伤靶细胞；B 淋巴细胞受抗原刺激转变为浆细胞，产生抗体参与体液免疫	见于慢性炎症，病毒、立克次体感染
嗜碱性粒细胞	无明显游走和吞噬能力；受炎症刺激时细胞脱颗粒，释放组胺、5-羟色胺和肝素	见于变态反应性炎症

考点 炎症细胞的种类及临床意义

三、增　生

在致炎因素、组织崩解产物等刺激下，炎症区内部分细胞分裂，使细胞数目增多，称为炎性增生。增生的细胞主要有成纤维细胞、血管内皮细胞、上皮细胞及巨噬细胞等。炎性增生通常在急性炎症的后期和慢性炎症时较明显，但少数疾病在炎症初期即见明显增生，如伤寒初期有大量巨噬细胞增生；急性肾小球肾炎可见肾小球毛细血管内皮细胞及系膜细胞明显增生。炎性增生也是一种重要的防御性反应。肉芽组织的增生有利于炎症局灶化和损伤组织的修复；巨噬细胞增生能增强吞噬病原体和清除异物的功能。但过度增生，也会造成原有组织的破坏，影响器官的功能。

第 3 节　局部临床表现和全身反应

（一）局部临床表现

1. 红　炎症初期由于动脉性充血，血液中氧合血红蛋白增多，局部呈鲜红色；随着炎症的发展，后期因静脉性充血，还原血红蛋白增多，转为暗红色。

2. 肿　急性炎症时由于炎性充血、水肿，局部明显肿胀；慢性炎症时因组织细胞增生引起肿胀。

3. 热　动脉性充血，血流加快，组织代谢增强，产热增多引起炎症局部组织发热。

4. 痛　由炎症局部肿胀，组织张力增加，压迫或牵拉神经末梢引起。另外，炎症局部分解代谢增强，造成 H^+、K^+ 等增多刺激神经末梢；炎症介质如前列腺素 E_2 的刺激等也可引起疼痛。

5. 功能障碍　实质细胞变性、坏死，代谢障碍；渗出物压迫和阻塞；局部疼痛引起的保护反应等，均可导致组织器官功能障碍。

考点 炎症的局部临床表现

（二）全身反应

1. 发热　是疾病发生、发展的重要信号，尤其是病原微生物感染，常常引起发热。不同炎症，其热型往往不相同。低热可促进抗体的形成，吞噬细胞的吞噬活动更加活跃，肝脏的解毒功能也有所增强，机体的防御能力得到一定程度的提高。但高热或长期发热，可使机体营养物质消耗增多、代谢功能紊乱。如果炎症病变十分严重，体温反而不升高，说明机体反应性差，抵抗力低下，是预后不良的征兆。

2. 血液中白细胞的变化　末梢血白细胞的计数和分类检查有助于炎症的诊断和鉴别。在急性炎症，尤其是化脓性炎症，末梢血白细胞计数可明显升高，可达（15～20）$\times 10^9$/L 以上。大多数细菌感染尤其是化脓性炎症以中性粒细胞升高为主，在严重感染时，末梢血液中常常出现幼稚的杆状核中性粒细胞比例增加的现象（$>5\%$），即临床上所称的核左移。慢性炎症和一些病毒感染以淋巴细胞增多为主；寄生虫感染或某些变态反应性疾病以嗜酸性粒细胞增多为主；肉芽肿性炎症则以单核细胞增多为主。但也有一些疾病，如伤寒、流行性感冒等，血中白细胞数目反而减少。

3. 单核巨噬细胞系统的增生　炎症过程中，单核巨噬细胞系统的细胞常有不同程度的增生，吞噬、消化病原体能力增强。主要表现为局部淋巴结痛性肿大，甚至可出现肝、脾大。

4. 实质器官病变　炎症较严重时，由于病原微生物及其毒素的作用，以及局部血液循环障碍、发热等因素的影响，心、肝、肾等器官的实质细胞可发生不同程度的变性、坏死和功能障碍。严重的全身感染如败血症或脓毒败血症常引起感染性休克，如果有凝血系统的激活可出现弥散性血管内凝血。

第 4 节　类型及病变特点

临床上根据炎症病程的长短和发病缓急，将炎症分为超急性炎症、急性炎症、亚急性炎症和慢性炎症。急性炎症和慢性炎症最常见。亦可根据局部病理变化分为变质性炎、渗出性炎和增生性炎三种类型。以下着重从病理学的角度介绍急性炎症和慢性炎症。

一、急性炎症

急性炎症起病急，症状明显，病程短，一般持续数天至一个月。病变以变质和渗出为主，而增生相对较轻。

（一）变质性炎

变质性炎以局部组织细胞变性、坏死为主，而渗出和增生变化较轻，常见于肝、肾、心、脑等实质性器官，多由重症感染、中毒及变态反应等引起，常引起相应器官功能障碍。如重型病毒性肝炎，肝细胞大块状坏死引起严重的肝功能障碍；流行性乙型脑炎，脑神经细胞变性、坏死可造成严重的中枢神经功能障碍，患者表现为嗜睡和昏迷。

（二）渗出性炎

渗出性炎以局部渗出病变为主，炎症灶内有大量的渗出物，而变质和增生变化较轻。炎症多呈急性经过。根据渗出物成分的不同又可分为以下几种类型。

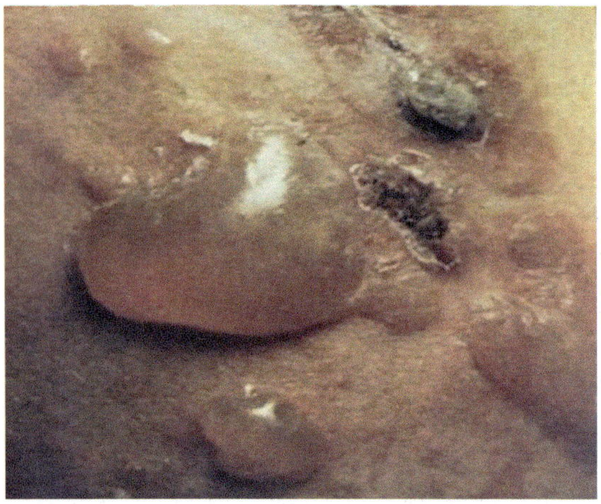

图 4-6　皮肤的浆液性炎（水疱）

1. 浆液性炎　以浆液渗出为主，主要渗出物为血清和少量细胞、纤维蛋白等，好发于皮肤、浆膜（如胸膜、腹膜和心包膜等）、黏膜、滑膜和疏松结缔组织等处。例如，皮肤的Ⅱ度烧伤或烫伤、昆虫叮咬、毒蛇咬伤以及某些炎症的早期，常引起浆液性炎症，渗出的浆液积聚于皮肤的表皮内形成水疱（图 4-6）；渗出性结核性胸膜炎，引起胸腔积液；感冒初期，鼻黏膜的浆液性炎引起大量浆液性分泌物排出。浆液性炎一般较轻，病因消除后易于消退。但有时因浆液渗出过多可导致较严重的后果。如心包腔大量炎性积液时，可压迫心、肺而影响其功能。喉头浆液性炎时，浆液性渗出物浸润喉头组织导致喉头炎性水肿，可引起窒息。

2. 纤维素性炎　以大量纤维蛋白原渗出，继而形成大量纤维素为主要特征，常发生于黏膜（咽、喉、气管、肠等部位）、浆膜（胸膜、腹膜和心包膜）和肺。黏膜的纤维素性炎如白喉（图 4-7）、细菌性痢疾等，在黏膜表面常覆盖由纤维素、中性粒细胞、坏死脱落的黏膜上皮细胞及病原菌等混合组成的灰白色膜状物——假膜，故又称为假膜性炎。白喉的假膜容易脱落，常造成支气管堵塞而引起窒息。心包的纤维素性炎，由于心脏不断搏动，渗出在心外膜上的纤维素形成绒毛状物，称为绒毛心（图 4-8）。大叶性肺炎时，肺泡腔内有大量的纤维素以及中性粒细胞等，导致肺实变。

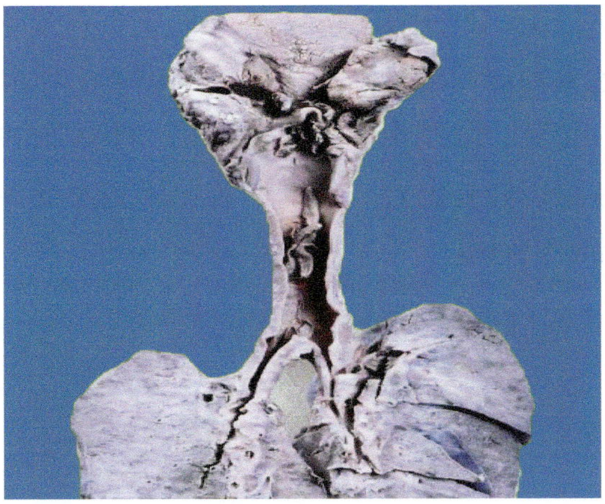

图 4-7 白喉

气管腔黏膜面可见灰白色的纤维素性膜状物覆盖

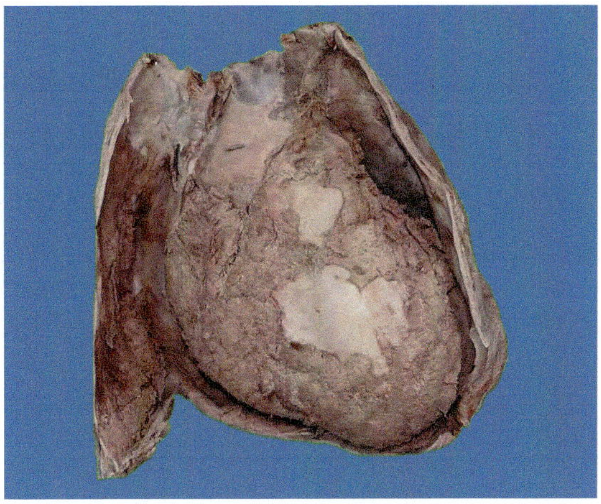

图 4-8 绒毛心

心脏表面有大量纤维素性绒毛状物覆盖

渗出的少量纤维素可被中性粒细胞释放的蛋白溶解酶溶解吸收，渗出过多时，不能被完全吸收，可发生机化粘连，影响器官功能。

3. 化脓性炎 以大量中性粒细胞渗出为主，并以伴有不同程度的组织坏死和脓液形成为特征（图 4-9），常由金黄色葡萄球菌、溶血性链球菌、脑膜炎奈瑟菌、大肠埃希菌等化脓性细菌感染引起。渗出的中性粒细胞变性、坏死后释放出蛋白溶解酶将坏死组织溶解液化的过程，称为化脓。所形成的灰黄或黄绿色浑浊的凝乳状液体，称为脓液。脓液中含有大量变性坏死的中性粒细胞，称为脓细胞。此外，脓液中还含有许多细菌、被溶解的坏死组织碎屑和少量浆液。不同的化脓性细菌形成的脓液有不同的特点。金黄色葡萄球菌感染形成的脓液比较浓稠，呈黄色；而溶血性链球菌感染形成的脓液比较稀薄，呈淡红色。化脓性炎有以下几种类型。

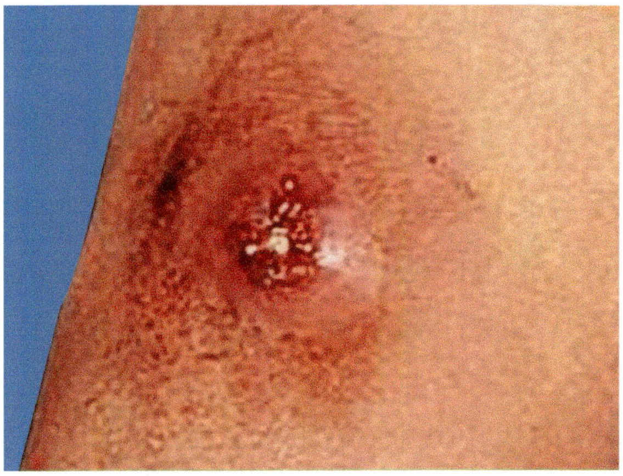

图 4-9 皮肤化脓性炎症

考点 化脓性炎

（1）表面化脓和积脓：特点是脓液主要向黏膜或浆膜表面渗出，而深部组织没有明显的中性粒细胞浸润。如淋菌性尿道炎，在尿道黏膜渗出的脓液可沿尿道排出体外，具有传染性。当脓液蓄积于发生部位的体腔时，称为积脓，如胆囊积脓、输卵管积脓等。

（2）蜂窝织炎：指疏松组织的弥漫性化脓性炎，常见于皮下组织、肌肉和阑尾。溶血性链球菌为其主要致病菌，该菌能产生透明质酸酶和链激酶，分解结缔组织基质中的透明质酸，溶解纤维蛋白，使细菌容易在组织内蔓延扩散。炎症区组织高度水肿和中性粒细胞弥漫性浸润（图 4-10），与周围组织无明显分界。

考点 蜂窝织炎的概念

（3）脓肿：指组织内局限性化脓性炎症，常因组织发生坏死、溶解，形成充满脓液的脓腔（图 4-11）。脓肿病变较局限，主要由金黄色葡萄球菌感染引起。脓肿周围可出现肉芽组织增生，包围脓肿形成脓肿膜，脓肿膜具有吸收脓液、限制炎症扩散的作用。小的脓肿，如病原菌被消灭，脓液可逐渐吸收、消散，由肉芽组织修复愈合，大的脓肿由于脓液很多，吸收困难，需要切开排脓或穿刺抽脓，而后由肉芽组织修复。

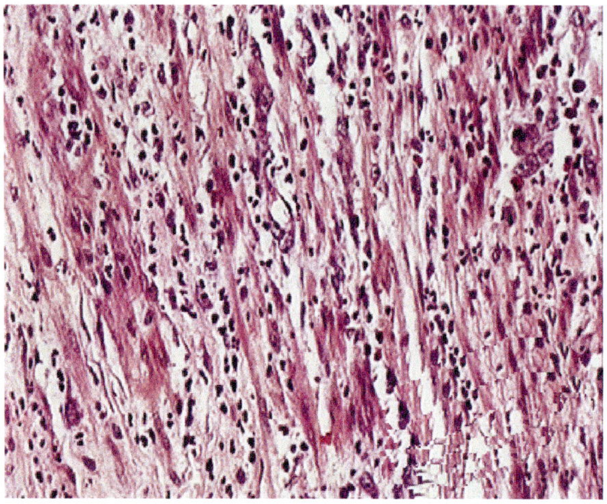

图 4-10　阑尾蜂窝织炎

阑尾肌层见大量中性粒细胞弥漫性浸润

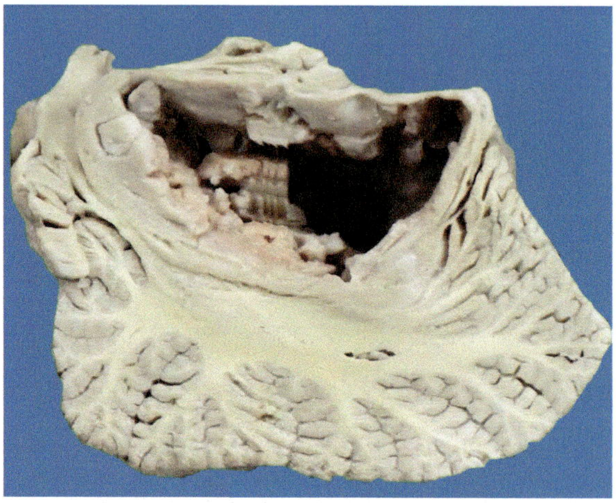

图 4-11　小脑脓肿

单个毛囊及其所属皮脂腺和周围组织的脓肿称为疖（图 4-12），多个疖的融合病灶称为痈。疖和痈常发生在毛囊、皮脂腺丰富的部位，如头面部和背部。痈常在皮下脂肪和筋膜组织中形成许多相互沟通的脓肿，必须及时切开排脓。

考点 脓肿的概念

发生在皮肤和黏膜的脓肿，可向表面破溃形成溃疡。深部脓肿如向体表或自然管道穿破，可形成窦道或瘘管（图 4-13）。窦道是只有一个开口的病理盲管。瘘管是指连接于体外或有腔器官之间或两个腔道之间的有两个以上开口的病理性管道。例如，肛门周围组织的脓肿，可向皮肤穿破，形成脓性窦道；也可既向皮肤穿破，又向肛管穿破，形成脓性瘘管。

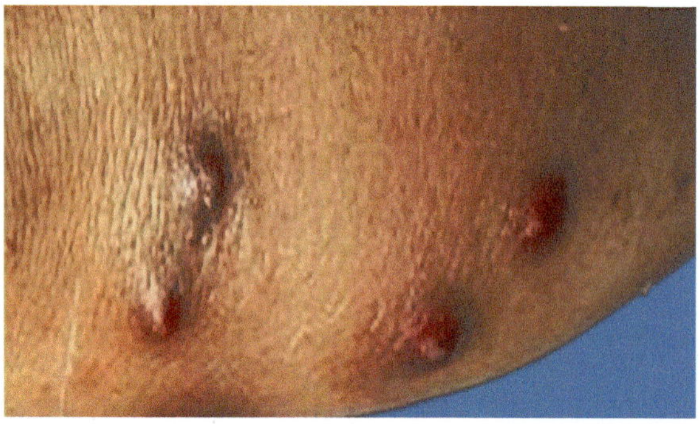

图 4-12　疖

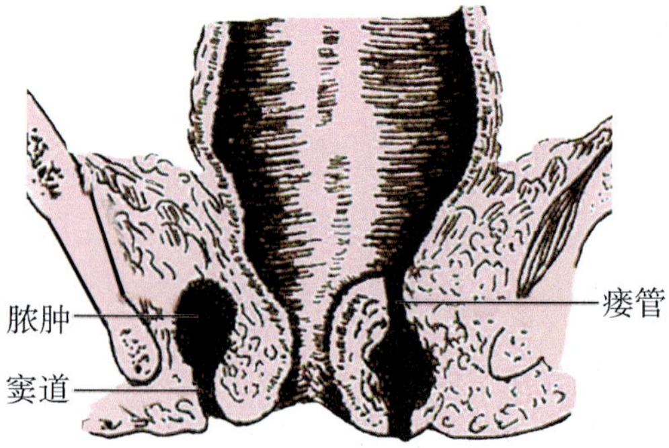

图 4-13　窦道和瘘管形成模式图

4. 出血性炎　是指炎症部位的毛细血管壁损伤严重，通透性增加，渗出物中含有大量红细胞，常见于流行性出血热、钩端螺旋体病和鼠疫。

5. 卡他性炎　是指发生于黏膜的一种轻微的渗出性炎症（“卡他”一词来自希腊语，为向下流之意）。渗出物沿黏膜表面排出，一般不伴有组织的明显破坏，炎症易于消散愈复。因渗出物成分的不同，卡他性炎又可分为浆液性卡他性炎（如感冒初期的鼻黏膜炎）、黏液性卡他性炎（如细菌性痢疾早期）、脓性卡他性炎（如脓性尿道炎），在其发展过程中可相互转化。

（三）增生性炎

增生性炎多属慢性炎症，但也有少数属于急性炎症，如伤寒、急性肾小球肾炎等。

二、慢性炎症

慢性炎症起病缓慢，病程较长，常超过 3 个月，甚至数年。病变多以增生为主，而变质和渗出较轻。慢性炎症多由急性炎症迁延不愈发展而来，少数亦可无明显的急性炎症病史。可有以下几种表现形式。

1. 一般慢性炎症　如慢性扁桃体炎、慢性鼻炎等。炎症病灶内组织细胞的破坏和修复常同时存在，主要表现为淋巴细胞、浆细胞和巨噬细胞浸润，常伴有明显的肉芽组织增生或被覆上皮、腺上皮及实质细胞的增生。

2. 肉芽肿性炎　又称为炎性肉芽肿，是一种特殊的慢性炎症，以局部组织内有明显的巨噬细胞增生并聚集成边界清楚的结节状病灶为主要特征，病灶较小，肉眼常难以察觉。根据病因不同，可分为以下两种。

（1）感染性肉芽肿：常见于结核病、伤寒、麻风、梅毒、真菌感染、寄生虫感染等疾病。显微镜下见到增生的巨噬细胞聚集成具有特殊结构的结节状病灶，具有诊断价值。如结核性肉芽肿主要由许多上皮样细胞和少量朗格汉斯细胞组成（图 4-14）。

（2）异物性肉芽肿：由手术缝线、滑石粉、石棉、二氧化硅、碎骨等异物引起。其形态特点是异物周围有多少不等的巨噬细胞、异物多核巨细胞、成纤维细胞和淋巴细胞包绕，而形成结节状病灶。如硅沉着病的硅结节。

3. 炎性息肉　是黏膜的慢性炎症，局部黏膜上皮、腺上皮及肉芽组织过度增生，常形成带蒂的小肿物突出于黏膜表面，称为炎性息肉（图 4-15）。常见的有子宫颈息肉、结肠息肉、鼻息肉等。

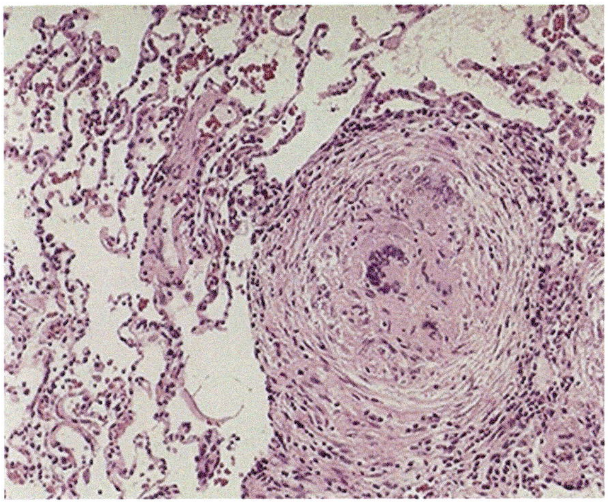

图 4-14　结核性肉芽肿

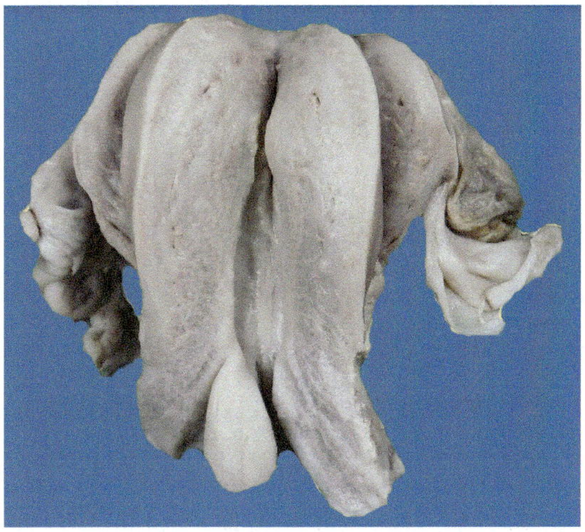

图 4-15　子宫颈炎性息肉

4. 炎性假瘤　慢性炎症时局部组织细胞明显增生，形成一个边界清楚的肿瘤样团块，肉眼和X线下观察均与肿瘤相似，但其本质是炎症性增生，称为炎性假瘤，常发生于眼眶和肺，临床上容易误诊为肿瘤，应注意鉴别。

第5节　炎症的结局

炎症的结局主要取决于致炎因子的强弱、机体的免疫防御功能强弱和治疗情况等因素，可有以下结局。

（一）痊愈

大多数炎症都能够痊愈。在炎症过程中，若组织损伤小，机体抵抗力较强，治疗及时，病因被清除，组织崩解产物及炎性渗出物被溶解吸收或排出，通过周围健康细胞的再生修复，最终完全恢复原来的结构和功能，即完全痊愈。当组织损伤重、范围大，坏死组织及渗出物溶解吸收不良时，则由肉芽组织进行修复，形成瘢痕，即不完全痊愈。

（二）迁延不愈

当机体抵抗力较低，致炎因素不能在短时间内清除而在体内持续存在时，可使炎症迁延反复不愈。

（三）蔓延扩散

当机体的抵抗力低下，或感染的病原微生物数量多、毒力强时，病原微生物可不断繁殖，并沿组织间隙或脉管系统向周围和全身器官扩散。

1. 局部蔓延　病原菌可沿组织间隙和自然管道向邻近组织器官蔓延扩展，使感染范围扩大。如小儿急性支气管炎发展为支气管肺炎。

2. 淋巴扩散　病原微生物侵入淋巴管，随淋巴液扩散，引起淋巴管炎及所属淋巴结炎，表现为局部淋巴结肿大、压痛。

3. 血行扩散　病原微生物或其产生的毒素侵入血液，引起菌血症、毒血症、败血症、脓毒血症和脓毒败血症。

（1）菌血症：炎症局部病灶内的细菌生长繁殖，不断入血做短暂停留，血中可查到细菌，但无全身中毒症状的表现。即血液中存在活菌，可能为暂时性、自限性，也可能引起毒血症。

（2）毒血症：血液循环中存在大量毒素和炎症介质并引起全身中毒反应。表现为寒战、高热等全身中毒症状，严重时可发生心、肝、肾等实质器官的变性和坏死等，但血培养阴性，严重时出现中毒性休克。

（3）败血症：细菌侵入血液循环，持续存在和繁殖，其组分、毒素及代谢产物等在体内诱生大量炎症介质，引起全身中毒症状。表现为寒战、高热、呼吸急促、心动过速、皮疹、出血、淋巴结及肝脾肿大、白细胞增高等。血中可培养出病原菌。

（4）脓毒血症：有局部化脓性病灶伴毒血症，病原菌尚未进入血液时的病症。通常是短暂的过渡过程，很快演变为典型的脓毒败血症。

（5）脓毒败血症：化脓菌感染或伴有局部化脓性病灶的败血症。即化脓菌先在局部感染引起化脓性炎，而后在血液内大量繁殖、播散到全身各器官组织，形成多发性的转移性化脓病灶，除有败血症的表现外，可在肝、肾、脑、肺等器官出现多发性细菌栓塞性脓肿。

考点 炎症血行扩散引起的炎症类型

医者仁心

救死扶伤——白求恩

白求恩，加拿大医师、人道主义者。1938年3月，他不远万里来到中国，不顾艰难险阻和战争的危险，投入到救死扶伤的工作中，支援中国的抗战事业。在一次抢救伤员的手术过程中，他不幸手指受伤感染，高热不退。但他仍然坚持工作，每逢有伤员必须手术抢救，他都带病亲自上手术台抢救伤员，当时抗生素紧缺，他毅然把不多的抗生素用到受感染的伤员身上，而自己终因感染转为败血症逝世。

自　测　题

A_1 型题

1. 引起炎症最常见的原因是
   A. 营养因素　B. 遗传因素
   C. 生物性因素　D. 环境因素
   E. 先天性因素
2. 变质是指
   A. 变性　B. 坏死
   C. 变性和坏死　D. 坏疽
   E. 凋亡
3. 下列哪一种炎症属于增生性炎
   A. 皮肤Ⅱ度烧伤　B. 病毒性肝炎
   C. 肺炎　D. 肉芽肿性炎
   E. 脓肿
4. 以淋巴细胞、单核细胞渗出为主的炎症是
   A. 化脓性炎　B. 慢性炎症
   C. 浆液性炎症　D. 变态反应性炎
   E. 纤维素性炎
5. 白细胞在炎症区集中的现象称
   A. 炎症细胞浸润　B. 炎症细胞游出
   C. 阿米巴样运动　D. 白细胞渗出
   E. 化脓
6. 关于炎性渗出液，下列哪一项是正确的
   A. 细胞数少　B. 不能自凝
   C. 澄清　D. 相对密度大于1.018
   E. 蛋白质含量每升小于30g
7. 临床出现高热、寒战等全身中毒症状，但血液中查不到细菌称为
   A. 菌血症　B. 毒血症
   C. 败血症　D. 脓毒败血症
   E. 肉芽肿性炎
8. 炎症局部的基本病理变化是
   A. 变质、渗出和增生
   B. 坏死、渗出和增生
   C. 变性、渗出和增生
   D. 变质、水肿和增生
   E. 变性、坏死和增生
9. 炎性肉芽肿的主要成分是
   A. 淋巴细胞　B. 巨噬细胞
   C. 浆细胞　D. 中性粒细胞
   E. 单核细胞
10. 纤维素性炎不易发生于下列哪个部位
   A. 黏膜　B. 肺
   C. 浆膜　D. 皮肤
   E. 黏膜和肺

11. 下列哪项不是炎症的全身反应
A. 发热
B. 血白细胞变化
C. 单核巨噬细胞增生
D. 血管扩张
E. 实质器官病变

12. 绒毛心属于
A. 浆液性炎　B. 纤维素性炎
C. 出血性炎　D. 卡他性炎
E. 化脓性炎

13. 慢性炎症时，黏膜组织过度增生及肉芽组织增生向黏膜表面形成带蒂的小肿物称
A. 炎性息肉　B. 炎性假瘤
C. 感染性肉芽肿　D. 异物性肉芽肿
E. 增生的肉芽组织

14. 炎症的本质是
A. 以渗出为主的病变
B. 以变质为主的病变
C. 以防御为主的病变
D. 以增生为主的病变
E. 以损伤为主的病变

15. 急性炎症早期和化脓性炎症时渗出的炎症细胞主要是
A. 嗜酸性粒细胞　B. 中性粒细胞
C. 嗜碱性粒细胞　D. 浆细胞
E. 单核细胞

16. 体内有寄生虫感染，主要是哪种炎症细胞增多
A. 淋巴细胞　B. 单核细胞
C. 嗜酸性粒细胞　D. 浆细胞
E. 中性粒细胞

17. 病毒感染灶内，最常见的炎症细胞是
A. 巨噬细胞　B. 淋巴细胞
C. 中性粒细胞　D. 嗜酸性粒细胞
E. 嗜碱性粒细胞

18. 脓细胞是指
A. 化脓性炎中的细胞
B. 吞噬细菌的白细胞
C. 单核巨噬细胞
D. 变性、坏死的中性粒细胞
E. 坏死的嗜酸性粒细胞

（夏慧慧）

第 5 章
肿　瘤

肿瘤是一种常见病、多发病。根据其生物学特性及其对人体的危害性大小，可分为良性肿瘤、恶性肿瘤（俗称癌症）及交界性肿瘤。几乎所有的人体器官都可发生恶性肿瘤，在我国，肺癌、胃癌、肝癌、食管癌、结直肠癌、胰腺癌、乳腺癌、宫颈癌和鼻咽癌发病率较高。

案例 5-1

患者，男性，68 岁，经常性刺激性咳嗽 8 月余，咳少量灰白色黏痰，间断出现痰中带血丝。近 1 个月来明显消瘦，体重减轻，食欲不振，时有咯血症状，服止咳消炎药无明显效果。患者有长期吸烟习惯，烟龄 40 余年，每日 20 ～ 40 支。既往无肺结核病史。胸部 CT 检查，显示右肺上叶后段周围型结节，直径 3.5cm×4.5cm，边缘毛刺状，局部侵犯壁层胸膜，右肺门淋巴结肿大。

问题：1. 该患者最有可能的诊断是什么？

2. 诊断依据有哪些？

在各种致瘤因素的长期影响下，机体局部细胞的生长调控发生严重紊乱，导致异常增生而形成的新生物，称为肿瘤。

肿瘤与炎症性增生和生理性再生有着本质上的不同，具有以下特点：①肿瘤细胞不同程度地丧失了分化成熟的能力，表现出异常的形态结构；②肿瘤细胞可以不断地克隆，自主性生长，与机体不协调。即使病因已消除，肿瘤细胞仍能持续生长，不受机体控制。因此，肿瘤常表现为局部肿块，在 B 超、X 线、CT 等影像学检查中常显示占位性病变。但并非所有的肿瘤都会形成局部肿块，肿块也并非肿瘤所特有。如造血系统的恶性肿瘤——白血病不形成局部肿块，而某些慢性增生性炎症如炎性息肉、炎性假瘤等，也会形成局部肿块。

考点 肿瘤的概念

第 1 节　肿瘤的形态结构与特性

一、肿瘤的形态结构

（一）肿瘤的大体形态

1. 形状　肿瘤的外观形状是多种多样的（图 5-1）。生长在体表和管道器官内的肿瘤，常呈息肉状、乳头状、蕈状、菜花状、溃疡状等，生长在深部组织或实质器官内的肿瘤常呈结节状、分叶状、囊状、蟹足状等。蟹足状、火山口状溃疡常见于恶性肿瘤。

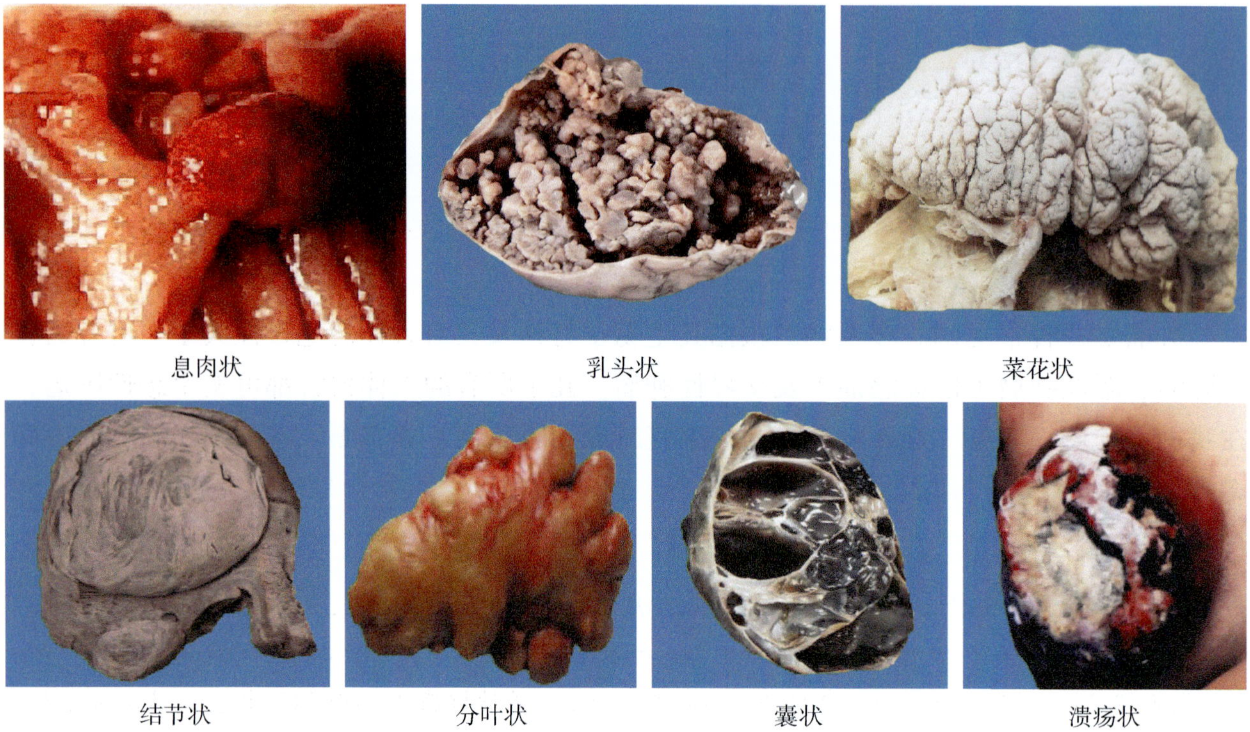

图 5-1　肿瘤常见大体形态

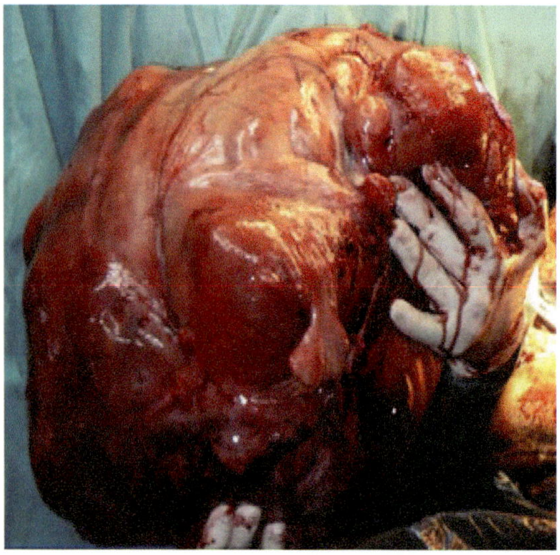

图 5-2　巨大腹腔肿瘤（重 23kg）

2. 体积　肿瘤的大小与肿瘤的性质、生长时间和发生部位等有关。小的肿瘤，直径只有几毫米，甚至肉眼很难查见。有的肿瘤，如卵巢囊腺瘤，大的直径可达数十厘米，重量可达数千克甚至数十千克（图 5-2）。

一般情况下，不能单纯以肿瘤的大小作为衡量肿瘤良恶性的依据。但是，恶性肿瘤的体积越大，发生转移的机会也越大。

3. 数目　多数肿瘤常表现为单个肿物，少数肿瘤可呈多发性，如多发性子宫平滑肌瘤、多发性神经纤维瘤等。有的肿瘤数目甚至可多达数十个（图 5-3）。

4. 颜色　肿瘤通常与它的起源组织颜色相近。例如，脂肪瘤呈淡黄色，血管瘤呈暗红色，黑色素瘤呈黑褐色。当肿瘤发生坏死、出血时，其颜色呈现斑驳色彩（图 5-4）。

5. 质地　肿瘤的软硬程度常与肿瘤细胞的来源有关。例如，脂肪瘤一般比较软，纤维瘤和平滑肌瘤比较韧，骨瘤则比较硬。同时，也与肿瘤细胞与纤维间质的比例有关。肿瘤细胞多而纤维间质较少的肿瘤如乳腺髓样癌质地较软，肿瘤细胞少而纤维间质较多的肿瘤如乳腺硬癌则比较硬。此外，若肿瘤发生出血、坏死、囊性变等，其质地也会变软。

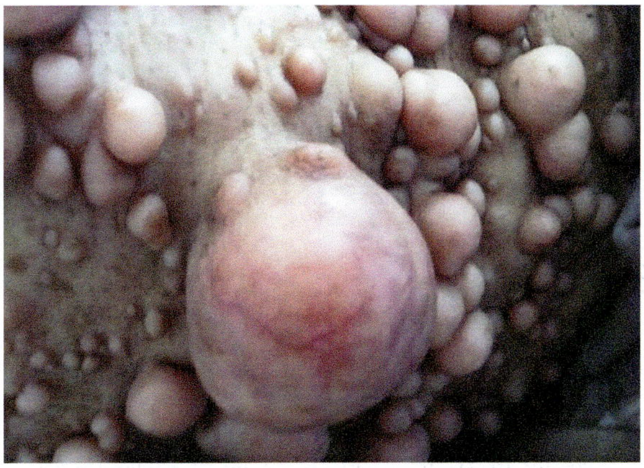

图 5-3 多发性皮肤纤维瘤

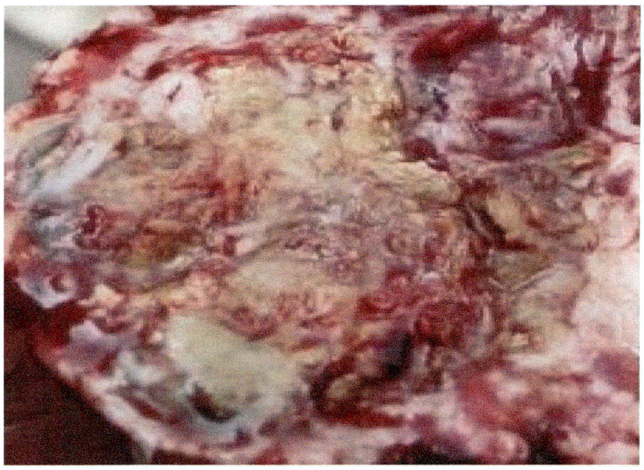

图 5-4 肿瘤切面呈斑驳色彩

（二）肿瘤的组织结构

肿瘤组织在显微镜下分肿瘤实质和间质两部分（图 5-5）。

1. 肿瘤实质 即肿瘤细胞。不同来源的肿瘤细胞具有不同的形态特征，其分化程度和生物学行为也不尽相同。因此，观察和识别肿瘤细胞的形态特征，有助于判断肿瘤的组织来源和性质，是肿瘤病理诊断、分类和命名的主要依据。

2. 肿瘤间质 即结缔组织和血管等，起着支持和营养肿瘤细胞的作用。肿瘤间质内还常可见淋巴细胞浸润，可能与机体对肿瘤组织的免疫反应有关。间质内有大量淋巴细胞浸润的肿瘤，其预后一般较好。

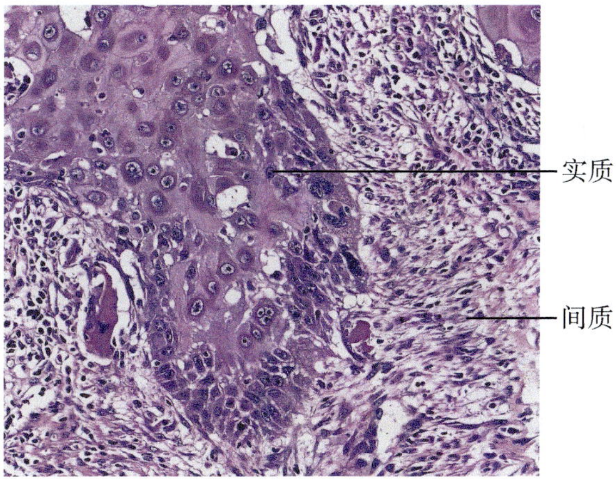

图 5-5 肿瘤组织结构

（三）肿瘤的异型性

肿瘤组织，无论在细胞形态还是组织结构上，都与其起源组织有不同程度的差异，这种差异称为异型性。

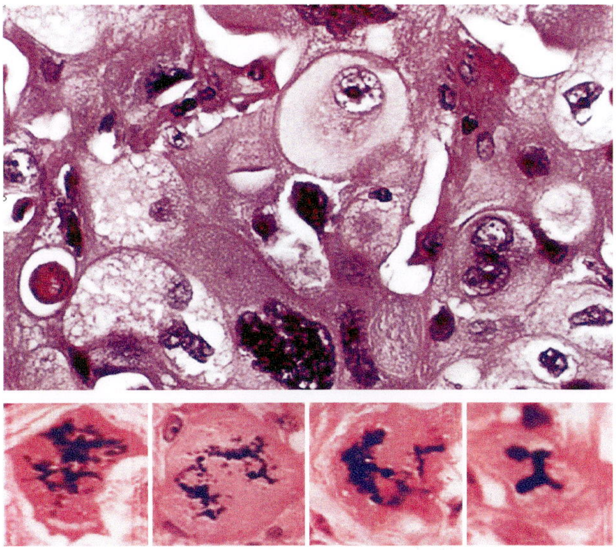

图 5-6 恶性肿瘤的细胞异型性及病理性核分裂象

一般来说，良性肿瘤的分化程度较高，异型性小，与其起源组织相似；恶性肿瘤分化程度较低，异型性大，与其起源组织差别明显（图 5-6），表现为以下特点。

1. 大 瘤细胞通常比较大，且大小和形态很不一致，可以出现体积巨大的瘤巨细胞或形状怪异的细胞。少数分化很差或未分化的肿瘤，其瘤细胞很幼稚，体积较小，大小和形态比较一致。

2. 怪 瘤细胞及核的形状怪异。

3. 裂 瘤细胞核分裂象多见，出现病理性核分裂象。

4. 深 瘤细胞尤其核的染色较深。

5. 乱 瘤细胞排列紊乱，失去正常极向。

如果一个肿瘤缺乏与正常组织的相似之处，称为未分化肿瘤，通常是恶性肿瘤。

考点 肿瘤的异型性

二、肿瘤的生长与扩散

（一）肿瘤的生长

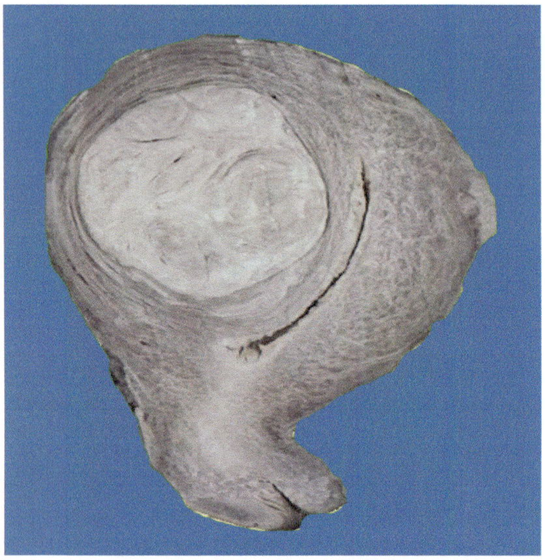

图 5-7 膨胀性生长

子宫肌层瘤呈结节状，灰白色，压迫宫腔。切面呈条索状花纹，边界清楚

1. 生长方式 肿瘤的生长方式有 3 种。

（1）膨胀性生长：是大多数良性肿瘤的生长方式。肿瘤像逐渐膨胀的气球，不断挤压周围组织，常有完整的纤维性包膜，与周围组织分界清楚（图 5-7）。触诊时瘤体常常可以推动，手术容易摘除干净，不易复发。

（2）浸润性生长：是大多数恶性肿瘤的生长方式。肿瘤常无包膜，像树根一样侵入和破坏周围组织，分界不清（图 5-8），触诊时瘤体较固定，活动度小。手术不容易摘除干净，容易复发。

（3）外生性生长：在体表、体腔或管道器官腔面的肿瘤，常向表面突起，形成乳头状、息肉状、蕈状或菜花状肿物，称为外生性生长（图 5-9）。外生性生长的良性肿瘤主要向外突出而不向内浸润，恶性肿瘤则在向外生长的同时，基部也向内浸润性生长。

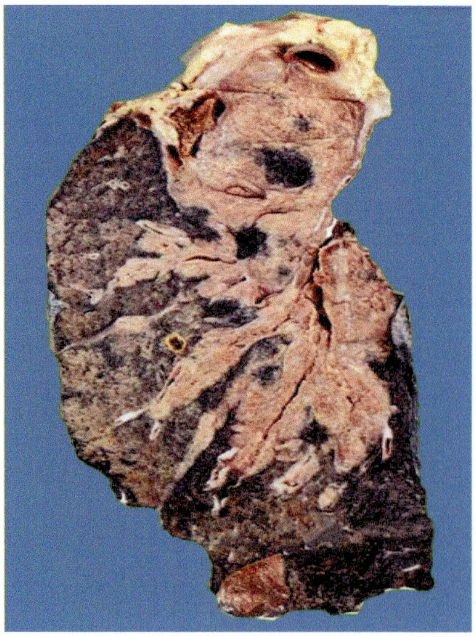

图 5-8 浸润性生长

肿瘤呈灰白色，像树根一样侵入和破坏周围组织，分界不清

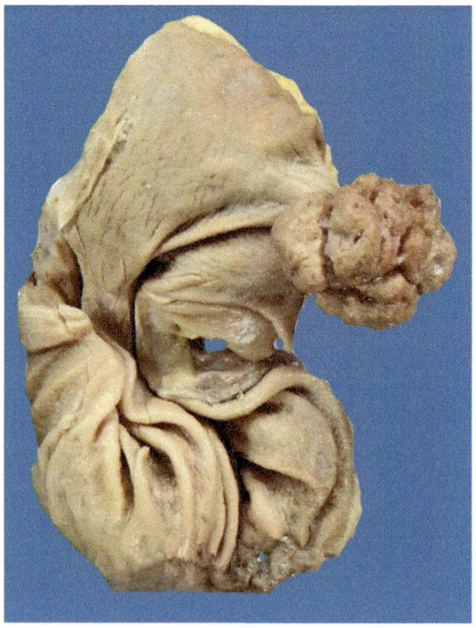

图 5-9 外生性生长

肿瘤向肠黏膜表面生长，有细蒂与肠黏膜相连

2. 生长速度　良性肿瘤生长一般较缓慢，恶性肿瘤生长较快。生长缓慢的良性肿瘤，如果生长速度突然加快，短期内体积迅速增大，应考虑恶变的可能。

考点 肿瘤的生长特点

（二）肿瘤的扩散

恶性肿瘤侵袭性强，除可破坏邻近组织或器官外，还可以通过多种途径扩散到身体其他部位（图 5-10）。这是恶性肿瘤最重要的生物学特征之一，也是导致患者死亡的主要原因。肿瘤的扩散有以下几种形式。

1. 直接蔓延　恶性肿瘤细胞直接侵入和破坏周围组织或器官，使病灶不断扩大。

2. 转移　恶性肿瘤细胞从原发部位侵入淋巴管、血管或体腔，迁徙到其他部位，继续生长，形成与原发瘤同样类型的肿瘤，称为转移。发生转移是恶性肿瘤的特点，但并非所有恶性肿瘤都会发生转移。常见的转移途径如下。

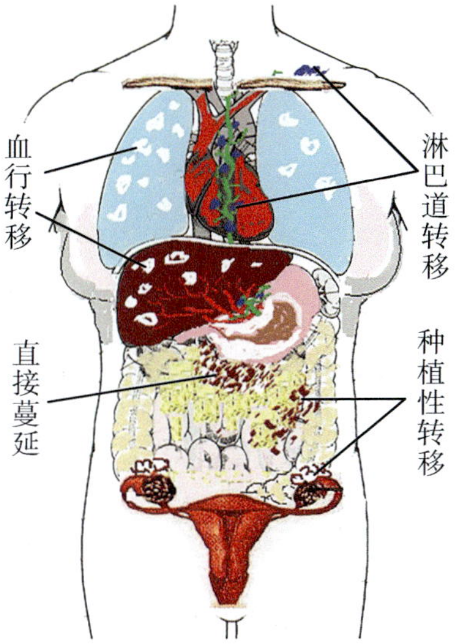

图 5-10　恶性肿瘤 - 胃癌的扩散形式

（1）淋巴道转移：是上皮源性恶性肿瘤最常见的转移途径。受累淋巴结常呈无痛性肿大、质地较硬（图 5-11），相邻淋巴结可相互融合成团块状。

（2）血行转移：是肉瘤常见的转移途径，恶性肿瘤晚期也可发生血行转移。肿瘤细胞侵入血管后，最常转移至肺和肝，常表现为多个结节，边界清楚，散在分布，多接近于器官的表面（图 5-12）。

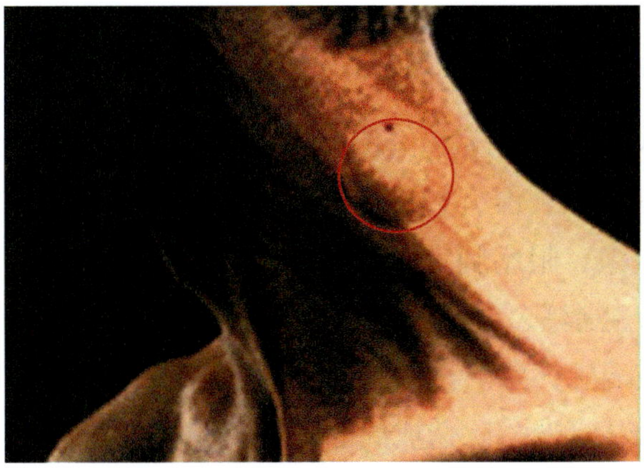

图 5-11　颈部淋巴结癌转移

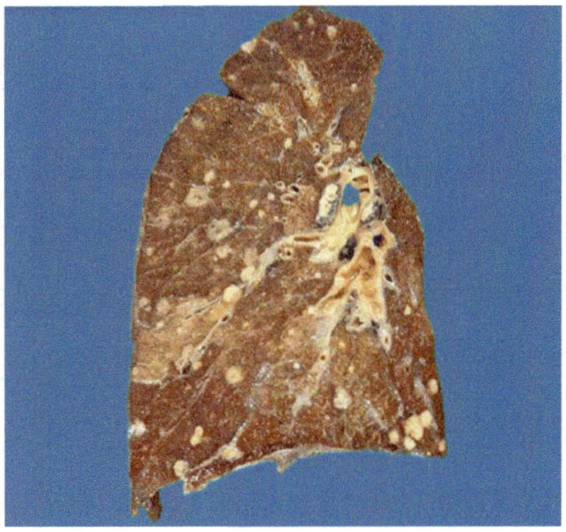

图 5-12　恶性肿瘤经血行转移至肺

肺见多个散在分布的灰白色球状结节，边界清楚

（3）种植性转移：发生于胸、腹腔内器官的恶性肿瘤，侵及器官表面时，瘤细胞可以脱落，像播种一样种植在体腔其他器官的表面，形成多个转移性肿瘤，这种转移方式称为种植性转移。如胃黏液癌侵及胃浆膜层表面后，癌细胞可脱落、种植于卵巢形成库肯勃（Krukenberg）瘤，其本质仍为胃黏液癌，常伴有血性胸腔积液、腹水（图 5-13），抽取积液进行细胞学检

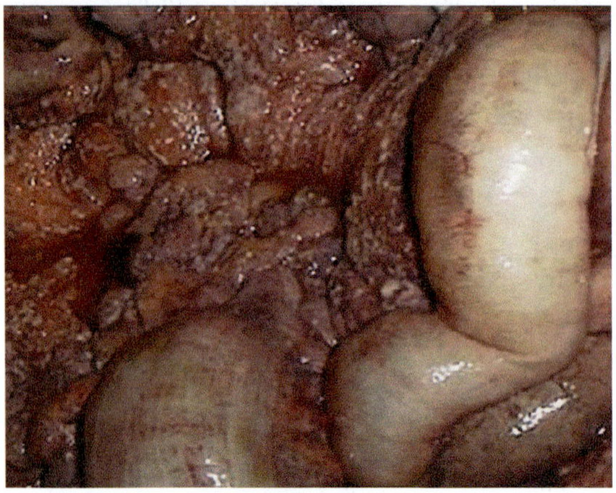

图 5-13 胃癌种植性转移至腹膜

查，可见恶性肿瘤细胞。

考点 肿瘤的转移途径

三、肿瘤的代谢特点

肿瘤的代谢非常旺盛，无论是核酸和蛋白质的合成，还是糖酵解，都比正常细胞旺盛得多。故肿瘤得以不断增长，机体反而严重消耗，造成恶病质。有些肿瘤合成的肿瘤蛋白与胚胎组织有相同的抗原性，称为肿瘤胚胎性抗原，可用于该肿瘤的辅助诊断。如肝细胞癌能合成胎儿肝细胞所产生的甲胎蛋白（AFP）。通过检测 AFP，可帮助诊断肝癌。某些肿瘤，其同工酶或特种酶类升高，可作为肿瘤标志物。

链接

恶性肿瘤的分级和分期

恶性肿瘤一般分为三级：Ⅰ级表示肿瘤分化程度高、异型性小，恶性程度较低；Ⅱ级表示中等分化，恶性程度中等；Ⅲ级表示肿瘤分化程度低、异型性大，恶性程度较高。通常采用 TNM 分期来表示恶性肿瘤的生长范围和播散程度。T 指肿瘤原发灶的大小及累及范围，随着肿瘤体积的增加和邻近组织受累范围的增加，依次用 T1 ～ T4 来表示。Tis 代表原位癌。N 指区域淋巴结受累情况。淋巴结未受累时，用 N0 表示。随着淋巴结受累程度和范围的增加，依次用 N1 ～ N3 表示。M 指远处转移（通常是血行转移），没有远处转移者用 M0 表示，有远处转移者用 M1 表示。一般来说，恶性肿瘤的分级和分期越高，患者的预后越差，生存率越低。

四、肿瘤对机体的影响

肿瘤对机体的影响，与肿瘤的性质、大小、生长部位等因素有关。良性肿瘤生长缓慢，对机体的影响相对较小，主要表现为对周围组织、器官造成压迫，或阻塞某些器官腔道，引起相应的功能障碍。如颅内肿瘤可压迫脑组织、阻塞脑室系统而引起颅内压升高等。一些内分泌腺的肿瘤，可分泌过多激素而引起内分泌紊乱，出现相应的临床表现。如垂体生长激素腺瘤可分泌过多生长激素，引起巨人症或肢端肥大症。

恶性肿瘤生长迅速，侵袭性强，对机体影响较大。除造成局部压迫和阻塞以外（图 5-14），还可以破坏组织、器官，引起出血、继发感染（图 5-15）。如肝癌广泛破坏肝细胞可引起肝功能障碍，骨肉瘤破坏正常骨质可引起病理性骨折，膀胱癌可引起血尿。恶性肿瘤侵犯或压迫局部神经，可引起顽固性疼痛，常见于癌症晚期。

晚期恶性肿瘤患者，常出现厌食、极度消瘦、乏力、重度贫血和全身衰竭的状态，称为恶病质。这可能与肿瘤导致机体代谢严重紊乱、营养物质大量消耗和摄取障碍等因素有关。最终导致机体慢性消耗性、整体性衰竭，加上恐惧、绝望等不良心理因素的影响，可严重危及患者生命。

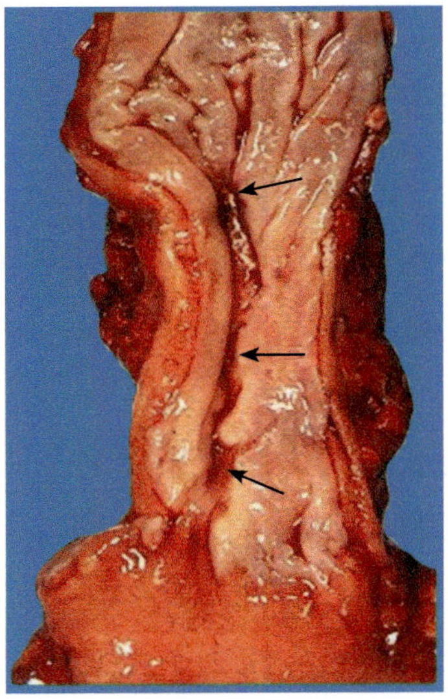

图 5-14 食管癌阻塞食管

箭头所指见食管腔受食管壁灰白色癌组织挤压变狭窄

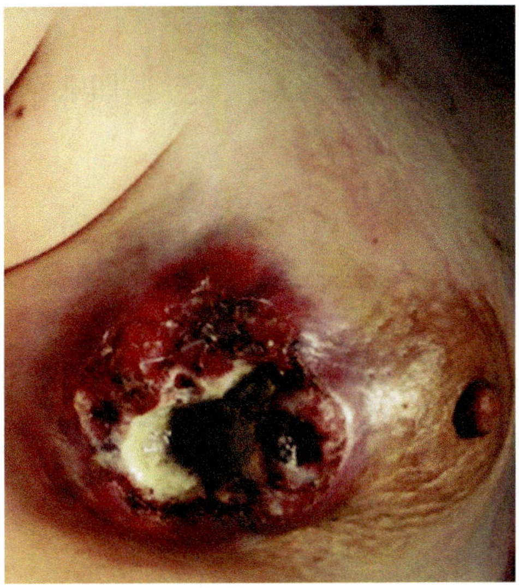

图 5-15 乳腺癌

乳腺外上象限癌组织有坏死、出血、感染

第 2 节 肿瘤的命名与分类

一、良性肿瘤与恶性肿瘤

正确区分良性肿瘤、恶性肿瘤，对肿瘤的诊断、治疗以及判断其预后有重要意义。良性肿瘤、恶性肿瘤的主要区别见表 5-1。

表 5-1 良性肿瘤与恶性肿瘤的主要区别

项目	良性肿瘤	恶性肿瘤
分化程度	较高	较低
异型性	较小	较大
病理性核分裂象	无	有
生长速度	缓慢	较快
生长方式	膨胀性或外生性	浸润性或外生性
转移	不转移	可转移
复发	很少复发	易复发
对机体影响	较小	较大

良性肿瘤与恶性肿瘤的区别是相对而言的。有些恶性肿瘤分化程度较高，但易发生侵袭和转移；血管瘤虽呈侵袭性生长，却是良性肿瘤；生长在要害部位如颅内的良性肿瘤，如不能及时有效治疗，也可危及生命。

考点 良性肿瘤、恶性肿瘤的区别

有些肿瘤，在组织形态和生物学行为方面介于良性肿瘤与恶性肿瘤之间，称为交界性肿瘤，如膀胱乳头状瘤。有的交界性肿瘤有发展为恶性肿瘤的倾向，应采取相应的治疗措施，防止恶变。

二、肿瘤的命名

（一）良性肿瘤的命名方法

良性肿瘤的命名方法为组织来源名称 + 瘤，如平滑肌瘤、脂肪瘤、腺瘤。有的良性肿瘤常常结合其大体形态特点命名，如乳头状瘤、浆液性囊腺瘤等。

（二）恶性肿瘤的命名方法

1. 癌　来源于上皮组织的恶性肿瘤称为癌。其命名方法为组织来源名称 + 癌，如鳞状细胞癌、腺癌。若癌同时具有鳞状上皮和腺上皮两种来源成分，称为腺鳞癌。无法确定其组织来源的癌，称为未分化癌。

2. 肉瘤　来源于间叶组织的恶性肿瘤称为肉瘤。其命名方法为组织来源名称 + 肉瘤，如纤维肉瘤、脂肪肉瘤、骨肉瘤。若既有癌的成分，又有肉瘤的成分，则称为癌肉瘤。

癌与肉瘤都是恶性肿瘤，但在病理变化和临床表现方面有明显差异（图 5-16，表 5-2）。

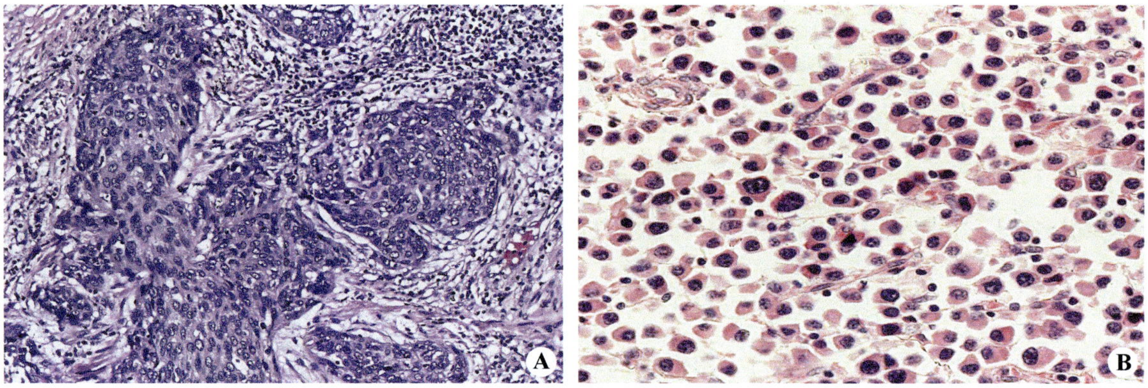

图 5-16　癌与肉瘤区别

A. 鳞状细胞癌，癌细胞形成癌巢；B. 横纹肌肉瘤，瘤细胞弥散分布

表 5-2　癌与肉瘤的区别

项目	癌	肉瘤
组织来源	上皮组织	间叶组织
发病率	较常见，约为肉瘤的 9 倍	较少见
好发年龄	多见于中老年人	多见于青少年
大体特点	质较硬、灰白色、较干燥	质软、灰红色、湿润、鱼肉状
组织学特点	多形成癌巢	瘤细胞弥漫分布，间质内血管丰富
网状纤维	癌细胞间多无网状纤维	瘤细胞间多有网状纤维
转移	多经淋巴道转移	多经血行转移

（三）少数肿瘤的特殊命名

1. 母细胞瘤　来源于幼稚组织的肿瘤，称为母细胞瘤，多为恶性，如肾母细胞瘤、神经母细胞瘤等。少数为良性，如骨母细胞瘤。

2. 在名字前直接冠以恶性两字　如恶性黑色素瘤、恶性畸胎瘤等。

3. 以人名命名的恶性肿瘤　如尤因（Ewing）肉瘤、霍奇金（Hodgkin）淋巴瘤等。

4. 依习惯命名的恶性肿瘤　如白血病、精原细胞瘤等。

5. 以肿瘤细胞形态命名　如燕麦细胞癌、透明细胞癌等。

三、肿瘤的分类

肿瘤的分类主要以肿瘤的组织来源或分化方向为依据来划分，每一大类又分为良性与恶性两组，见表 5-3。

表 5-3　常见肿瘤的分类

组织来源	良性肿瘤	恶性肿瘤	组织来源	良性肿瘤	恶性肿瘤
一、上皮组织			三、淋巴造血组织		
鳞状细胞	乳头状瘤	鳞状细胞癌	淋巴细胞	—	淋巴瘤
基底细胞	—	基底细胞癌	造血细胞	—	白血病
腺上皮细胞	腺瘤	腺癌	四、神经组织		
尿路上皮	乳头状瘤	尿路上皮癌	神经鞘细胞	神经鞘瘤	恶性神经鞘瘤
二、间叶组织			胶质细胞	胶质瘤	胶质母细胞瘤
纤维组织	纤维瘤	纤维肉瘤	神经细胞	神经节细胞瘤	神经母细胞瘤
脂肪组织	脂肪瘤	脂肪肉瘤	脑膜	脑膜瘤	恶性脑膜瘤
平滑肌	平滑肌瘤	平滑肌肉瘤	五、其他肿瘤		
横纹肌	横纹肌瘤	横纹肌肉瘤	黑色素细胞	—	恶性黑色素瘤
血管	血管瘤	血管肉瘤	胎盘滋养叶细胞	葡萄胎	恶性葡萄胎
淋巴管	淋巴管瘤	淋巴管肉瘤			绒毛膜上皮癌
骨	骨瘤	骨肉瘤	生殖细胞	—	精原细胞瘤
软骨	软骨瘤	软骨肉瘤			无性细胞瘤
滑膜	滑膜瘤	滑膜肉瘤			胚胎性癌
间皮	间皮瘤	恶性间皮瘤	性腺或胚胎剩件	畸胎瘤	恶性畸胎瘤

第 3 节　癌前病变、上皮内瘤变和原位癌

某些病变不是恶性肿瘤，但具有发展为恶性肿瘤的潜在可能，如不治愈而长期存在则有可能转变为癌，这类疾病或病变称为癌前病变。从癌前病变发展为恶性肿瘤可能经过很长时间。在上皮组织，可以观察到先出现异型增生（非典型增生），再逐渐发展为局限于上皮内的原位癌，从上皮细胞轻度异型增生到中度、重度乃至原位癌的上皮内连续变化的演变过程称为上皮内瘤变。

（一）癌前病变

癌前病变是指某些具有癌变潜在可能的良性病变，如长期不愈，有可能转变为癌，但并非一定发展为癌。常见的癌前病变及相关癌症有：

1. 口腔及外阴黏膜白斑、皮肤慢性溃疡与鳞状细胞癌。

2. 乳腺导管上皮非典型增生与乳腺癌。

3. 家族性腺瘤性息肉病（图 5-17）、慢性溃疡性结肠炎与结肠癌。

4. 胃的肠上皮化生与胃癌。

5. 肝硬化与肝细胞癌。

考点 癌前病变的定义

（二）上皮内瘤变

从上皮细胞异型增生（又叫非典型增生）到原位癌这一连续的过程称为上皮内瘤变。目前多采用两级分类法，把上皮内瘤变分为低级别上皮内瘤变（轻度异型增生和中度异型增生）和高级别上皮内瘤变（重度异型增生及原位癌）。细胞异型增生的级别越高，癌变概率越大。

（三）原位癌

癌细胞仅局限于上皮层内，尚未突破基底膜向下浸润者，称为原位癌（图 5-18）。原位癌是癌的早期阶段，常无明显临床表现。

考点 原位癌的定义

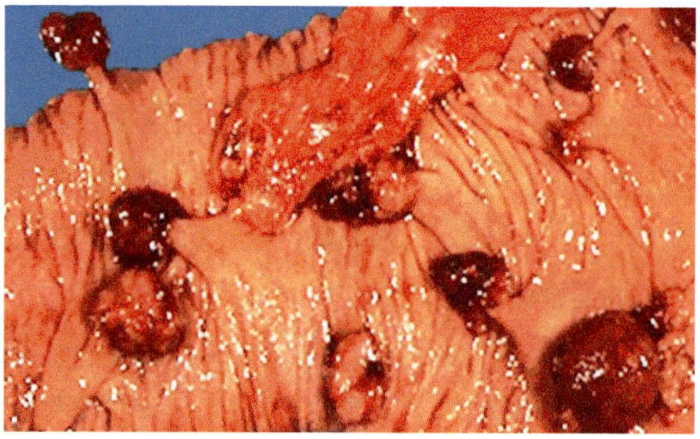

图 5-17 家族性腺瘤性息肉病

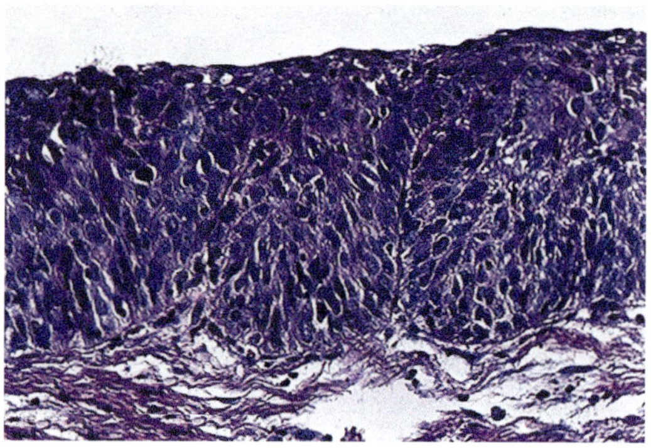

图 5-18 原位癌

第 4 节 常见肿瘤举例

一、上皮组织肿瘤

（一）上皮组织良性肿瘤

1. 乳头状瘤 多见于皮肤、膀胱等部位，向体表或腔面形成多个乳头状或指状突起，其根部常有细蒂与正常组织相连（图 5-19）。瘤细胞分化程度高，术后一般不复发，但发生在膀胱、阴茎和外耳道的乳头状瘤容易复发或恶变。

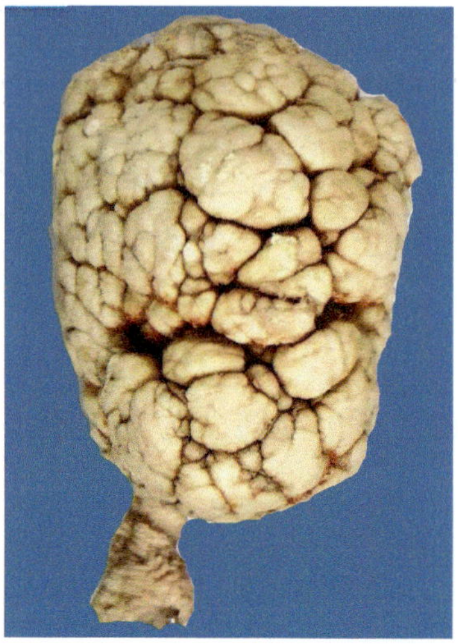

图 5-19 皮肤乳头状瘤

2. 腺瘤 多见于甲状腺、乳腺、肠道、卵巢等处，肿物常呈结节状、息肉状或囊状（图 5-20）。瘤细胞分化较成熟，常具有一定的分泌功能，分泌物淤积在腺腔内可形成大小不等的囊腔。

（二）上皮组织恶性肿瘤

1. 鳞状细胞癌 常发生在皮肤、鼻咽、喉、肺、食管、子宫颈、阴茎等部位，外观多呈菜花状或溃疡状。癌细胞呈条索状、片块状排列，形成癌巢。高分化鳞状细胞癌，在癌巢中央可见层状角化物，称为角化珠或癌珠（图 5-21）。低分化鳞状细胞癌无角化珠形成。

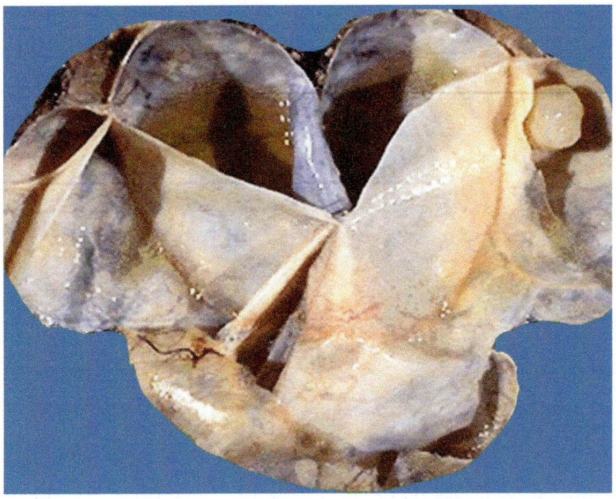

图 5-20　卵巢浆液性囊腺瘤

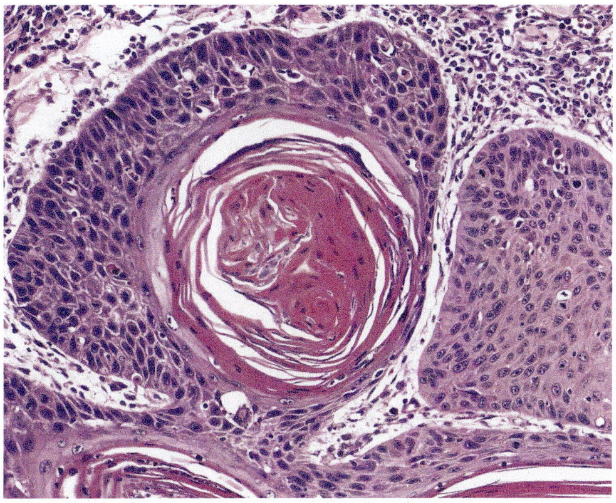

图 5-21　高分化鳞状细胞癌

癌巢中央可见层状红染的角化珠

2. 腺癌　常见于胃、结肠、肝、乳腺、子宫体、甲状腺等处，外观多呈息肉状、结节状或溃疡状。分化较好的腺癌，癌细胞常形成大小不等、形状不一、排列不规则的腺样结构（图 5-22）；分化较差的腺癌常无完整的腺样结构。特殊的腺癌有囊腺癌、黏液癌、印戒细胞癌等（图 5-23）。

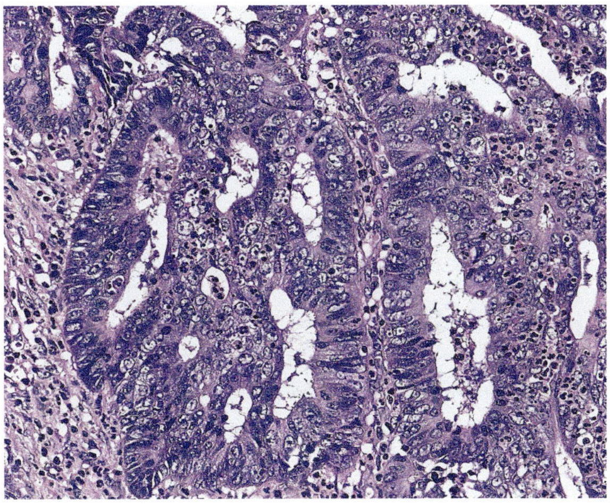

图 5-22　腺癌

癌细胞呈腺样结构排列

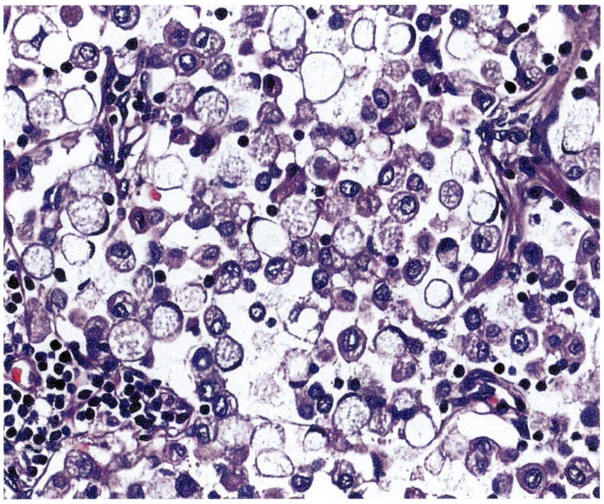

图 5-23　印戒细胞癌

癌细胞呈圆形，胞质内充满黏液，胞核被挤于一侧，癌细胞形如戒指

3. 尿路上皮癌　见于膀胱、肾盂等部位，外观多呈乳头状。临床主要表现为无痛性血尿，术后容易复发。

二、间叶组织肿瘤

（一）间叶组织良性肿瘤

1. 脂肪瘤　常见于躯干、四肢近端的皮下组织。外观呈分叶状或结节状，有完整包膜，质地柔软，切面呈浅黄色，似脂肪组织（图 5-24）。瘤细胞分化成熟，结构上与正常脂肪组织几无差别（图 5-25）。肿瘤生长缓慢，手术易切除且不易复发。

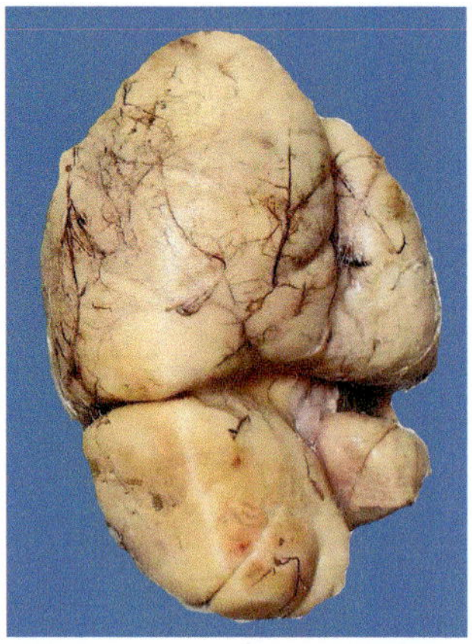
图 5-24 脂肪瘤（肉眼观）

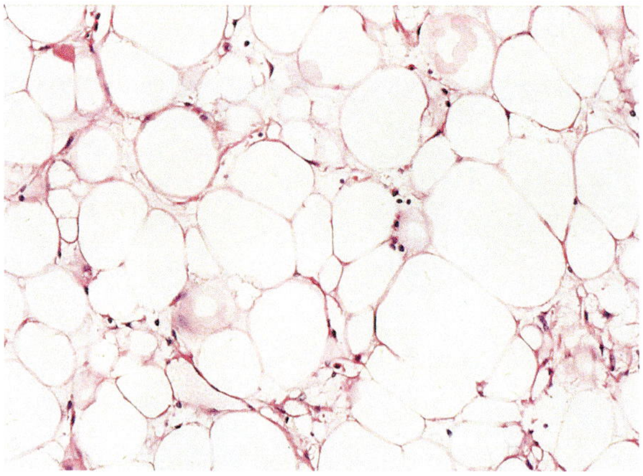
图 5-25 脂肪瘤（镜下观）

2. 血管瘤 常见于儿童，一般认为是先天性血管发育畸形所致，多发生在面、颈部及口唇等处。外观上常呈突起的鲜红肿块，或呈暗红或紫红色斑（图 5-26）。镜下可见畸形扩张的血管，呈浸润性生长，界限不清。

3. 平滑肌瘤 多见于子宫。外观上呈球形或结节状，边界清楚，质地坚韧，切面呈编织状或旋涡状，灰白色（图 5-27）。瘤细胞分化较成熟，与正常平滑肌细胞相似。

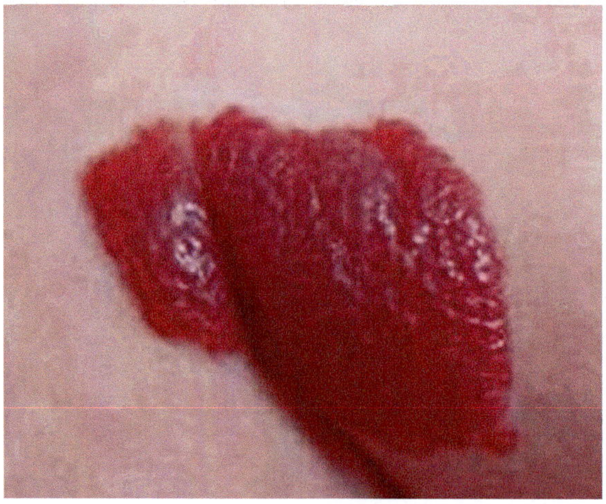
图 5-26 血管瘤

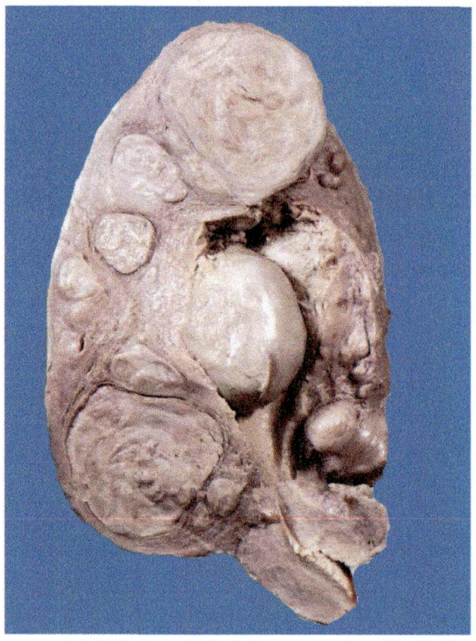
图 5-27 子宫平滑肌瘤

（二）间叶组织恶性肿瘤

1. 脂肪肉瘤 是来源于脂肪组织的恶性肿瘤，多见于中老年人，是成人多见的肉瘤之一，常发生于大腿、腹膜后或其他深部软组织。外观多呈结节状或分叶状，切面浅黄色，似脂肪组织；或呈黏液样、鱼肉状。

2. 骨肉瘤 是来源于骨组织的恶性肿瘤，多见于青少年，好发于四肢长骨干骺端，尤其是股骨下端和胫骨上端。外观多呈梭形肿块，切面灰白色、鱼肉状，常有出血坏死（图 5-28）。肿瘤浸润破坏骨皮质，并形成反应性新生骨，向骨表面垂直生长，在 X 线上表现为日光放射状阴影；同时，在肿瘤上下两端的骨皮质和掀起的骨外膜之间形成三角形隆起，构成 X 线上所见的科德曼（Codman）三角，又称骨膜三角。骨肉瘤生长迅速，侵袭破坏能力强，早期容易经血行转移至肺，预后极差。

三、其他组织肿瘤

1. 白血病 是起源于造血干细胞的恶性肿瘤，俗称血癌。其病理特征是骨髓中有大量的幼稚白细胞弥漫增生取代正常骨髓组织，并进入外周血液，浸润肝、脾、淋巴结等全身组织和器官，导致这些组织、器官的结构异常与功能损害，但一般不形成肿块。

白血病可分为急性和慢性两大类。我国以急性白血病尤其是急性粒细胞白血病最为多见，常见于成人。儿童多为急性淋巴细胞白血病。

2. 畸胎瘤 大多由三个胚层来源的组织成分构成，常见于卵巢。良性畸胎瘤多为囊性，囊腔内有大量毛发和皮脂等，又称皮样囊肿（图 5-29）。恶性畸胎瘤多为实性，常见于睾丸。

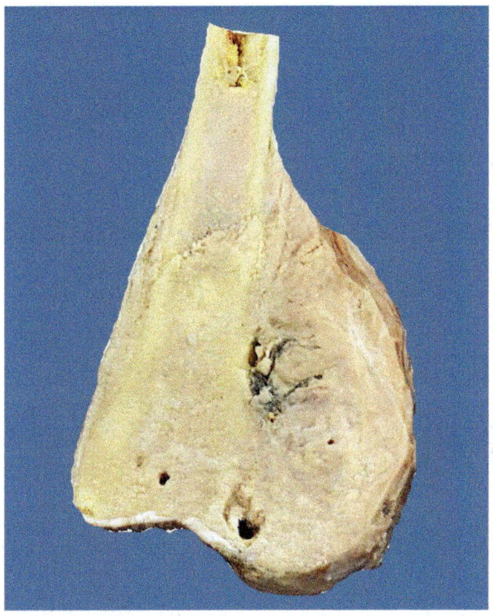

图 5-28 骨肉瘤

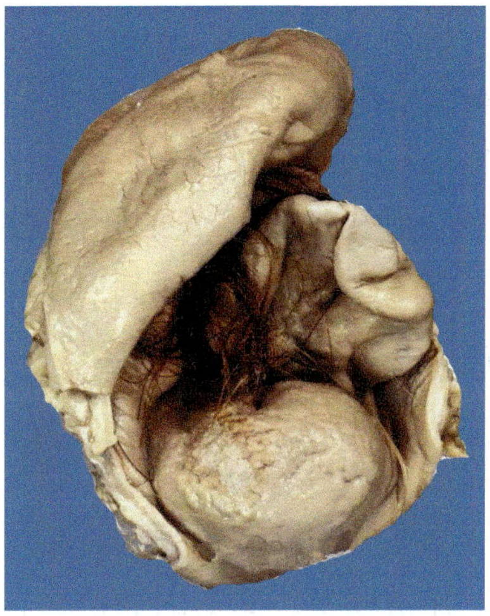

图 5-29 畸胎瘤

第 5 节 肿瘤的病因及发病机制

肿瘤的发病机制十分复杂，是各种环境致癌因素和机体内在因素共同作用的结果。

一、外界致癌因素

1. 化学致癌物 化学致癌物如长期作用于机体，可导致体内 DNA 突变，对肿瘤的形成起激发、启动作用，是引起癌症的主要原因。常见的化学致癌物见表 5-4。

表 5-4 常见化学致癌物

化学致癌物	存在及分布	相关肿瘤
多环芳烃	石油，煤焦油，工业废气，燃烧烟草的烟雾，烟熏、烧烤和油炸食物等	肺癌、食管癌、胃癌
芳香胺类和氨基偶氮染料	染料、油漆、涂料、指甲油、染发剂、橡胶、塑料和皮革制品等	膀胱癌、肝癌、白血病
亚硝胺类物质	食品保鲜剂与着色剂，腌制的鱼、肉制品以及变质的蔬菜食品	肝癌、胃癌、食管癌、肺癌、鼻咽癌
真菌毒素	霉变的花生、玉米及谷类，腌酸菜等	肝细胞癌

2. 物理性致癌因素　主要有电离辐射（包括 X 线、γ 射线等）、紫外线等。它能使染色体发生断裂、易位和点突变，导致癌基因激活或者肿瘤抑制基因灭活，从而诱发多种肿瘤如白血病、甲状腺癌、乳腺癌、肺癌、皮肤鳞状细胞癌等。

3. 生物性致癌因素　人类某些肿瘤可能与病毒有关，如人乳头瘤病毒（HPV）与子宫颈癌、EB 病毒（EBV）与伯基特（Burkitt）淋巴瘤和鼻咽癌、乙型肝炎病毒（HBV）与肝细胞癌有密切关系。

二、影响肿瘤发生发展的内在因素

机体内在因素对肿瘤的发生也起着重要作用。内因与外因相互作用，决定着肿瘤的发生发展。

1. 遗传　有的肿瘤常有明显的家族史，如视网膜母细胞瘤、家族性腺瘤性息肉病等，提示遗传因素在其发生中起决定作用。

2. 免疫　机体免疫功能低下时，肿瘤的发病率明显增加。

3. 年龄、性别　肿瘤的发病率在年龄和性别方面有一定差异。如视网膜母细胞瘤、肾母细胞瘤等多见于儿童，骨肉瘤则多见于青少年，癌多见于 40 岁以上成年人，乳腺癌女性患者数明显高于男性。

三、发 病 机 制

一般认为，各种外界致癌因素通过以下途径导致细胞癌变：①基因突变，即细胞 DNA 的组成或结构发生异常改变；②基因表达失常；③癌基因被激活或肿瘤抑制基因失活。同时，机体免疫监视功能的丧失也有利于肿瘤的形成。

医者仁心

肿瘤学先驱——吴恒兴

吴恒兴(1912—1986)，出生于毛里求斯，自幼在国外生活学习。因母亲死于癌症，他立志学医。1946 年，他放弃国外优裕的生活和工作环境，回到中国，把自己的全部心血都倾注在祖国的肿瘤医学事业上，创建了我国第一个放射生物学专业和肿瘤内科专业，成为中国肿瘤学和放射治疗学的先驱者和奠基人之一，为中国和世界抗癌事业做出了巨大贡献。

自 测 题

A_1/A_2 型题

1. 关于恶性肿瘤的描述，不正确的是
   A. 表面高低不平　B. 界限不清
   C. 活动度差　D. 生长较快
   E. 早期就有疼痛

2. 下列关于肿瘤的描述，哪项错误
   A. 恶性肿瘤多呈浸润性生长
   B. 肉瘤常经血行转移
   C. 癌比肉瘤常见
   D. 凡称为“瘤”的都是良性肿瘤

E. 癌多见于中老年人

3. 下列哪项是诊断恶性肿瘤的主要根据

A. 肿瘤有出血

B. 肿瘤有坏死

C. 肿瘤呈浸润性生长

D. 肿瘤有溃疡形成

E. 肿瘤的异型性明显

4. 癌最常转移到

A. 脑 B. 脾 C. 骨

D. 肾 E. 淋巴结

5. 下列哪种肿瘤形态是恶性肿瘤的可能性最大

A. 结节状 B. 囊状

C. 溃疡型 D. 乳头状

E. 息肉状

6. 库肯勃（Krukenberg）瘤的本质是

A. 卵巢癌 B. 胃黏液癌 C. 肺癌

D. 乳腺癌 E. 肝细胞癌

7. 下列哪种肿瘤的恶性型归入癌

A. 腺瘤 B. 脂肪瘤

C. 平滑肌瘤 D. 血管瘤

E. 骨瘤

8. 原位癌的概念是

A. 没有发生转移的癌

B. 无症状和体征的癌

C. 微小癌

D. 早期浸润癌

E. 癌细胞累及上皮全层，但未突破基底膜

9. 肿瘤经血行转移最常累及的器官是

A. 肺和脑 B. 肺和肝 C. 肝和骨

D. 肝和脑 E. 骨和脑

10. 良、恶性肿瘤的最根本区别是

A. 形状 B. 大小

C. 生长方式 D. 生长速度

E. 异型性

11. 癌前病变是指

A. 癌的早期

B. 上皮内瘤变

C. 非典型增生

D. 有癌变可能的良性病变

E. 交界性肿瘤

12. 下列哪项不属于癌前病变

A. 肝硬化

B. 口腔黏膜白斑

C. 乳腺导管上皮非典型增生

D. 十二指肠溃疡

E. 家族性腺瘤性息肉病

13. AFP 检测在下列哪种肿瘤的诊断中意义较大

A. 乳腺癌 B. 子宫颈癌

C. 鼻咽癌 D. 肝癌

E. 大肠癌

14. 患者，男性，60 岁，胸痛、咳嗽、咯血痰两个月，胸片见右上肺周边一直径为 4cm×5cm 的结节状阴影，边缘毛刺状。应首先考虑

A. 肺结核 B. 周围型肺癌

C. 硅沉着病 D. 肺脓肿

E. 肺炎

15. 患者，女性，40 岁，左侧乳房外上象限无痛性肿块，约 2cm×3cm 大小，质硬，表面不光滑，边界不清，活动度较差，乳腺皮肤呈橘皮样外观，乳头略微内陷。该患者可能是

A. 乳腺纤维瘤 B. 乳腺小叶增生症

C. 乳腺癌 D. 乳腺腺瘤

E. 乳腺脓肿

16. 患者，女性，46 岁。子宫颈活组织检查，镜下见子宫颈黏膜上皮全层上皮细胞呈重度非典型增生，核异型性大，细胞排列层次消失，但基底膜完整，应诊断为

A. 子宫颈重度非典型增生 B. 子宫颈原位癌

C. 子宫颈早期癌 D. 子宫颈浸润癌

E. 癌前病变

（黄光明）

第 6 章

心血管系统疾病

心血管系统由心脏和血管组成。心脏是血液循环的动力器官，它依靠节律性搏动，推动血液不断地在血管中流动，通过动脉将血液运输到全身各个器官和组织，经过毛细血管时，血液与组织或细胞间完成物质交换和气体交换，最后各器官的血液汇入静脉回流到心脏。心血管系统疾病是严重威胁人类健康的常见疾病。

第 1 节　动脉粥样硬化与冠心病

案例 6-1

患者，男性，84 岁，三天前突发心前区闷痛急诊入院。入院检查：心率 92 ～ 96 次 / 分，血压 126/104mmHg。心电图提示心肌梗死。入院第三天因血压下降、呼吸及心搏停止而死亡。

尸体解剖：心脏体积增大，心腔扩张，左心室壁增厚达 2.0cm，左心室前壁有一梗死区，其心内膜处有附壁血栓形成。冠状动脉可见粥样硬化斑块形成，导致管腔狭窄，以左前降支及右后降支为重。镜下观：梗死区心肌细胞变性坏死并有炎症细胞浸润。主动脉、髂动脉、肾动脉均有广泛的粥样斑块形成，大小新旧不一。部分斑块形成溃疡、溃疡表面有血栓形成。

问题：1. 本病例的病理诊断及依据是什么？

2. 动脉粥样硬化的基本病变是什么？本病例出现哪些继发病变？

一、动脉粥样硬化

动脉粥样硬化是一种与血脂代谢障碍有关的全身性疾病，主要累及大、中动脉，病变特征是内膜下脂质沉积，灶状纤维化、粥样斑块形成，最终导致动脉管壁变硬，管腔狭窄，并引起一系列继发性病变，常引起冠心病、脑卒中、肾衰竭等。

（一）病因和发病机制

动脉粥样硬化的病因与发病机制尚未完全清楚，与下列危险因素有关。

1. 高脂血症　是指血浆总胆固醇（TC）和（或）三酰甘油（TG）的异常升高。目前认为，低密度脂蛋白（LDL）和极低密度脂蛋白（VLDL）是促进动脉粥样硬化形成的重要因素。LDL 含胆固醇最多，且分子较小，易透过动脉内膜。VLDL 降解后也能形成 LDL。而高密度脂蛋白（HDL）可通过胆固醇逆向转运机制清除动脉壁的胆固醇，具有抗氧化作用和竞争性抑制 LDL 被内皮细胞摄取的功能，起到防止动脉粥样硬化发生的作用。

2. 高血压　促进动脉粥样硬化的机制尚未完全清楚，可能是高血压者的血流对血管壁机械性的压力和冲击作用，使血管内膜受损，脂质易进入内膜，促进了动脉粥样硬化的发生。

3. 吸烟　吸烟使血液中 CO 浓度增高，造成血管内皮细胞缺氧性损伤；同时大量吸烟可使血液中的 LDL 易于氧化，从而有利于动脉粥样硬化的形成。

4. 糖尿病和高胰岛素血症　糖尿病患者血中 TG、VLDL 水平明显升高，HDL 水平较低，高血糖可致 LDL 氧化形成氧化低密度脂蛋白（ox-LDL）。高胰岛素血症可促进动脉壁平滑肌细胞增生，并且与血中 HDL 的含量呈负相关。

5. 其他　遗传因素是动脉粥样硬化发病的危险因素。随着年龄的增长，动脉粥样硬化的发病率也逐渐增加。绝经期前的女性动脉粥样硬化的发病率明显低于同年龄组男性，绝经期后随着雌激素水平的降低，两性差异消失。肥胖者易患高脂血症、高血压和糖尿病，间接促进动脉粥样硬化的发生。

考点　动脉粥样硬化的主要危险因素

（二）基本病理变化

1. 脂纹与脂斑　动脉粥样硬化早期，动脉内膜肉眼可见有宽 1 ～ 2mm，长短不一的黄色条纹或斑点，平坦或略突出于内膜表面（图 6-1），尤以动脉分支开口处较为明显。镜下观，病变处的动脉内膜聚集了大量的泡沫细胞，泡沫细胞由单核细胞和平滑肌细胞吞噬脂质后形成。细胞外脂质沉积，纤维组织轻度增生，少量白细胞浸润。

2. 纤维斑块　由脂纹、脂斑发展而来。肉眼观，内膜表面有散在性浅黄色或瓷白色斑块隆起（图 6-2）。镜下观，斑块表面是一层纤维帽，主要由胶原纤维、平滑肌细胞、弹性纤维及蛋白聚糖形成。纤维帽下面可见数量不等的泡沫细胞、平滑肌细胞和炎症细胞等。

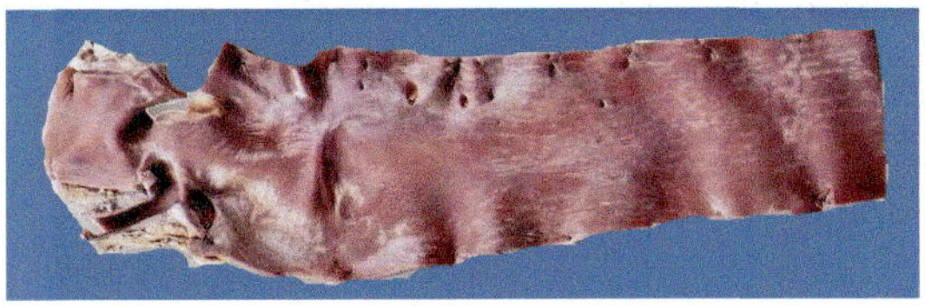

图 6-1　动脉粥样硬化的脂纹与脂斑

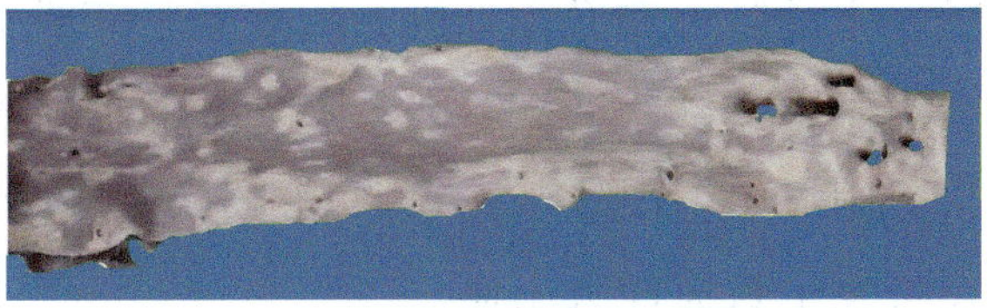

图 6-2　动脉粥样硬化的纤维斑块

3. 粥样斑块　斑块深层组织发生坏死、崩解，与脂质混合形成的粥样物质，称为粥样斑块（图 6-3）。肉眼观，病变动脉内膜面有明显灰黄色粥糜样斑块凸起。镜下观，斑块表面胶原纤维发生明显玻璃样变性，斑块深部为大量不定形的粉红色细颗粒状坏死物质、呈针尖样空隙的胆固醇结晶（图 6-4）和淡蓝色粗颗粒状的钙盐沉积。斑块底部及边缘有增生的肉芽组织、少量的泡沫细胞和淋巴细胞。动脉中膜萎缩、变硬。

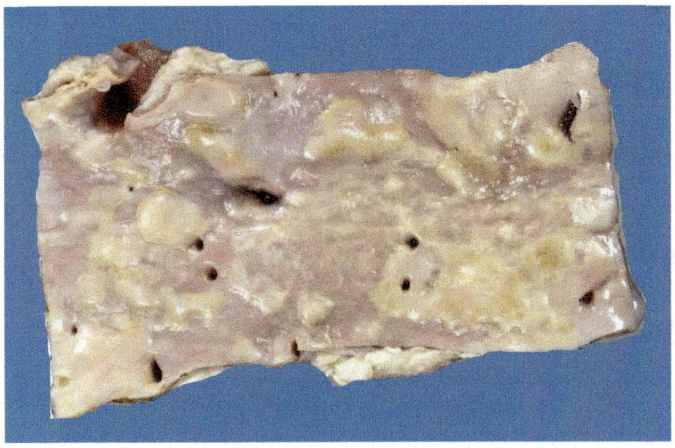

图 6-3　动脉粥样硬化的粥样斑块

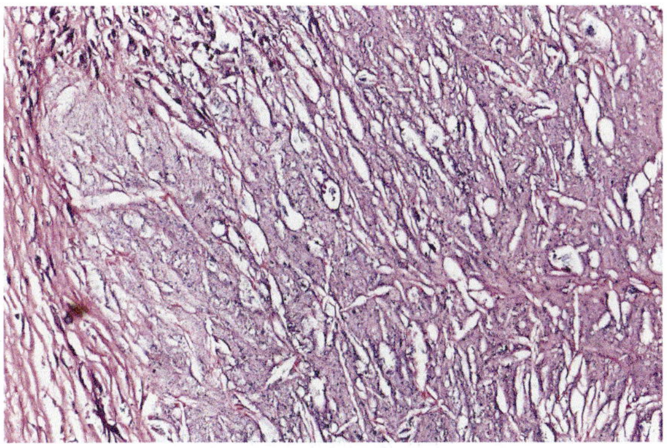

图 6-4　动脉粥样硬化病灶的胆固醇结晶

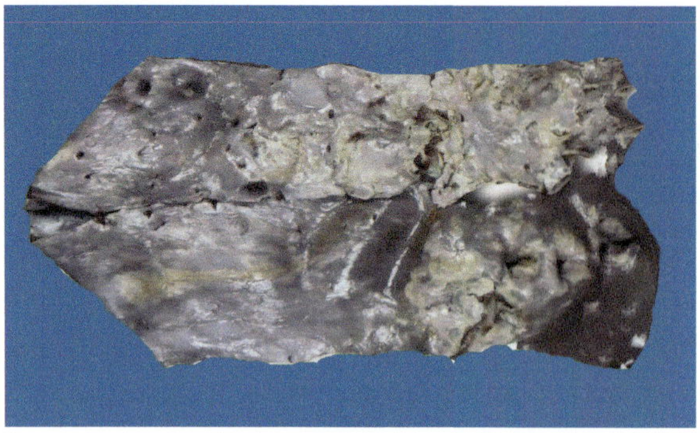

图 6-5 动脉粥样硬化继发斑块破裂

4. 继发病变

（1）斑块内出血：斑块内的新生血管在血流的冲击下破裂形成血肿，并使斑块进一步隆起，导致动脉管腔变窄或完全闭塞。

（2）斑块破裂：斑块纤维帽破裂，粥样物质进入血流，引起栓塞。斑块破裂处形成溃疡面（图 6-5），易继发血栓形成。

（3）血栓形成：斑块破裂造成的表面溃疡和内膜损伤继发血栓形成，不仅加重了血管腔的狭窄程度，还可能脱落形成栓塞。

（4）钙化：钙盐沉积于陈旧的粥样斑块内，使动脉壁变硬、变脆。

（5）动脉瘤形成：粥样斑块底部处的内膜平滑肌萎缩、弹性下降，在血管内压力的作用下，动脉管壁发生局限性向外膨出，形成动脉瘤（图 6-6）。动脉瘤破裂可导致大出血。血液可经斑块破裂处侵入大动脉中膜，使动脉壁撕裂，形成动脉夹层。

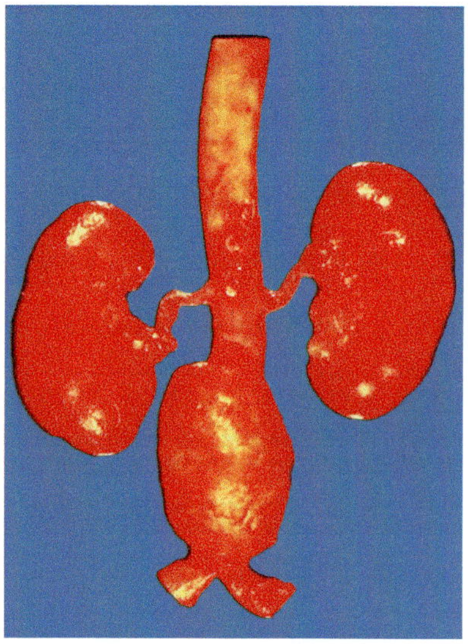

图 6-6 腹主动脉瘤

考点 动脉粥样硬化的病理变化

（三）主要动脉的粥样硬化

1. 主动脉粥样硬化　病变以腹主动脉最为严重，其次为降主动脉、主动脉弓和升主动脉，病变常见于动脉后壁和分支开口处。由于主动脉管径大，血流急，一般不引起血流障碍，临床症状不明显。但严重者可形成动脉瘤或主动脉夹层，如动脉瘤破裂可发生致命性大出血。

2. 冠状动脉粥样硬化　病变常呈节段性分布，好发于左冠状动脉前降支，其次为右主干、左主干或左旋支、后降支。病变多发生于血管的心壁侧，呈新月形，使管腔呈偏心性狭窄（图 6-7）。冠状动脉粥样硬化常伴发冠状动脉痉挛及血栓形成，导致心肌缺血，发生冠状动脉粥样硬化性心脏病。

3. 颈动脉及脑动脉粥样硬化　发生较晚，常见于颈内动脉起始处、基底动脉、大脑中动脉和大脑动脉环（Willis 环），常导致动脉管腔不同程度狭窄，脑组织因长期供血不足发生萎缩。严重脑萎缩者记忆力降低，智力下降甚至痴呆。如果出现继发改变，动脉管腔闭塞，则引起相应部位发生脑梗死，致患者偏瘫、失语，甚至死亡。脑动脉粥样硬化可继发动脉瘤，如果破裂可造成脑出血。

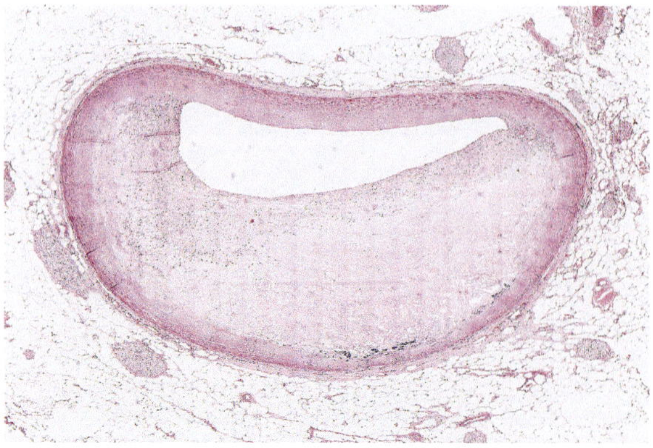

图 6-7 冠状动脉粥样硬化

考点 冠状动脉粥样硬化的好发部位

4. 肾动脉粥样硬化　主要累及肾动脉主干及

其大分支，导致肾缺血、肾实质萎缩和间质纤维化，可引起顽固性肾性高血压。

二、冠状动脉粥样硬化性心脏病

冠状动脉粥样硬化性心脏病是由冠状动脉狭窄所引起的心肌缺血性疾病，简称冠心病。冠心病多数是由冠状动脉粥样硬化引起的，多见于老年人，但近年发病年龄逐渐趋向年轻化，且发病率和病死率均较高。冠心病主要有以下几个方面的临床表现。

（一）心绞痛

心绞痛是冠状动脉供血不足和（或）心肌耗氧量骤增，致使心肌急剧的、暂时性缺血缺氧所引起的临床综合征。发作前往往有情绪激动、精神紧张、寒冷等诱因存在，临床表现为阵发性心前区疼痛或压迫感，可放射到左上肢。持续时间 3 ～ 5 分钟，休息或舌下含服硝酸甘油即可缓解。

（二）心肌梗死

由于冠状动脉供血急剧减少或中断，引起供血区持续缺血而导致较大范围的心肌坏死。心肌梗死多发生在左心室（图 6-8），尤其是左心室前壁、心尖部及室间隔前 2/3；其次是左心室后壁、室间隔后 1/3 及右心室大部。根据心肌梗死的深度可分为心内膜下心肌梗死（梗死灶局限于心内膜侧 1/3 的心肌）和透壁性心肌梗死（梗死灶较大，可累及心室壁全层）两种类型。

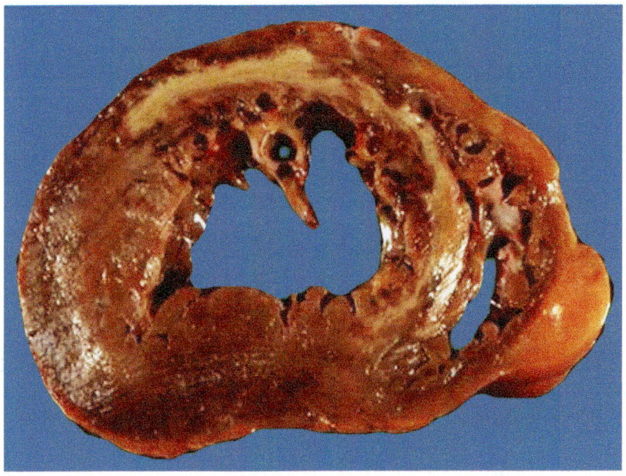

图 6-8　心肌梗死

考点　心肌梗死的好发部位

1. 病因及发生机制　在冠状动脉粥样硬化引起管腔明显狭窄的基础上，病变局部发生血栓形成、斑块内出血和冠状动脉持续性痉挛等，使冠状动脉循环血量急剧下降或心肌需氧量急剧增加，而侧支循环不能及时建立有效代偿时，心肌因严重而持久的缺血、缺氧而发生梗死。

2. 病理变化　病变呈现动态的形态变化过程，属于凝固性坏死和贫血性梗死。肉眼观，一般在梗死后 6 小时才出现形态改变，梗死灶先呈苍白，后转为土黄色，外形呈不规则形，较干燥，四周有充血和出血带。镜下观，早期心肌细胞发生凝固性坏死，梗死灶周围出现出血、充血和中性粒细胞浸润。1 周后，肉芽组织长入，3 周后开始机化，逐渐形成瘢痕组织。

3. 临床表现　有剧烈而持久的心前区或胸骨后疼痛，持续数小时至数天，舌下含服硝酸甘油和休息都不能缓解。肌红蛋白从受损心肌细胞内逸出入血，使血液和尿液中肌红蛋白水平升高，在心肌梗死后 6 ～ 12 小时内出现峰值。心肌梗死后心肌细胞内的各种氨基转移酶释放入血，在 24 小时后血清浓度达最高值，其中尤其以肌酸激酶（CPK）值升高对心肌梗死诊断特异性最高。

考点　心肌梗死的生化指标变化

4. 并发症　心肌梗死，尤其是透壁性心肌梗死，可出现严重的并发症。

（1）心力衰竭及心源性休克：心肌梗死后心肌收缩力明显减弱或丧失，导致急性心力衰竭。当左心室梗死范围达 40% 以上时，心肌收缩力极度减弱，心排血量显著下降，即可发生心源性休克。

（2）心脏破裂：为透壁性心肌梗死的严重并发症，多发生在心肌梗死后 1 ～ 2 周内，这是由梗死灶中的中性粒细胞释放蛋白水解酶，使梗死灶发生溶解所致。心脏破裂发生于左心室前壁时，破裂后血液涌入心包腔可造成急性心脏压塞而迅速死亡。

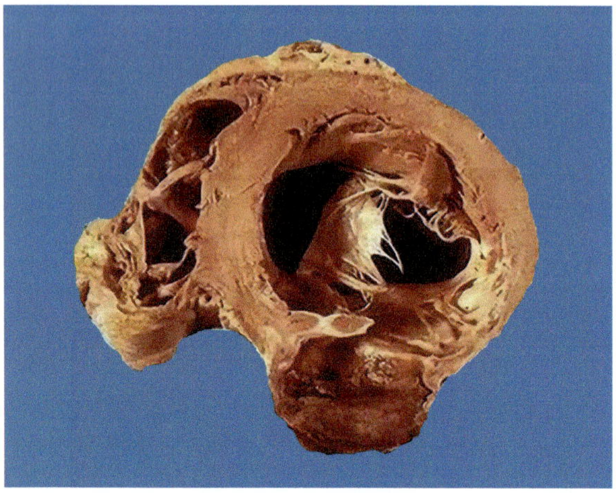

图 6-9　室壁瘤

（3）心律失常：多发生于心肌梗死后 1 ～ 2 天，以室性心律失常多见，心室颤动是急性心肌梗死早期患者死亡的主要原因，与梗死灶累及心脏的传导系统有关。

（4）室壁瘤：多见于梗死灶机化后的纤维性愈合期，由梗死区瘢痕组织在心室血流压力作用下，局部向外膨出所致，多见于左心室前壁近心尖区（图 6-9）。

（5）附壁血栓形成：多见于左心室，是由梗死部位心内膜受损，或室壁瘤、心室颤动导致血流出现涡流所致，附壁血栓脱落可引起栓塞。

考点 心肌梗死的并发症

（三）缺血性心肌病

缺血性心肌病即心肌纤维化，是由中度或重度的冠状动脉粥样硬化性狭窄，引起心肌长期慢性的缺血，使得心肌细胞萎缩，间质纤维组织增生所致。缺血性心肌病影响心脏的收缩、舒张功能，可引起心力衰竭。

（四）冠状动脉性猝死

冠状动脉性猝死是心脏性猝死中最常见的一种，多见于 40 ～ 50 岁男性，可发生于严重冠状动脉粥样硬化的基础上，常发生在饮酒、劳累、吸烟及运动等诱因后，患者突然昏倒，四肢抽搐，小便失禁，或突然发生呼吸困难、口吐白沫，迅速昏迷，可立即或数小时后死亡。

考点 心绞痛的临床表现

第 2 节　原发性高血压

原发性高血压是一种原因不明、以体循环动脉血压持续升高为主要特点，晚期可导致心、脑、肾等靶器官受损的独立性全身性慢性疾病。在未服用降压药物的情况下，非同日 3 次测量收缩压≥ 140mmHg（18.7kPa）和（或）舒张压≥ 90mmHg（12.0kPa），可诊断为高血压。

一、病因和发病机制

原发性高血压的发病机制尚未完全清楚，可能与以下因素有关。

（一）遗传因素

原发性高血压有明显的家族遗传倾向，这可能与某些基因的突变有关。

（二）高盐饮食

人群血压水平和高血压患病率与钠平均摄入量呈正相关。除摄入过多外，肾脏排钠障碍也是患病的重要原因。

（三）精神心理因素

精神长期处于紧张、焦虑状态，可使大脑皮质功能失调，失去对皮质下血管舒缩中枢的调控能力，导致交感神经兴奋性增高，引起全身细、小动脉痉挛，外周阻力增大，血压升高。

（四）其他

肥胖、饮酒、缺乏体力活动以及胰岛素抵抗等因素，均可使患高血压的风险升高。

二、类型和病理变化

原发性高血压分缓进型高血压和急进型高血压两类。

（一）缓进型高血压

缓进型高血压又称良性高血压，主要见于中、老年人。起病缓慢而隐匿，病程长，约占高血压的 95% 以上。其病变的发展过程可分为三期。

1. 功能紊乱期　主要病变为全身细小动脉间歇性地痉挛收缩，导致血压升高。因动脉管壁无器质性病变，在劳累、紧张、情绪波动时，血压可升高。经过适当休息和治疗后，血压可恢复正常。

2. 动脉病变期

（1）细动脉硬化：是原发性高血压的主要病变特征，表现为细小动脉玻璃样变。细动脉玻璃样变最易累及肾的入球动脉、视网膜动脉和脾的中心动脉。由于细动脉长期痉挛，内皮细胞及基底膜受损，内膜通透性增强，血浆蛋白渗入血管壁中。正常管壁结构消失，逐渐凝固成红染无结构均质的玻璃样物质，致细动脉壁增厚，管腔缩小甚至闭塞。

（2）小动脉硬化：主要累及肌型小动脉，动脉内膜胶原纤维及弹性纤维增生，内弹力膜分裂。中膜平滑肌细胞增生、肥大，不同程度的胶原纤维和弹力纤维增生，血管壁增厚，管腔狭窄。

此期临床表现为明显的血压升高，失去波动性，需服降压药。

考点　高血压病的动脉病变

3. 内脏病变期　晚期，随着血压持续升高，全身细小动脉硬化，重要脏器供血不足，导致全身各脏器的病变，临床上以心、肾、脑、视网膜的病变尤为重要。

（1）心脏：全身细小动脉硬化，外周阻力增大，导致左心室代偿性肥大。肉眼观：心脏重量增加，可达 400g 以上（正常约为 250g）；左心室壁增厚，可达 1.5 ～ 2.0cm（正常为 1.0cm 以内），乳头肌和肉柱增粗，但心腔并不扩张，称为向心性肥大（图 6-10）；随着病变的发展，在晚期左心室失代偿，心腔扩张，称离心性肥大。此时，左心室收缩力下降，最终可导致左心衰竭。

考点　高血压心脏病的病变特征

（2）肾脏：由于肾入球动脉的玻璃样变性和肌型小动脉增厚变硬，病变区肾小球缺血而发生纤维化和玻璃样变性，相应肾小管萎缩、变性，间质纤维化；而病变相对较轻的肾小球代偿性肥大，相应肾小管扩张。肉眼观：双侧肾脏体积缩小，重量减轻，质地变硬，表面呈均匀弥漫的细颗粒状，故称为原发性颗粒性固缩肾（图 6-11）。切面肾皮质变薄，皮髓质界限模糊。晚期，随着病变的发展，纤维化的肾单位增多，肾小球滤过率减少，可出现肾衰竭。

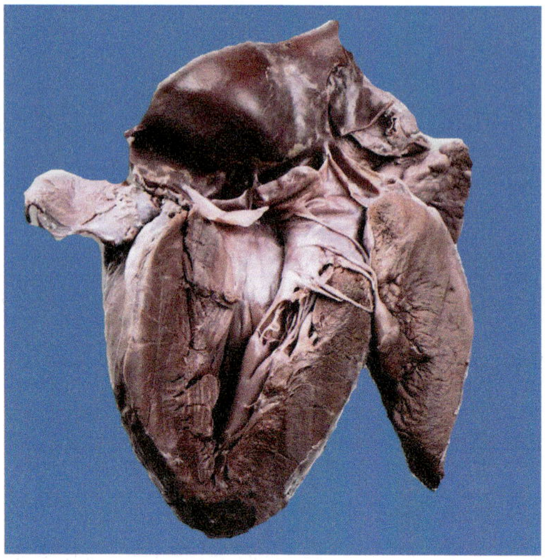

图 6-10 高血压左心室向心性肥大

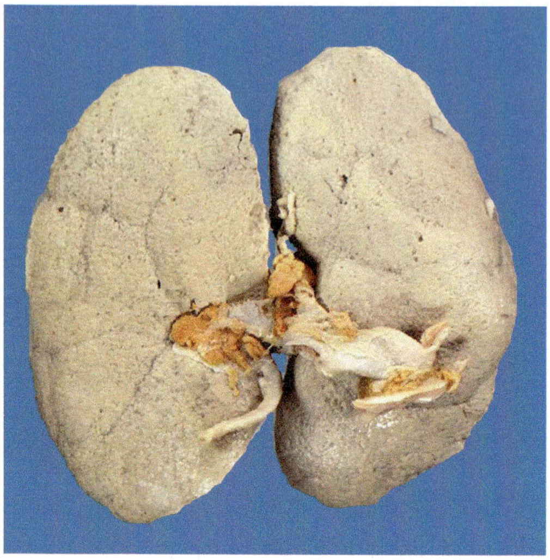

图 6-11 原发性颗粒性固缩肾

（3）脑：主要出现以下三种病变。①脑水肿，脑细小动脉硬化和痉挛引起局部脑组织缺血，毛细血管壁通透性增加，形成脑水肿。血压急剧升高时，患者可出现头痛、呕吐、视物模糊、意识障碍等症状，称为高血压脑病或高血压危象。②脑软化，脑内细小动脉硬化，相应脑组织缺血而发生液化性坏死，形成软化灶。通常为多发而较小的梗死灶，后期由胶质细胞增生来修复。③脑出血，是原发性高血压最严重、亦是致命的并发症。豆纹动脉从大脑中动脉直角分出，受血流冲击和牵拉较大，因此易破裂出血。脑出血多发生在其供血的基底核、内囊部位（图 6-12）。

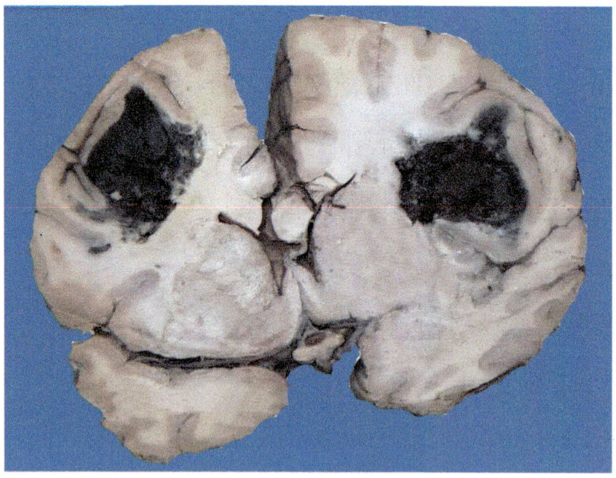

图 6-12 脑出血

考点 脑出血的好发部位

（4）视网膜：高血压时视网膜中央动脉发生改变，且与高血压各期细小动脉病变相一致。眼底镜检查可见血管迂曲，颜色苍白，反光增强，动静脉交叉处静脉受压，严重时可出现视盘水肿，视网膜絮状渗出和出血，患者视力减退。临床上通过眼底镜检查来判断高血压病变程度和预后。

（二）急进型高血压

急进型高血压又称恶性高血压，多见于青壮年，占高血压的 1% ～ 5%。主要病变是坏死性细动脉炎和增生性小动脉硬化。病变主要累及肾，亦可累及脑和视网膜。临床上，患者血压显著升高，常超过 230/130mmHg，病变进展迅速，如不能及时有效控制，多于一年内因高血压脑病、尿毒症及心力衰竭而死亡。

第 3 节　风　湿　病

风湿病是一种全身性反复发作的结缔组织变态反应性炎症。其发病与 A 组乙型溶血性链球菌感染有关，多数患者在发病前 2 ～ 3 周有咽峡炎、扁桃体炎等感染史，血清中抗链球菌溶血素 O 抗体滴度升高、血沉加快。感染常累及心脏、关节、血管、皮肤和脑。早期关节炎症状较明显，最为严重的是心脏的病变。潮湿和寒冷是其重要诱因。好发年龄为 5 ～ 15 岁，以 6 ～ 9 岁为发病高峰，男女患病率无差别。出现心瓣膜变形常在 20 ～ 40 岁。

一、基本病理变化

风湿病是炎性病变，具有变质、渗出、增生的基本病变特征。典型病变的发展过程可分为以下三期。

（一）变质渗出期

变质渗出是风湿病的早期改变。在病变部位表现为结缔组织基质的黏液样变性和胶原纤维的纤维蛋白样坏死。同时在浆液纤维素渗出过程中，有少量淋巴细胞、浆细胞、单核细胞浸润。此期病变可持续 1 个月。

（二）增生期

此期病变特点是在心肌间质、心内膜下和皮下结缔组织中，形成具有特征性的肉芽肿性病变，称为风湿小体或阿绍夫（Aschoff）小体（图 6-13）。风湿小体由聚集于纤维蛋白样坏死灶内的成群风湿细胞及少量的淋巴细胞和浆细胞构成。风湿细胞也称为阿绍夫细胞（Aschoff cell），由增生的巨噬细胞吞噬纤维蛋白样坏死物质后转变而来。风湿细胞胞质丰富，核大，呈圆形或椭圆形，核膜清晰，染色质集中于核中央，切面似枭眼状或毛虫状。此期病变可持续 2 ～ 3 个月。

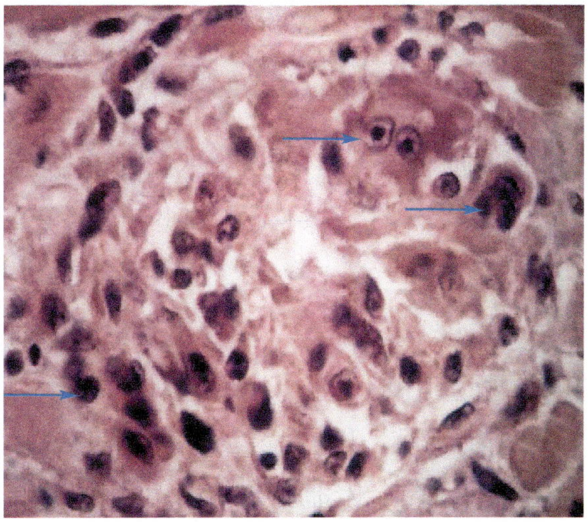

图 6-13　风湿小体，箭头所指为风湿细胞

考点　风湿病的特征性病变

（三）纤维化期

风湿小体中的坏死组织逐渐被吸收，风湿细胞转变为成纤维细胞，使风湿小体逐渐纤维化，最后形成梭形小瘢痕。此期病变可持续 2 ～ 3 个月。

上述整个病程为 4 ～ 6 个月。由于风湿病病变具有反复发作的性质，在受累的器官和组织中常可见到新旧病变并存的现象。病变持续反复进展，纤维化的瘢痕可不断形成，破坏组织结构，影响器官功能。

二、重要器官的病理变化

（一）风湿性心脏病

风湿性心脏病根据病变部位可分为风湿性心内膜炎、风湿性心肌炎、风湿性心外膜炎，

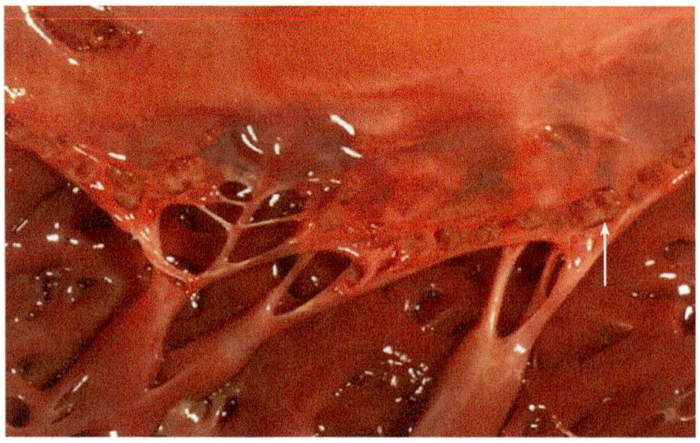

图 6-14 风湿性心内膜炎（早期）

二尖瓣闭锁缘有串珠样排列、粟粒大小疣状赘生物形成

病变累及至心脏各层称为风湿性全心炎。

1. 风湿性心内膜炎 病变主要累及心瓣膜，其中二尖瓣单纯受累最常见，其次是二尖瓣和主动脉瓣同时受累，肺动脉瓣和三尖瓣极少受累。

早期病变瓣膜肿胀，发生黏液样变性和纤维蛋白样坏死，并伴有炎症细胞浸润。瓣膜闭锁缘上形成单行串珠样排列、粟粒大小（直径 1～2mm）的灰白色半透明、疣状赘生物（图 6-14），其主要成分为血小板和纤维素。赘生物与瓣膜紧密粘连，不易脱落，容易机化形成瘢痕。病变后期，赘生物被机化形成瘢痕，瘢痕收缩引起病变瓣膜变硬、增厚、卷曲、短缩或瓣叶相互粘连，腱索短缩、增粗（图 6-15，图 6-16）。最后使瓣膜口发生狭窄或关闭不全，引起慢性风湿性心瓣膜病。

考点 风湿性心内膜炎的病变特点

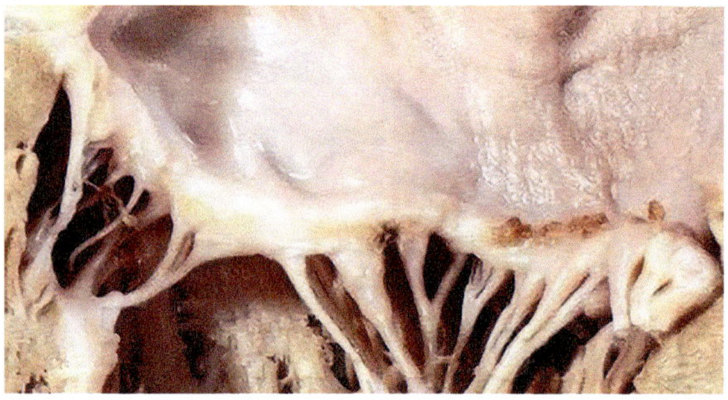

图 6-15 风湿性心内膜炎（中期）

二尖瓣变硬、增厚

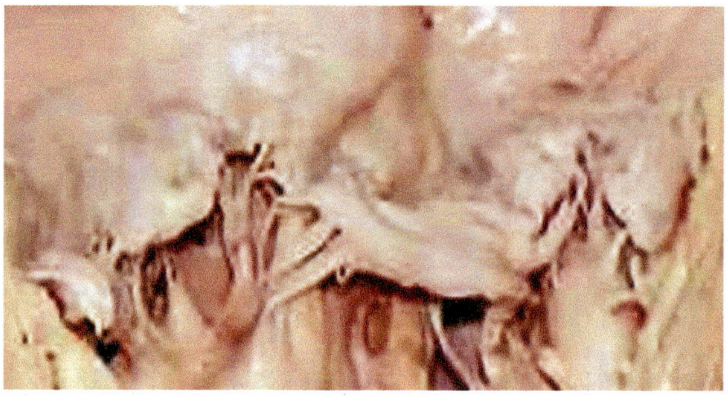

图 6-16 风湿性心内膜炎（后期）

二尖瓣变硬、增厚、变形

2. 风湿性心肌炎 病变主要累及心肌间质。在心肌间质小血管旁的结缔组织发生纤维蛋白样坏死，并形成灶性分布的风湿小体，晚期纤维化形成梭形瘢痕。风湿性心肌炎可影响心肌收缩力，临床上表现为心动过速（100 次 / 分以上）、第一心音低钝等。病变累及传导系统时，可出现房室传导阻滞。儿童患者有时以渗出性病变为主，严重者可引起急性充血性心力衰竭。

3. 风湿性心外膜炎 又称为风湿性心包炎。病变主要累及心包脏层，心包腔内有大量浆液或浆液纤维素渗出，形成心包积液，表现为心界扩大、心音遥远。X 线检查示心影呈烧瓶状。当有大量纤维素渗出时，心外膜表面的纤维素因心脏不停搏动和牵拉形成绒毛状，称为绒毛心（图 6-17）。听诊时可闻及心包摩擦音。恢复期浆液和纤维素逐渐被吸收，部分不能吸收则发生机化，过多纤维素发生机化时，心外膜脏层和壁层发生粘连，形成缩窄性心包炎。

（二）风湿性关节炎

病变主要累及四肢的大关节，如膝、踝、肩、腕、肘等。

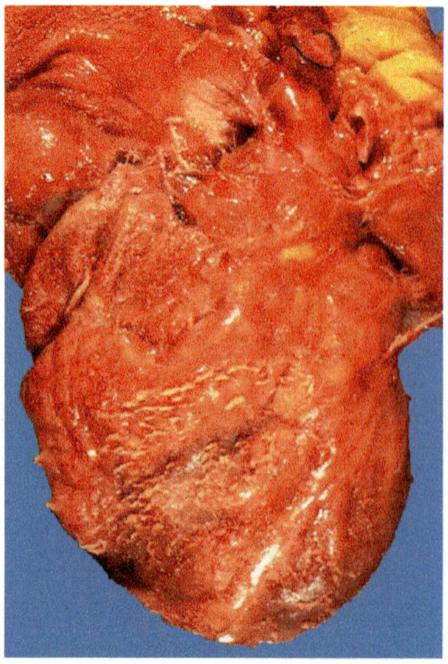

图 6-17 风湿性心外膜炎

病变呈游走性、多发性、反复性。病变的关节腔内浆液渗出，关节周围有不典型风湿小体形成。关节局部出现红、肿、热、痛、活动受限的临床表现。炎症消退时，关节腔内的浆液被吸收，一般不留后遗症。

考点　风湿性关节炎的特点

（三）风湿性皮肤病变

1. 环形红斑　为渗出性病变。肉眼可见躯干及四肢的皮肤，呈淡红色的环形或半环形红晕。镜下见病变处真皮浅层血管充血，血管周围水肿，淋巴细胞和单核细胞浸润。1 ～ 2 天可消退。

2. 皮下结节　为增生性病变。结节多出现在腕、肘、膝、踝等四肢大关节附近的伸侧面皮下，直径 0.5 ～ 2.0cm，呈圆形或椭圆形，质地较硬，可活动，无压痛。镜下观：结节中心为大片纤维蛋白样坏死物，其周围是风湿细胞和成纤维细胞，并有淋巴细胞浸润。数周后，皮下结节纤维化形成瘢痕。

（四）其他病变

其他病变包括风湿性动脉炎、风湿性脑病等。当病变累及锥体外系时，患者出现肢体不自主运动，称为风湿性舞蹈症，多见于 5 ～ 12 岁儿童，女孩多于男孩。

第 4 节　心 瓣 膜 病

心瓣膜病是各种原因引起的心瓣膜结构和功能的改变，表现为单个或多个瓣膜口狭窄和（或）关闭不全，引起心脏血流动力学紊乱，并出现一系列临床综合征，最后导致心力衰竭。

瓣膜口狭窄是指相邻瓣膜互相粘连，导致血流通过障碍。瓣膜口关闭不全是指瓣膜卷曲、腱索缩短使瓣膜关闭时不能完全闭合，造成部分血液反流。

一、二尖瓣狭窄

二尖瓣狭窄多为风湿性心内膜炎反复发作所致，少数由亚急性细菌性心内膜炎引起。正常成人二尖瓣开放时面积约 $5cm^2$（可通过两个手指），当瓣膜口狭窄时可缩小至 1 ～ $2cm^2$ 或仅能通过医用探针（图 6-18）。

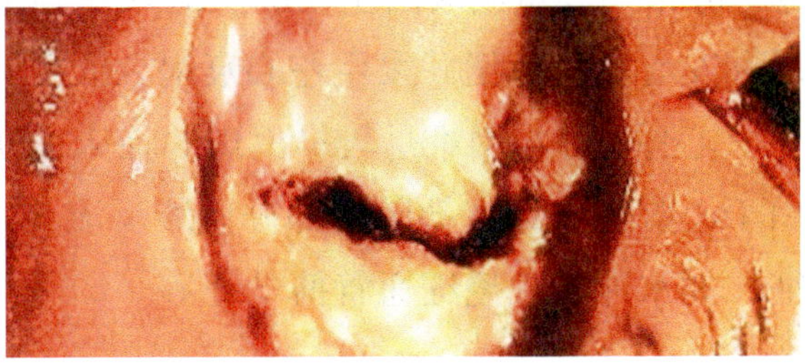

图 6-18　二尖瓣狭窄

二尖瓣变硬、变形、增厚、粘连，瓣膜口狭窄

二尖瓣狭窄时，血液从左心房流入左心室受阻，左心房逐渐代偿性肥大扩张，血流在加压快速通过狭窄的瓣膜口时引起旋涡与震动，心尖区听诊时可闻及舒张期隆隆样杂音。由于左心房壁薄，代偿能力较差，后期逐步出现失代偿性扩张，造成左心房血液淤积，肺静脉回心血流受阻引起肺淤血水肿，此时患者出现劳力性呼吸困难、端坐呼吸、发绀、咳嗽、咳出带血或粉红色的泡沫状痰等左心衰竭症状。严重狭窄患者面部两颧绀红，口唇轻度发绀，称为二尖瓣面容。由于肺静脉压持续升高，反射性地引起肺小动脉痉挛，使肺动脉压升高，右心室负担加重，出现右心室代偿性肥大、扩张及失代偿，最后导致右心房肥大、扩张及失代偿，

出现右心衰竭。X线检查示左心房增大。晚期左心房、右心房和右心室均扩大，左心室缩小，呈“三大一小”的梨形心。

二、二尖瓣关闭不全

二尖瓣关闭不全大多数由风湿性心内膜炎反复发作所致，常与二尖瓣狭窄同时存在。早期左心室收缩时，左心室部分血液经关闭不全的瓣口反流到左心房，此时左心房不仅要接受肺静脉回流的血流，又要接受左心室反流的血液，使左心房血容量增多，压力升高，而发生代偿性肥大。舒张期增多的血液涌入左心室，左心室前负荷增加，也发生代偿性肥大、扩张。由于长时间负荷增加，最后左心房、左心室均发生失代偿，依次出现肺淤血、肺动脉高压、右心室和右心房代偿性肥大，进而右心衰竭或全心衰竭。

严重的二尖瓣关闭不全患者常有呼吸困难、疲乏、活动耐力下降等症状。听诊时可闻及心尖部收缩期吹风样杂音。X线显示，因四个心腔均扩大，心脏呈球形心。

三、主动脉瓣狭窄

主动脉瓣狭窄主要由风湿性心内膜炎引起，常同时伴有二尖瓣的病变。左心室收缩时，由于主动脉瓣口狭窄，左心室排血受阻，初期左心室出现代偿性肥大。晚期左心室失代偿，出现左心衰竭并引起肺淤血、肺动脉高压、右心衰竭和体循环淤血。

因主动脉瓣狭窄，左心室排血量显著减少，使冠状动脉和脑的血流量减少，临床上常出现心绞痛、晕厥症状，当并发左心衰竭时，出现劳力性呼吸困难，这是典型主动脉瓣狭窄的三联征；听诊时在主动脉区可闻及粗糙、喷射性收缩期杂音，这是最重要的体征。X线检查示左心室明显肥厚扩张，心脏呈靴形心。

四、主动脉瓣关闭不全

主动脉瓣关闭不全多由风湿性、细菌性主动脉炎，主动脉粥样硬化和梅毒性主动脉炎引起。舒张期大量血液由主动脉反流入左心室，使左心室血容量比正常增加而发生代偿性肥大。后期左心室失代偿并发生左心衰竭，依次引起肺淤血、肺动脉高压、右心衰竭和体循环淤血。

心悸、呼吸困难是较早出现的临床表现。听诊时在主动脉瓣区可闻及舒张期吹风样杂音，由于心脏舒张期主动脉内部分血液反流，舒张压明显下降，临床上出现脉压增大及周围血管征，如水冲脉、毛细血管搏动征等。

自 测 题

A_1/A_2 型题

1. 动脉粥样硬化最常受损的血管是
   A. 大、中动脉　B. 细动脉
   C. 小动脉　D. 细小静脉
   E. 大、中静脉
2. 冠状动脉粥样硬化最常发生于
   A. 左前降支　B. 左主干
   C. 右主干　D. 左旋支

E. 后降支

3. 心肌梗死最常见的部位是

A. 右心房

B. 左心室正后壁

C. 左心室前壁、心尖部、室间隔前 2/3

D. 右心室侧壁

E. 左心房

4. 关于高血压全身小动脉的病理生理改变，下列叙述正确的是

A. 管腔扩张 B. 侧支循环闭塞

C. 血管床减少 D. 管腔内径缩小

E. 壁腔比值减少

5. 下列可导致左心室压力负荷增加的疾病为

A. 肺动脉高压 B. 高血压

C. 肺栓塞 D. 二尖瓣关闭不全

E. 动脉导管未闭

6. 高血压并发脑出血最常发生的部位是

A. 脑桥 B. 脑干

C. 内囊及基底核 D. 丘脑

E. 小脑

7. 风湿病最有诊断意义的基本病变是

A. 纤维蛋白样坏死 B. 风湿小体

C. 梭形瘢痕 D. 黏液样变性

E. 淋巴细胞浸润

8. 风湿性心瓣膜病最常受累的瓣膜为

A. 肺动脉瓣

B. 主动脉瓣

C. 主动脉瓣和肺动脉瓣

D. 二尖瓣

E. 三尖瓣

9. 二尖瓣关闭不全 X 线检查心脏呈

A. 烧瓶心 B. 绒毛心

C. 梨形心 D. 球形心

E. 靴型心

10. 原发性高血压时的肾脏病理变化表现为

A. 颗粒性固缩肾 B. 肾贫血性梗死

C. 肾动脉瘤形成 D. 肾多发性大瘢痕凹陷

E. 肾脏淤血

11. 下列有关风湿病的描述，哪项是错误的

A. 属于变态反应性炎症

B. 与溶血性链球菌感染有关

C. 心脏病变的后果最为严重

D. 可累及全身结缔组织

E. 风湿性关节炎常导致关节畸形

12. 原发性高血压最严重的病变是

A. 左心室肥大 B. 颗粒性固缩肾

C. 脑软化 D. 脑出血

E. 视网膜出血

13. 患者，男性，50 岁，近年来劳累时，心前区经常疼痛，并向左肩部放射，因病情不缓解，住院治疗。心电图显示心肌缺血，入院后逐渐加重，出现肝大、下肢水肿。患者在治疗过程中，夜间突然死亡。该患者死亡的原因最可能是

A. 冠心病合并心肌梗死

B. 心肌硬化合并心力衰竭

C. 心肌病合并心力衰竭

D. 心肌硬化合并心力衰竭

E. 以上都不是

14. 尸检发现死者两肾体积缩小，重量减轻约 100g。质地硬，皮质变薄，表面呈细颗粒状。肾切片观察发现，均有细动脉玻璃样变性、肾小球纤维化等改变。此患者生前可能患的疾病是

A. 肾盂肾炎 B. 高血压

C. 肾小球肾炎 D. 药物中毒

E. 以上都不是

（李雪霖）

第 7 章

呼吸系统疾病

呼吸系统包括鼻、咽、喉、气管、支气管和肺。以环状软骨为界分为上呼吸道和下呼吸道。上呼吸道可使吸入空气加温、湿润，黏膜分泌的黏液吸附较大的粉尘和颗粒并将其排出体外。下呼吸道由纤毛柱状上皮、杯状细胞以及腺体分泌的黏液共同构成黏液－纤毛排送系统，肺泡内巨噬细胞吞噬、降解粉尘、病原物，传递抗原信息，激发免疫反应，构成呼吸系统强大的防御功能。

当吸入的病原微生物、有害气体、粉尘数量过多、毒力过强或者机体抵抗力下降，呼吸道防御功能减弱时，就会导致呼吸系统疾病发生。

第 1 节　慢性支气管炎

慢性支气管炎是指气管、支气管黏膜及其周围组织的慢性非特异性炎症。免疫力低下的中老年人发病率较高，尤其是在寒冷的冬春季。反复发作咳嗽、咳痰或伴有喘息症状，每年发病持续 3 个月、连续两年或两年以上，可诊断为慢性支气管炎。病情持续多年可并发严重危害身体健康的肺气肿及慢性肺源性心脏病。

一、病因和发病机制

慢性支气管炎常是多种因素长期综合作用的结果（图 7-1）。

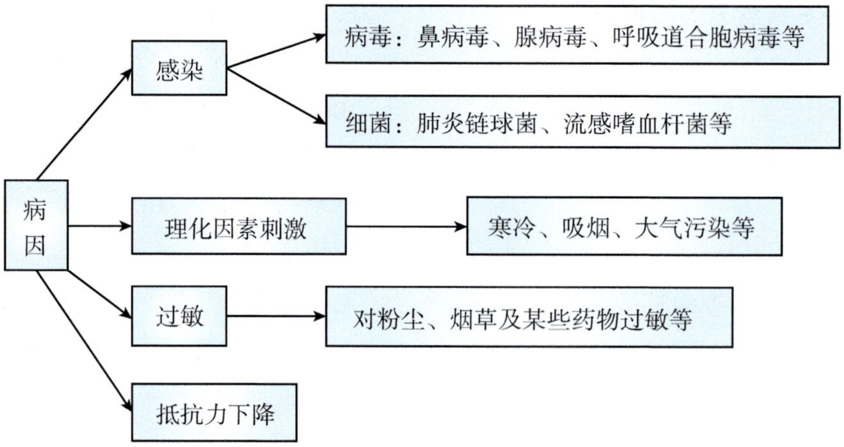

图 7-1　慢性支气管炎病因

链接

慢性阻塞性肺疾病

慢性阻塞性肺疾病（COPD）简称慢阻肺，是慢性气道阻塞性疾病的统称，包括慢性支气管炎、支气管哮喘、支气管扩张症、肺气肿等。其特征是肺实质和小气道受损，不可逆的慢性气道阻塞、呼气阻力增加和肺功能不全。呼气困难的机制是支气管腔痉挛（哮喘），小气道管腔内阻塞（慢性支气管炎、支气管扩张症）和肺泡回缩力下降（肺气肿）。

二、病理变化

基本病变是支气管黏膜充血水肿、淋巴细胞浸润、黏液腺增生肥大。

（一）支气管黏膜的损伤

首先受损的是黏液－纤毛排送系统，纤毛粘连、倒伏，纤毛柱状上皮变性、坏死、脱落，甚至发生鳞状上皮化生（图 7-2）。

考点　支气管上皮化生类型

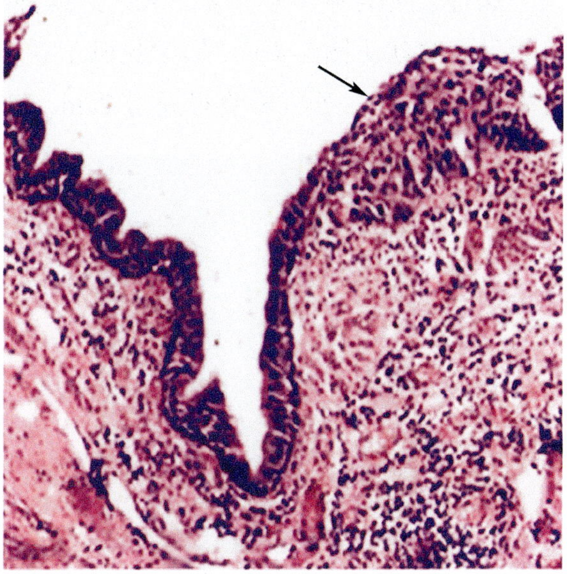

图 7-2　支气管黏膜纤毛柱状上皮鳞状上皮化生

（二）黏膜下腺体增生、肥大

纤毛柱状上皮内杯状细胞增多，黏膜下黏液腺增生、肥大（图 7-3），浆液腺发生黏液腺化生，导致黏液分泌亢进，易形成黏液栓导致气道阻塞。

（三）支气管壁的损害

黏膜及黏膜下层充血水肿，淋巴细胞、浆细胞浸润。晚期可累及软骨和平滑肌，出现软骨变性、萎缩或骨化，平滑肌束断裂、萎缩。喘息型患者平滑肌束增生、肥大，导致气道狭窄。

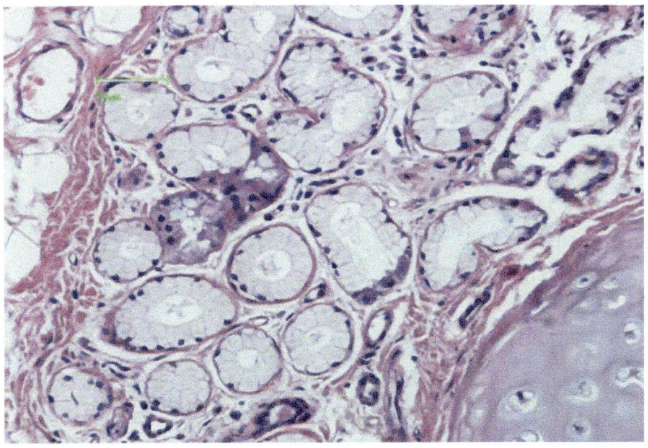

图 7-3　支气管黏膜下黏液腺增生、肥大

三、临床病理联系

慢性支气管炎主要症状是咳、痰、喘。炎症刺激支气管黏膜、黏液分泌增多和炎症渗出物积聚出现咳嗽、咳痰。痰液多为白色黏液泡沫状痰，合并感染时可呈脓性及黏液脓性痰。支气管痉挛、狭窄、黏液栓阻塞气道引起喘息，肺部可闻及哮鸣音、干湿啰音。

考点　咳、痰、喘的病理基础

四、结局及并发症

慢性支气管炎的病变发展缓慢，患者通过增强体质、预防感冒、及时控制感染能阻止病变的发展。如长期反复发作，可引起以下并发症。

1. 慢性阻塞性肺气肿　是慢性支气管炎最常见的并发症。肺气肿是指末梢肺组织因含气量过多伴肺泡间隔破坏，肺组织弹性减弱，导致肺体积膨大，通气功能下降。其发病机制主要与以下因素有关：①慢性炎症使细小支气管管壁变厚、管腔狭窄，管腔内黏液栓阻塞，使气道阻力增加，肺排气不畅，残气量增加。②呼吸性细支气管壁和肺泡壁弹性下降，回缩力减弱，肺泡残气量增多。③ α_1- 抗胰蛋白酶活性降低，使炎症细胞释放的弹性蛋白酶堆积、活性增强，过多降解细支气管壁和肺泡壁的弹性蛋白，破坏了肺的结构，使肺的回缩力减弱，肺泡残气量增多。

病理表现为肺体积显著膨大，边缘钝圆，色灰白，柔软缺乏弹性，指压有压痕，切面肺组织呈蜂窝状（图 7-4）。镜下见肺泡扩张，肺泡间隔变窄、断裂，相邻肺泡融合成较大的气囊（图 7-5）。若气囊直径超过 2cm，破坏了肺小叶间隔时，称肺大疱。

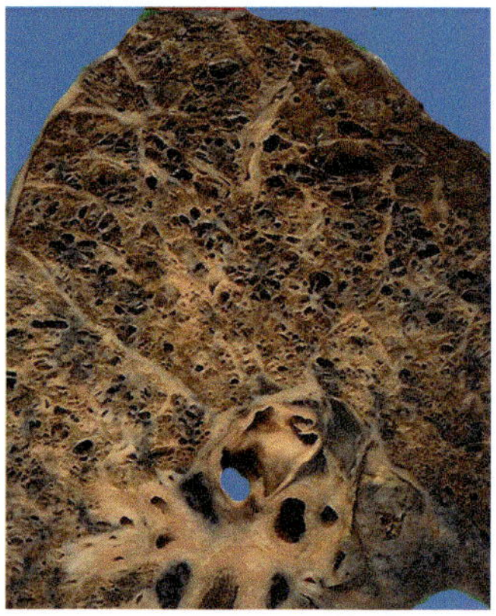
图 7-4 慢性阻塞性肺气肿（肉眼观）

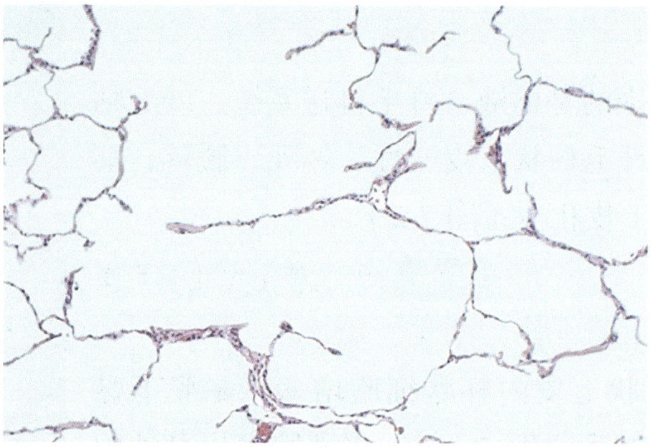
图 7-5 慢性阻塞性肺气肿（镜下观）

患者除咳嗽、咳痰等慢性支气管炎的症状外，还因阻塞性通气障碍而出现呼气性呼吸困难、气促、胸闷、发绀等缺氧症状。胸廓呈过度吸气状态使肋骨上抬，肋间隙增宽，胸廓前后径增大，呈桶状胸。X 线检查示肺野扩大、横膈下降、透亮度增加。肺膜下的肺大疱如发生破裂可引起自发性气胸。后期因肺泡间隔毛细血管床受压和数量减少引起肺循环阻力增加，最终导致慢性肺源性心脏病。

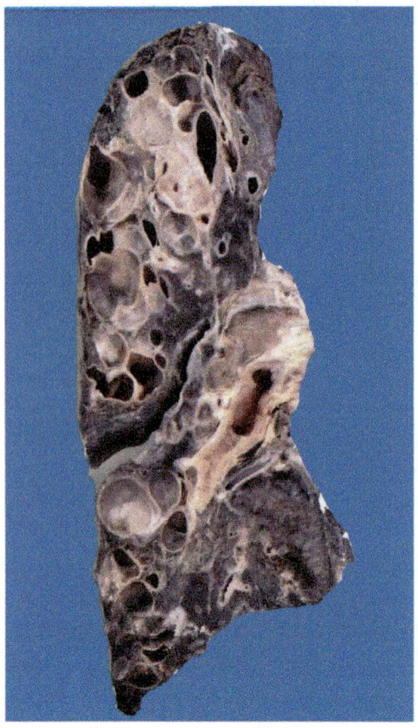
图 7-6 支气管扩张症

2. 支气管扩张症　指肺内支气管管腔持久扩张伴管壁纤维性增厚的状态。反复感染使支气管壁的弹力纤维、平滑肌和软骨等弹性支撑组织破坏，支气管周围纤维组织的牵拉以及咳嗽时支气管内压力增大，导致支气管处于持久扩张状态，病变的支气管呈囊状或筒状扩张（图 7-6）。临床表现为慢性咳嗽、大量脓痰及反复咯血等症状。晚期肺广泛纤维化，肺血管床减少，引起肺循环阻力增加和肺动脉高压，导致肺源性心脏病。

3. 慢性肺源性心脏病　是由慢性肺部疾病、肺血管及胸廓的病变引起肺循环阻力增加，肺动脉压升高而导致以右心室肥厚、心腔扩张为特征的心脏病，简称肺心病。肺心病的病因多为慢性阻塞性肺疾病，其中以慢性支气管炎并发阻塞性肺气肿最常见。

病理变化除肺部原发疾病表现外，主要表现为右心室代偿性肥大、扩张，肺动脉圆锥显著膨隆。通常以肺动脉瓣下 2cm 处右心室前壁肌层厚度超过 5mm（正常 3 ～ 4mm）作为诊断肺心病的病理形态标准。

肺心病临床经过缓慢，除原有肺疾病的临床表现外，主要是逐渐出现的呼吸功能不全（呼吸困难、发绀等）和右心衰竭（心率增快、颈静脉怒张、肝脾大、下肢水肿等）以及其他脏器功能损害的表现。病情严重者，由于缺氧和二氧化碳潴留，可并发肺性脑病。

考点　慢性支气管炎的并发症

第 2 节　肺　　炎

肺炎通常指肺的急性渗出性炎症，是呼吸系统的常见病、多发病。根据病因分为细菌性肺炎、病毒性肺炎、支原体性肺炎、真菌性肺炎和寄生虫性肺炎。根据病变的部位和范围可分为大叶性肺炎、小叶性肺炎和间质性肺炎。

案例 7-1

患者，男性，28 岁。寒战、高热、咳嗽伴右胸痛 3 天。3 天前打篮球后淋雨，当晚出现寒战、高热，全身酸痛，自行服药未见缓解，并出现胸痛、咳嗽、咳少量铁锈色痰。

查体：体温 39.4℃，脉搏 102 次 / 分，呼吸 30 次 / 分，血压 110/76mmHg。右胸呼吸运动减弱，语颤增强，叩诊浊音，右肩胛区可闻及支气管呼吸音，少许湿啰音。X 线胸片示：右肺上野大片致密阴影，密度均匀。白细胞 $18.2\times10^9/L$，中性粒细胞 87%，淋巴细胞 9%。

问题：1. 患者的诊断是什么，诊断依据是什么？

2. 铁锈色痰、胸片大片致密阴影的病变基础是什么？

一、细菌性肺炎

细菌性肺炎是最常见的肺炎，约占肺炎的 80%。依炎症的部位和范围，表现为大叶性肺炎和小叶性肺炎。

（一）大叶性肺炎

大叶性肺炎大多是由肺炎链球菌引起的，其他细菌如肺炎克雷伯菌、金黄色葡萄球菌、溶血性链球菌等也可引起，但均少见。肺炎链球菌存在于正常人鼻咽部，当受寒、醉酒、疲劳或麻醉时，呼吸道的防御功能减弱，机体抵抗力降低，易致细菌侵入肺泡而发病。本病起病急骤，表现为寒战、高热、胸痛、咳嗽、咳铁锈色痰、呼吸困难，伴有明显的肺实变和白细胞升高。一般经 5 ～ 10 天，体温下降，症状和体征消退。

考点　大叶性肺炎的病因

1. 病理变化及临床病理联系　大叶性肺炎的主要病理变化为肺泡腔内的纤维素性炎，常发生于单侧肺，多见于左肺下叶或右肺下叶，也可同时或先后发生于两个或多个肺叶。典型的自然发展过程大致分为四期。

（1）充血水肿期：发病的第 1 ～ 2 天，肉眼观，病变肺叶肿胀，呈暗红色。镜下见肺泡壁毛细血管弥漫性扩张充血，肺泡腔内有多量的浆液性渗出液，其内混有少量的红细胞、中性粒细胞和巨噬细胞。渗出液中常可检出肺炎链球菌。

临床上此期患者因毒血症表现为寒战、高热、外周血白细胞增多。肺部听诊可闻及湿啰音。X 线胸片检查显示片状分布模糊的阴影。

考点 大叶性肺炎的病变性质

（2）红色肝样变期：发病后第 3 ～ 4 天，肉眼观，病变肺叶肿大，质地变实呈暗红色，似肝脏外观（图 7-7）。病变处胸膜有纤维蛋白渗出物覆盖。镜下见肺泡壁毛细血管显著扩张充血，肺泡腔内充满大量红细胞、纤维素，其间夹杂少量中性粒细胞和巨噬细胞（图 7-8）。

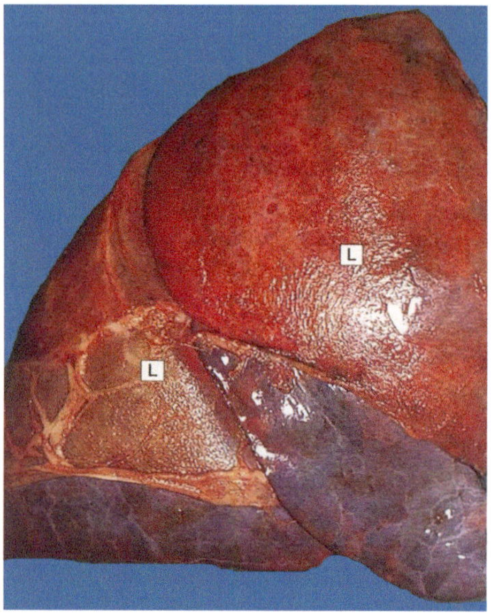

图 7-7　红色肝样变期（肉眼观）

病变肺叶暗红色，似肝脏外观

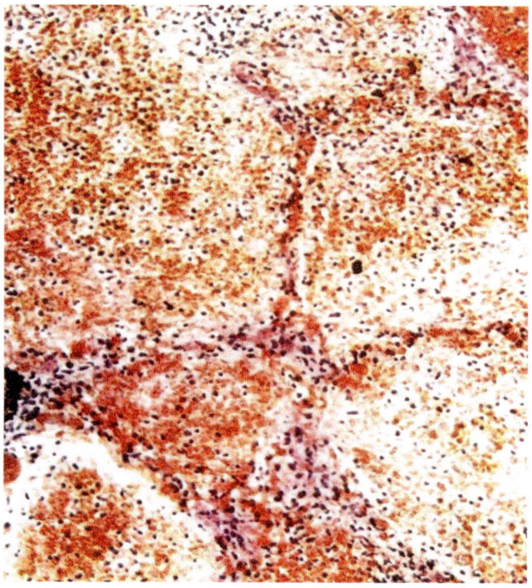

图 7-8　红色肝样变期（镜下观）

肺泡壁充血，肺泡腔有大量红细胞和纤维素渗出

临床上，纤维素充满肺泡腔引起肺实变，X 线检查见大片致密阴影。病变波及胸膜时，则引起纤维素性胸膜炎，患者常感胸痛。由于肺泡腔内的大量红细胞被巨噬细胞吞噬，崩解后形成的含铁血黄素随痰咳出，表现为铁锈色痰。若病变范围广泛，因肺泡换气或通气功能下降，患者出现发绀、呼吸困难等缺氧症状。

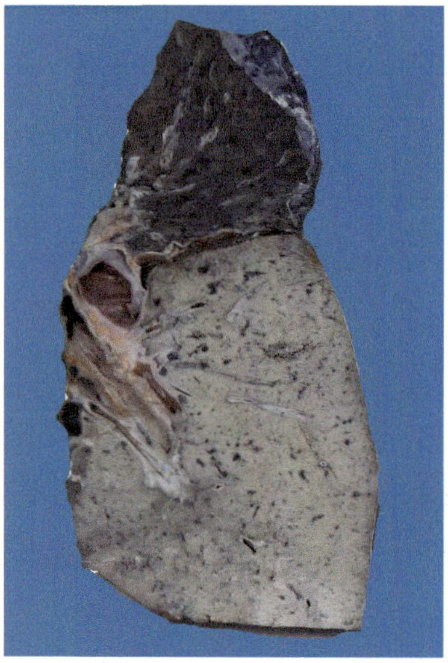

图 7-9　灰色肝样变期（肉眼观）

病变肺叶灰白色，质实如肝

（3）灰色肝样变期：发病后第 5 ～ 6 天。肉眼观，病变肺叶肿大，充血消退呈灰白色，质实如肝（图 7-9）。镜下见肺泡腔内纤维素渗出进一步增多，使肺泡壁毛细血管受压，充血消退，红细胞漏出减少；肺泡腔充满大量纤维素和中性粒细胞（图 7-10）。

临床上有明显的肺实变体征，X 线检查见大片致密阴影。痰由铁锈色逐渐变成黏液脓性痰。虽然肺泡无法通气，但缺氧状况反而得以改善。因为病变肺泡毛细血管受压，血流量显著减少，减少了静脉血掺杂，缺氧得以改善。

（4）溶解消散期：发病后一周左右进入此期，肺泡腔内的中性粒细胞吞噬杀灭病原菌，崩解后释放大量蛋白溶解酶将纤维素性渗出物溶解。肉眼观，病变肺叶质地变软，实变病灶消失。镜下见肺泡腔内纤维素溶解消失，肺泡腔逐渐恢复通气。

临床上，患者体温下降，临床症状、体征逐渐消失，肺组织结构和功能逐步恢复正常。X 线检查病变区阴影密度逐渐减弱，直至消失。此期历时 1 ～ 3 周。

考点 大叶性肺炎各期的主要病变

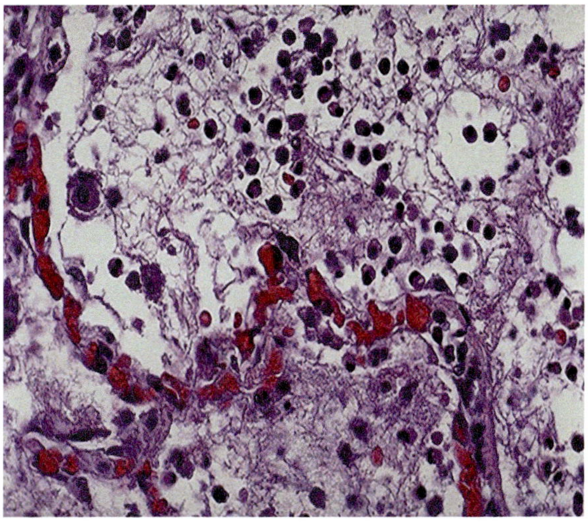

图 7-10　灰色肝样变期（镜下观）
肺泡腔有大量中性粒细胞和纤维素渗出

大叶性肺炎各期病变的发展是一个连续过程，彼此间并无绝对界限。同一病变肺叶的不同部位可呈现不同阶段的病变。现今由于抗生素的广泛应用，大叶性肺炎病程缩短，上述四期病变过程、临床表现已不典型，病变常表现为节段性肺炎。

2. 并发症　多数预后好，并发症少见。

（1）肺肉质变：也叫机化性肺炎。极个别患者中性粒细胞渗出过少，其释出的蛋白溶解酶不足，不能及时溶解纤维素性渗出物，则由肉芽组织取代而机化。病变肺组织变成褐色肉样外观，故称肺肉质变。

（2）肺脓肿及脓胸：多见于有金黄色葡萄球菌混合感染的肺炎。

（3）败血症或脓毒败血症：见于严重感染者，细菌侵入血流大量繁殖并产生毒素所致。

（4）感染性休克：见于重症患者，是大叶性肺炎的严重并发症。主要表现为严重的全身中毒症状和微循环衰竭，又称中毒性肺炎或休克性肺炎。此型患者病死率较高。

考点 大叶性肺炎的并发症

（二）小叶性肺炎

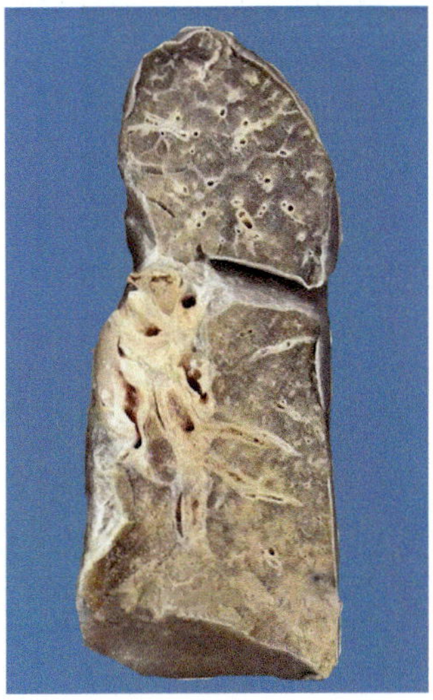

图 7-11　小叶性肺炎（肉眼观）
肺叶切面见大小不等灰黄色实变病灶，形状不规则

小叶性肺炎又称支气管肺炎，大多是由几种化脓菌如肺炎链球菌、金黄色葡萄球菌、溶血性链球菌等混合感染引起，是以细支气管为中心的急性化脓性炎。该病多见于儿童、体弱老人以及久病卧床者。传染病（麻疹、百日咳、流感）、营养不良或麻醉、手术后等患者，由于机体抵抗力下降，呼吸系统的防御功能受损，细菌容易侵入细支气管及末梢肺组织生长繁殖，并发小叶性肺炎。

1. 病理变化　小叶性肺炎的病变特征是以细支气管为中心的化脓性炎症。病灶散在分布于两肺各叶，以双肺下叶及背侧多见。

肉眼观：两肺表面及切面可见散在的灰黄色实变病灶，以肺下叶或背侧多见。病灶大小不一，直径多在 0.5 ～ 1.0cm（相当于肺小叶范围），形状不规则（图 7-11）。重症患者病

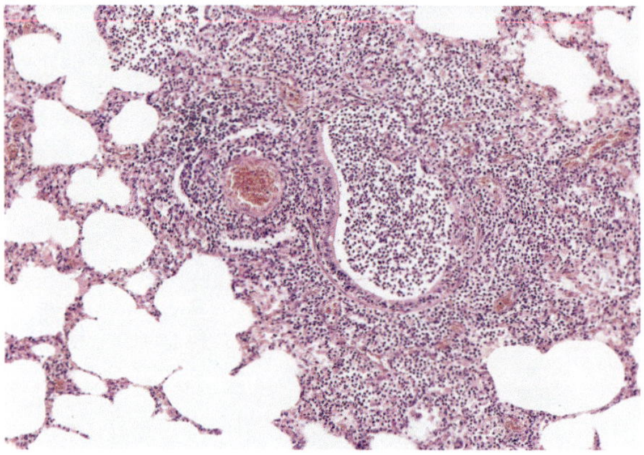

图 7-12 小叶性肺炎（镜下观）

细支气管腔及邻近肺泡充满大量中性粒细胞

灶互相融合成片，甚至累及整个肺大叶，形成融合性小叶性肺炎。一般不累及胸膜。

镜下观：早期病灶内细支气管黏膜充血水肿，黏膜表面附着黏液性渗出物。随着病变进展，细支气管管腔及其周围的肺泡腔内充满中性粒细胞、少量红细胞和脱落的肺泡上皮细胞，渗出物变成脓性，纤维素一般较少（图 7-12）。病灶周围肺组织充血，可有浆液渗出，严重时病灶互相融合呈片状，并伴有不同程度的代偿性肺气肿。

考点 小叶性肺炎的病变特征

2. 临床病理联系　主要表现为发热、咳嗽、咳痰。支气管黏膜受炎症及渗出物的刺激引起咳嗽，痰液多为黏液脓性或脓性。因病灶一般较小而且散在分布，故除融合性肺炎外，肺实变体征一般不明显，X 线检查可见肺内散在的灶状或小片状阴影。听诊可闻及湿啰音。较重患者可出现呼吸困难、发绀等症状。

3. 结局及并发症　小叶性肺炎经及时治疗，多数可以治愈。婴幼儿、年老体弱者，特别是并发其他严重疾病者，预后较差。小叶性肺炎的并发症远多于大叶性肺炎，且危险性也大，常见的并发症有呼吸衰竭、心力衰竭、脓毒血症、肺脓肿及脓胸等。

二、病毒性肺炎

病毒性肺炎多由上呼吸道病毒感染向下蔓延所致。引起肺炎的病毒常见的是流行性感冒病毒，其次是呼吸道合胞病毒、腺病毒、副流感病毒、麻疹病毒、单纯疱疹病毒、巨细胞病毒等。除流感病毒、副流感病毒外，大多数病毒所致肺炎多见于儿童。

1. 病理变化　病毒性肺炎主要表现为肺间质的炎症。肉眼观，肺组织因充血水肿而体积轻度增大。镜下表现为肺泡间隔明显增宽，肺间质内血管充血、水肿及淋巴细胞、单核细胞浸润，肺泡腔内一般无渗出物（图 7-13）。病变较重者，肺泡腔可出现浆液、少量纤维素、红细胞及巨噬细胞混合的炎性渗出物。由流感病毒、麻疹病毒和腺病毒引起的肺炎，肺泡腔内浆液渗出物浓缩形成薄层红染的膜状物附着在肺泡内表面，即形成透明膜。细支气管上皮及肺泡上皮可增生肥大，形成多核巨细胞。在增生的肺泡上皮细胞和多核巨细胞内可见病毒包涵体。病毒包涵体位于细胞质内（如呼吸道合胞病毒）或核内（如单纯疱疹病毒、腺病毒），嗜酸性红染，圆形或椭圆形，约红细胞大小，其周围有一清晰的透明晕。找到病毒包涵体是病理诊断病毒性肺炎的重

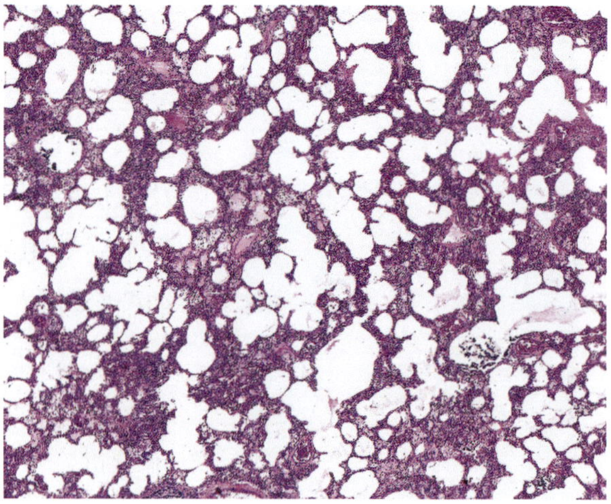

图 7-13 间质性肺炎（镜下观）

肺泡间隔增宽，血管充血、水肿，淋巴细胞浸润，肺泡腔内无明显渗出物

要依据。

病毒性肺炎因混合感染或继发细菌感染，病变更为复杂和严重，支气管和肺组织明显坏死、出血，或形成混合化脓性病灶，掩盖病毒性肺炎的特征。

2. 临床病理联系　临床症状轻重不等，患者除发热、全身中毒症状外，常有咳嗽、剧烈干咳，严重者呼吸困难、发绀，甚至导致呼吸衰竭。

三、支原体肺炎

支原体肺炎是由肺炎支原体引起的间质性肺炎。儿童和青少年发病率较高，秋、冬季发病较多，通常为散发，偶尔流行，主要经飞沫传播。

1. 病理变化　肺炎支原体可引起整个呼吸道的炎症，包括上呼吸道炎、气管炎、支气管炎和肺炎。肺部病变常累及一个肺叶，以下叶多见。肉眼观病灶呈暗红色，切面有少量红色泡沫状液体溢出，胸膜光滑。镜下观，病变区肺间质血管扩张充血，肺泡间隔增宽，大量淋巴细胞、单核细胞浸润，肺泡腔内无渗出物或仅有少量浆液及单核细胞渗出。小支气管和细支气管壁及其周围间质有淋巴细胞、单核细胞浸润。伴细菌感染时，可见中性粒细胞浸润。严重病例可见支气管和肺组织坏死、出血。

2. 临床病理联系　患者起病较急，有发热、头痛、咽痛等一般症状。典型症状是顽固且剧烈的咳嗽、气促、胸痛。由于肺泡腔内渗出物很少，患者常为干咳，咳痰不明显。血中白细胞以淋巴细胞、单核细胞轻度升高为主。X 线检查显示肺部节段性纹理增强或出现斑点、片状或模糊阴影。患者因痰、鼻分泌物及咽拭子培养出肺炎支原体而确诊。支原体肺炎预后良好，自然病程约需 2 周，大多数患者可痊愈。

医者仁心

最美逆行者

2019 年 12 月，新型冠状病毒肺炎在武汉被发现并迅速蔓延，拉响了武汉保卫战的警报，全国各地的医护人员迅速奔赴前线，驰援湖北。他们不忘初心，牢记使命，坚持人民至上、生命至上，逆行而上，奔向疫情最前线，在祖国和人民最需要的时候，他们做出了无怨无悔的选择，甚至献出了自己宝贵的生命。他们用最美的身影，诠释了生命的价值，用自己的行动书写着人生最精彩、壮丽的韶华篇章。让我们致敬：最美逆行者！

第 3 节　肺　　癌

肺癌是起源于支气管和肺泡上皮细胞的恶性肿瘤。近半个世纪以来其发病率不断上升，在我国其发病率和病死率位居恶性肿瘤的第一位。

一、病　　因

肺癌病因复杂，目前认为主要与以下因素有关。

1. 吸烟　是目前公认的肺癌最重要的危险因素。吸烟者患肺癌的危险度与吸烟时间及每日的吸烟量呈正相关。香烟燃烧烟雾中已确定的致癌物质有尼古丁、3，4-苯并芘、焦油等。

2. 大气污染　大城市和工业区的肺癌发病率较高，主要与交通工具和工业排放废气或粉尘污染空气有关，被污染的空气中苯并芘、二乙基亚硝胺等致癌物质含量较高；还与家居装饰材料散发的氡有关。

3. 职业因素　长期接触放射性物质（如铀）或长期吸入有害粉尘如石棉、镍、砷等致癌粉尘的工人，其肺癌发生率较高。

考点 肺癌的病因

二、病理变化

（一）大体类型

根据肺癌的发生部位将其分为中央型、周围型和弥漫型三种类型。

1. 中央型（肺门型）　最常见，占 60% ～ 70%。此型常发生于主支气管或叶支气管，在肺门形成肿块，从支气管壁向周围肺组织浸润、扩展，通过淋巴道转移到支气管和肺门淋巴结，肿大的淋巴结常与肺门肿块融合（图 7-14）。

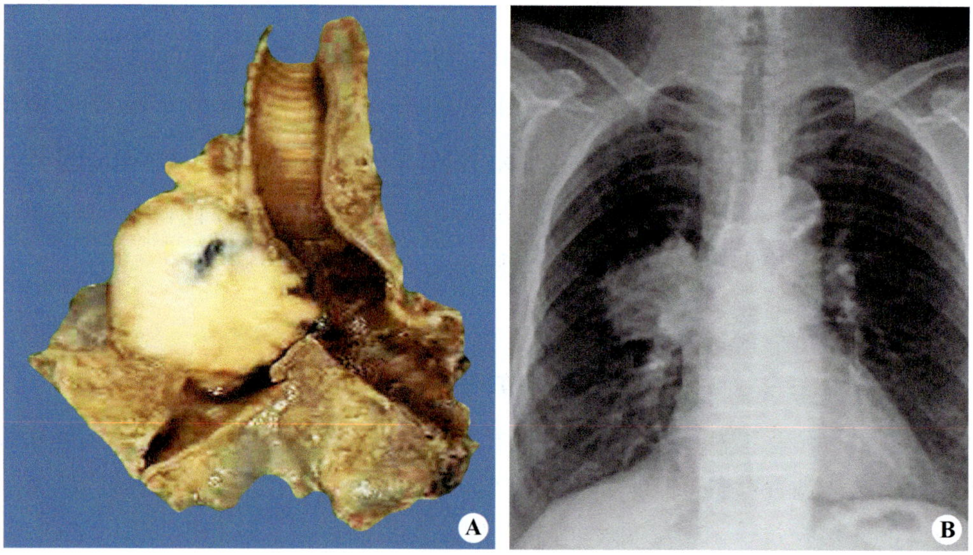

图 7-14　中央型肺癌

A. 肉眼观；B. X 线胸片

2. 周围型　起源于肺段支气管或远端支气管，在靠近胸膜的肺周边组织形成孤立的癌结节，直径 2 ～ 8cm（图 7-15）。此型肺癌淋巴道转移较中央型晚，易侵犯胸膜。

3. 弥漫型　较少见。癌组织起源于末梢肺组织，沿肺泡管、肺泡弥漫浸润性生长，形成多个粟粒大小的结节，布满肺大叶的一部分或大部分，也可以形成大小不等的多发性小结节散布于多个肺叶。

（二）组织学类型

1. 鳞状细胞癌　为肺癌中最常见的类型，患者多为中老年男性，多有吸烟史。大部分为中央型，常由支气管黏膜上皮经鳞状上皮化生恶变而来。

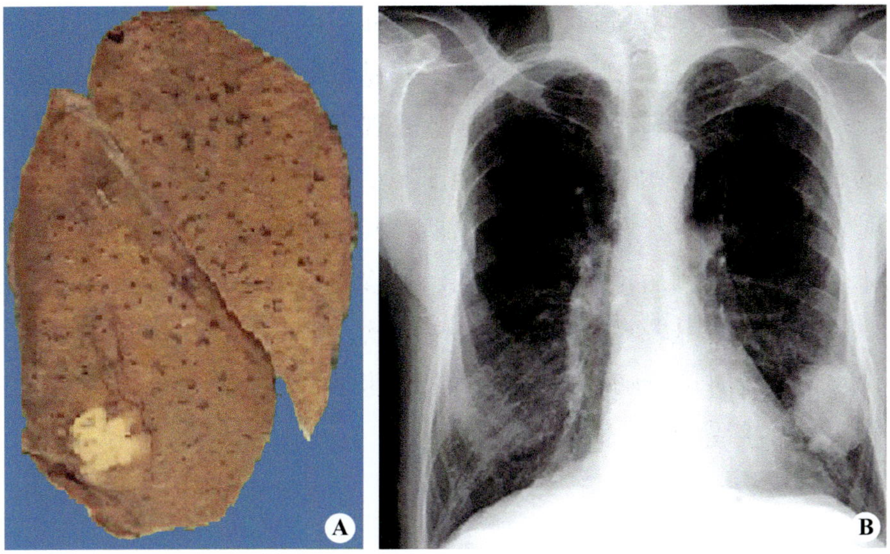

图 7-15　周围型肺癌

A. 肉眼观；B. X 线胸片

2. 腺癌　是女性肺癌最常见的类型，多为非吸烟者。起源于较小支气管上皮，常表现为周围型。高分化腺癌表现为癌细胞沿肺泡壁、肺泡管壁或细支气管壁呈鳞屑样生长，多数肺泡间隔未被破坏，肺泡轮廓依然保留。中分化腺癌有腺样结构，可伴有乳头状结构，或黏液分泌。低分化腺癌无腺样结构，细胞异型性明显。

3. 神经内分泌癌　包括小细胞癌、大细胞神经内分泌癌和类癌等。小细胞癌占肺癌的 15% ～ 20%，患者多为男性，与吸烟密切相关。小细胞癌多为中央型，沿大支气管往肺实质浸润生长，形成肿块。镜下癌细胞小，圆形或椭圆形，似淋巴细胞，或呈梭形、燕麦形，胞质少似裸核，称燕麦细胞癌（图 7-16）。小细胞癌是肺癌中分化最低、恶性度最高的一种，生长迅速，转移早，五年存活率较低。

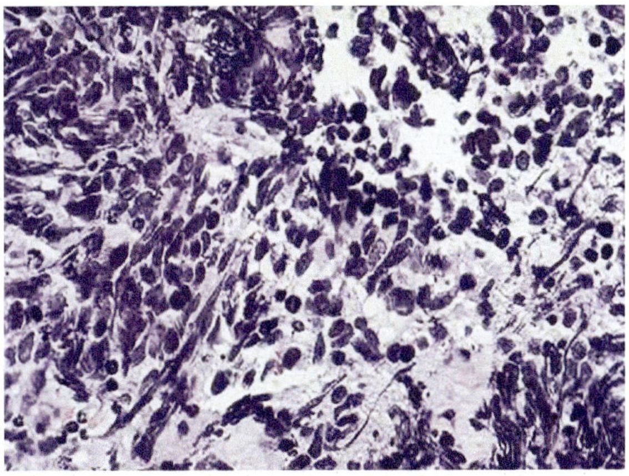

图 7-16　燕麦细胞癌

考点　恶性程度最高的肺癌

4. 大细胞癌　又称大细胞未分化癌。多数发生于大支气管，肿块较大。镜下癌细胞体积大，胞质丰富，染色均匀或呈颗粒状、透明状，异型性明显，核分裂象多。此型恶性程度高，生长快，转移早，预后差。

5. 腺鳞癌　较少见，癌组织中含有鳞癌和腺癌两种成分。

考点　肺癌的组织学类型

三、临床病理联系

肺癌早期症状不明显。随病情发展患者可有咳嗽、痰中带血、胸痛等症状，常因咯血而就诊。肿瘤生长部位、大小、浸润范围不同，其临床症状和体征多样化。常见的是肿瘤压迫浸润支气管引起刺激性呛咳，呈高调金属音；位于肺尖部的肺癌常侵犯颈交感神经链，引起霍纳（Horner）综合征（交感神经麻痹综合征），表现为患侧眼球内陷、瞳孔缩小、眼裂变窄、面部少汗或无汗；肿瘤侵入纵隔，压迫上腔静脉表现为面颈部水肿、颈胸部静脉曲张；有异位内分泌作用的肺癌可引起副肿瘤综合征，尤其小细胞癌能分泌大量 5- 羟色胺，可引起类癌综合征，表现为支气管痉挛、阵发性心动过速、水样腹泻、面部潮红等。

肺癌的临床疗效有限，预后不好，早发现、早诊断、早治疗是提高肺癌的治愈率和生存率的关键。40 岁以上人群尤其长期吸烟者，出现咳嗽、咳痰、痰中带血、胸痛或刺激性咳嗽、干咳无痰等症状时，应及时进行胸部 X 线、痰液细胞学检查及肺纤维支气管镜检查和病理活检，以早期确诊，及早接受治疗。

第 4 节　鼻　咽　癌

鼻咽癌是起源于鼻咽部上皮组织的恶性肿瘤。在我国有明显的地域特征，以广东、广西、福建等省或自治区多见。男性患者多于女性，发病年龄多在 40 ～ 50 岁。临床表现为鼻出血、鼻塞、耳鸣、听力减退、偏头痛、复视、颈部淋巴结肿大等。

（一）病因

鼻咽癌病因尚未完全阐明，主要与以下因素有关。

1. EB 病毒　与鼻咽癌的发生关系密切，但机制未明。90% 以上鼻咽癌患者血清中有 EB 病毒的抗原和相应抗体，对鼻咽癌诊断有重要意义。

2. 遗传因素　部分鼻咽癌患者有明显的家族性。移居国外或外地的鼻咽癌患者，其后裔的发病率仍远高于当地人群，提示本病与遗传因素有关。

3. 化学致癌物　某些化学致癌物如亚硝胺类、多环芳烃类及微量元素镍等与鼻咽癌的发病也有关系。

（二）病理变化

鼻咽癌最好发于鼻咽顶部，其次是鼻咽外侧壁和咽隐窝，前壁最少见。鼻咽癌早期表现为局部黏膜粗糙和隆起或隆起黏膜的小结节。进展期表现为结节型、菜花型、黏膜下浸润型和溃疡型，其中以结节型最多见。黏膜下浸润型的黏膜表面完好，而黏膜下癌细胞常广泛浸润或转移到颈部淋巴结，此型常因颈部淋巴结肿大而被发现确诊。

鼻咽癌的组织学类型有鳞状细胞癌、泡状核细胞癌、腺癌、未分化癌。其中以低分化鳞癌最多见，此型与 EB 病毒关系密切。泡状核细胞癌对放射治疗敏感。

（三）临床病理联系

鼻咽癌早期症状不明显，易被忽略。临床上，肿瘤浸润破坏鼻黏膜组织，表现为鼻塞、鼻涕带血，侵犯咽鼓管引起耳鸣、听力减退，侵犯三叉神经引起顽固的偏头痛，侵犯展神经引起复视；肿瘤转移到颈部淋巴结表现为颈部肿块。半数以上患者以颈部淋巴结无痛性肿大为首发症状。多数患者确诊时已是中晚期，肿瘤已发生转移，治愈率低。泡状核细胞癌和低分化鳞癌对放射治疗敏感，但是易复发。

自 测 题

A_1/A_2 型题

1. 慢性支气管炎患者咳痰的病变基础是
   A. 纤毛粘连、倒伏，黏膜上皮变性、坏死
   B. 支气管壁充血、水肿，淋巴细胞、浆细胞浸润
   C. 支气管平滑肌束断裂
   D. 黏膜上皮杯状细胞增多，腺体增生肥大
   E. 支气管软骨萎缩、钙化、骨化
2. 慢性支气管炎最常见的并发症是
   A. 肺结核　B. 阻塞性肺气肿
   C. 支气管哮喘　D. 支气管扩张
   E. 肺脓肿
3. 慢性肺源性心脏病发病的主要环节是
   A. 肺血管床减少　B. 肺动脉高压
   C. 肺纤维化　D. 胸廓畸形
   E. 慢性支气管炎并发慢性阻塞性肺气肿
4. 慢性肺源性心脏病的心脏病变主要表现为
   A. 左心室肥大扩张　B. 左心房肥大扩张
   C. 右心室肥大扩张　D. 右心房肥大扩张
   E. 二尖瓣狭窄
5. 大叶性肺炎红色肝样变期，肺泡腔内渗出物主要是
   A. 浆液及红细胞
   B. 浆液及中性粒细胞
   C. 纤维素及红细胞
   D. 纤维素及中性粒细胞
   E. 浆液及纤维素
6. 大叶性肺炎灰色肝样变期，肺泡腔内主要渗出物为
   A. 浆液及红细胞
   B. 纤维素及中性粒细胞
   C. 浆液及纤维素
   D. 红细胞及纤维素
   E. 纤维素及巨噬细胞
7. 大叶性肺炎的病变性质是
   A. 纤维素性炎　B. 变态反应性炎
   C. 化脓性炎　D. 浆液性炎
   E. 出血性炎
8. 大叶性肺炎肺肉质变是由于
   A. 红细胞渗出过多
   B. 中性粒细胞渗出过少
   C. 红细胞渗出过多
   D. 中性粒细胞渗出过多
   E. 纤维素渗出过少
9. 铁锈色痰常见于大叶性肺炎的
   A. 充血水肿期　B. 红色肝样变期
   C. 灰色肝样变期　D. 溶解消散期
   E. 中毒性休克
10. 下列哪项不符合小叶性肺炎的病变特点
    A. 多由细菌混合感染引起
    B. 好发于老人、儿童、久病卧床者
    C. 以细支气管为中心的纤维素性炎症
    D. 常作为其他疾病的并发症出现
    E. 病灶散在分布，可互相融合
11. 小叶性肺炎主要表现为何种炎症
    A. 肉芽肿性炎　B. 卡他性炎
    C. 出血性炎　D. 假膜性炎
    E. 化脓性炎
12. 病毒性肺炎的病理诊断依据是
    A. 间质性肺炎
    B. 透明膜形成
    C. 淋巴细胞、单核细胞浸润
    D. 肺泡上皮细胞内有病毒包涵体
    E. 肺泡壁毛细血管扩张
13. 病毒性肺炎属于
    A. 间质性肺炎　B. 支气管肺炎
    C. 大叶性肺炎　D. 小叶性肺炎
    E. 融合性肺炎

14. 肺癌最常见的组织学类型是
A. 燕麦细胞癌 B. 大细胞癌
C. 鳞状细胞癌 D. 腺癌
E. 未分化癌

15. 肺癌最常见的早期症状是
A. 刺激性呛咳 B. 胸闷、气急
C. 胸痛 D. 血痰
E. 发热

16. 鼻咽癌最好发的部位是
A. 鼻咽前壁 B. 鼻咽外侧壁
C. 咽隐窝 D. 鼻咽顶部
E. 梨状隐窝

17. 患者，男性，25 岁，酗酒后淋雨，第二天全身酸痛，寒战，体温 39.5℃，三天后感到胸痛、咳嗽，咳铁锈色痰。X 线检查，左肺下叶有大片致密阴影，其可能患有
A. 急性支气管炎 B. 小叶性肺炎
C. 病毒性肺炎 D. 大叶性肺炎
E. 支原体肺炎

18. 患者，男性，68 岁，因骨折卧床数月。近半个月常咳嗽，咳黄色黏液痰。查体：双肺下叶可闻及湿啰音。X 线示双肺下叶不规则散在小片状模糊阴影。最可能的诊断为
A. 大叶性肺炎
B. 小叶性肺炎
C. 慢性支气管炎
D. 慢性肺源性心脏病
E. 继发性肺结核

（黎国明）

第 8 章

消化系统疾病

消化系统由消化道和消化腺两大部分组成。消化道包括口腔、咽、食管、胃、小肠和大肠，消化腺包括 3 对大唾液腺、肝、胰腺和消化管壁内的许多小腺体。这些器官协调合作，把从外界摄取的食物进行消化，吸收其营养物质，经肝脏加工解毒，供机体所需，未被吸收的食物残渣排出体外。消化系统是保证人体新陈代谢正常进行的重要系统。消化系统的常见疾病有消化性溃疡、肝硬化、食管癌、胃癌、大肠癌、肝癌等。

第 1 节　消化性溃疡

案例 8-1

患者，男性，25 岁。黑便 3 天。3 小时前突然呕血约 300ml。近两年来反复中上腹疼痛，反酸、嗳气，进食后腹痛缓解。查体：血压 125/85mmHg，血红蛋白（Hb）78g/L，心率 90 次 / 分，神志清楚，腹软，无压痛，肝脾未及。入院后胃镜检查：在十二指肠球部见一个大小约 0.5cm×0.5cm 的溃疡，溃疡底部附白苔，周围黏膜明显充血水肿，查幽门螺杆菌（Hp）（+），临床诊断：十二指肠球部溃疡。

问题：1. 消化性溃疡有哪些典型症状？其发生的主要病因是什么？

2. 确诊消化性溃疡，辅助检查首选什么方法？

消化性溃疡是指以胃和十二指肠黏膜形成慢性溃疡为特征的一种疾病，多发生于 20 ～ 50 岁青壮年，十二指肠溃疡比胃溃疡多见。

（一）病因及发病机制

消化性溃疡的病因及发病机制尚未完全清楚，目前认为本病的发生与下列因素有关。

1. 胃液消化作用　胃壁或十二指肠壁溃疡的形成主要是局部组织被胃酸和胃蛋白酶消化的结果。

引起胃酸分泌亢进的因素：①长期精神因素刺激，使自主神经功能紊乱，迷走神经兴奋性增高或降低，均可致酸性胃液分泌增多。②组胺刺激增加，机体在应激反应时，组胺释放增多，引起胃酸持续分泌，胃酸又促进胃蛋白酶原分泌，并使其转化为胃蛋白酶，使胃液的消化作用增强。③肾上腺皮质激素能促进胃酸分泌增多，同时使黏液分泌减少。临床上使用皮质激素或促皮质激素类药物，可引起溃疡病变加重、复发或产生新的溃疡。

2. 幽门螺杆菌（Hp）感染　多数十二指肠溃疡和胃溃疡患者合并幽门螺杆菌感染。幽门螺杆菌通过分泌尿素酶、蛋白酶和产生炎症介质等，引起黏膜上皮和血管内皮的损伤。

3. 黏膜抗消化能力降低　正常的胃和十二指肠黏膜具有很强的抗消化能力，主要是通过胃和十二指肠的黏膜屏障、黏液屏障和碳酸氢盐屏障保护黏膜不被胃液所消化。此外，正常的黏膜血流和细胞更新也是保持黏膜完整性的重要因素。Hp 感染、胃酸分泌过多、长期服用水杨酸类或非甾体类抗炎药物（如阿司匹林）、酗酒、吸烟、喝浓茶等，都可以使屏障破坏，致使胃液对黏膜进行消化，形成溃疡。

4. 其他因素　精神因素刺激可引起大脑皮质功能失调，从而导致自主神经功能紊乱，促使胃酸分泌增多。另外，溃疡病在一些家族中有高发趋势，O 型血者溃疡病的发病率比其他血型者高，说明本病可能与遗传有关。

考点　消化性溃疡的病因

（二）病理变化

肉眼观：胃溃疡多位于胃小弯近幽门部，尤其胃窦部，溃疡多为单个，形状为圆形或椭圆形，直径小于 2cm；底部平坦，边缘整齐；溃疡可深达黏膜下层、肌层甚至浆膜；溃疡周围黏膜皱襞呈放射状向溃疡集中（图 8-1）。溃疡切面呈斜漏斗状，幽门侧稍浅，贲门侧呈潜掘状（图 8-2）。十二指肠溃疡常见于球部的前、后壁，溃疡小而浅，一般在 1cm 以内。

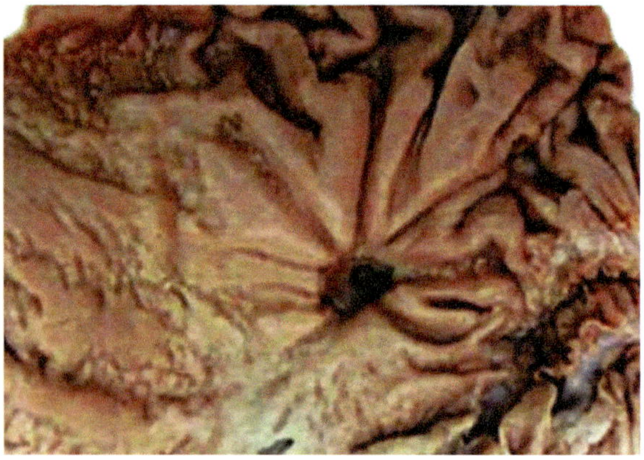

图 8-1　胃溃疡（肉眼观）

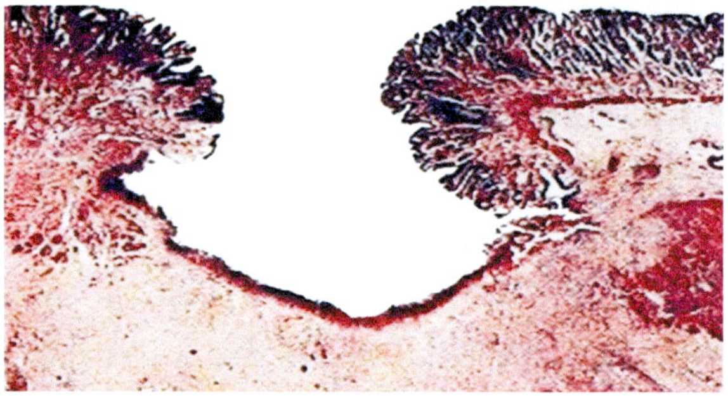

图 8-2　胃溃疡切面（镜下观）
溃疡贲门侧（右侧）较深，呈潜掘状

镜下观：溃疡底部由四层组织组成，从表层到深层分别为渗出层（炎症细胞和纤维蛋白）、坏死层（细胞坏死崩解物）、肉芽组织层和瘢痕层。瘢痕层内可见增生性小动脉内膜炎致血管壁增厚，管腔变窄，这是溃疡难以愈合的因素；可见细小动脉炎性增生，神经纤维断裂呈球状增生，瘢痕收缩，刺激增生的神经纤维可引起疼痛（图 8-3）。

考点　消化性溃疡的病变特点

（三）临床病理联系

1. 上腹部疼痛　周期性、节律性上腹部疼痛是消化性溃疡的主要症状，常与进餐有关。胃溃疡患者常有餐后痛，疼痛常在餐后半小时至两小时出现，可能由进食后食物刺激，胃酸分泌增多，刺激溃疡面及局部神经末梢，引起胃壁平滑肌痉挛所致。临床上使用抑酸药和解痉药均能缓解疼痛。十二指肠溃疡患者则表现为空腹痛、饥饿痛或夜间痛，进食后缓解。可能是由饥饿或夜间迷走神经兴奋性增高，胃酸和胃蛋白酶分泌增多，胃液对溃疡的刺激增强而引起，进食后胃酸被稀释，排空停止，对溃疡的刺激减弱，疼痛缓解。疼痛多为钝痛、烧灼痛，持续时间不等。疼痛症状常因精神刺激、过度疲劳、饮食不规则或气候骤变等诱发或加重。

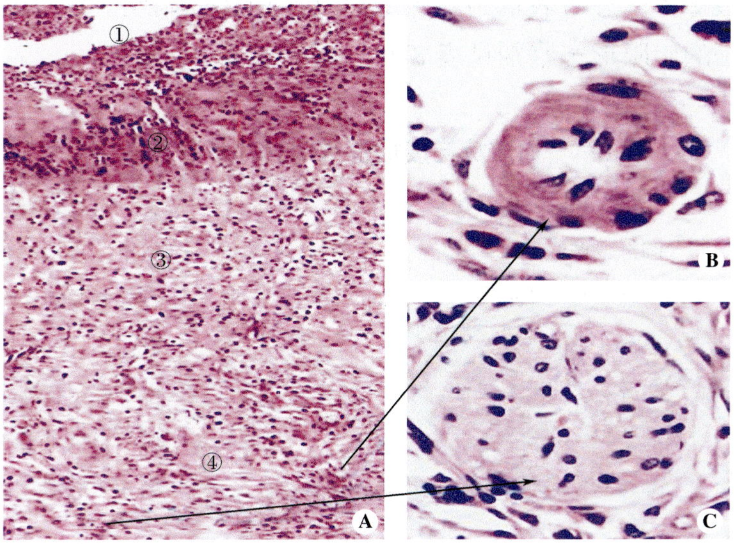

图 8-3　胃溃疡（镜下观）

A. 溃疡底部，①渗出层，②坏死层，③肉芽组织层，④瘢痕层；B. 溃疡深部增生性小动脉内膜炎；C. 神经纤维球状增生

2. 反酸、嗳气　由于胃酸分泌过多、幽门括约肌痉挛、胃逆蠕动，胃内容物反流至食管和口腔引起烧灼感或反酸；由于幽门括约肌痉挛及食物在胃内滞留，消化不良，发酵产气，引起上腹饱胀和嗳气。

（四）结局及并发症

1. 愈合　消除病因，积极治疗，溃疡由肉芽组织增生填充，表面黏膜上皮再生而愈合。

2. 并发症

（1）出血：是最常见的并发症。溃疡活动期，由于局部组织坏死，血管受侵蚀而破裂引起出血。溃疡底部毛细血管破裂可使溃疡面有少量出血，此时仅大便隐血试验阳性；较大的血管破裂时，可致大出血，患者出现呕血与黑便，严重者可出现失血性休克。

（2）穿孔：十二指肠溃疡穿孔较多见。溃疡穿透浆膜与腹腔相通，形成急性穿孔（图 8-4），并导致急性腹膜炎。患者出现剧烈腹痛，腹肌紧张呈板状，X 线检查可见膈下有游离气体，严重者可发生休克。若穿孔部和排泄物被大网膜包绕或与周围器官粘连则形成穿孔部周围局限性腹膜炎。

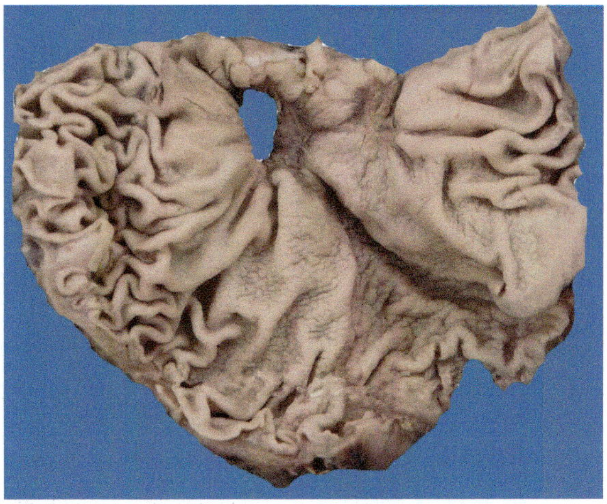

图 8-4　胃穿孔

（3）幽门梗阻：溃疡周围组织充血、水肿或反射性痉挛可形成功能性梗阻；溃疡愈合、瘢痕形成和收缩可形成器质性梗阻。临床上出现餐后上腹部饱胀，频繁呕吐宿食，严重时可引起水、

电解质紊乱和代谢性碱中毒等。

（4）癌变：由于溃疡边缘黏膜上皮反复损伤、增生，细胞发生癌变，此时溃疡边缘隆起，面积增大，直径超过 2cm。患者表现为上腹部持续疼痛伴恶病质。十二指肠溃疡极少恶变。胃溃疡与溃疡型胃癌的肉眼形态鉴别见表 8-1。

表 8-1　胃溃疡与溃疡型胃癌的肉眼形态鉴别

鉴别点	胃溃疡	溃疡型胃癌
外形	圆形或椭圆形	不整，火山口状
大小	直径一般＜ 2cm	直径常＞ 2cm
深度	较深	较浅
边缘	整齐、不隆起	不整齐、隆起
底部	较平坦、坏死少	凹凸不平，有坏死、出血
周围黏膜	黏膜皱襞向溃疡集中，呈放射状	黏膜皱襞消失，结节状增厚

考点 消化性溃疡的主要症状及并发症

第 2 节　肝　硬　化

肝硬化是各种慢性肝病长期发展引起肝细胞变性、坏死，肝内纤维组织增生和肝细胞结节状再生，三种病变反复交替进行，导致肝小叶结构及血管的破坏和改建，使肝脏变形、变硬。肝硬化早期无明显症状，后期出现门静脉高压症和肝功能障碍。

在国际上，按大体形态特征把肝硬化分为三类：大结节性肝硬化、小结节性肝硬化、混合结节性肝硬化。我国临床上常结合病因、病变及临床表现，将肝硬化分为门脉性、坏死后性、胆汁性、淤血性、寄生虫性和色素性肝硬化等，以门脉性肝硬化最多见。

一、门脉性肝硬化

门脉性肝硬化是最常见的一种肝硬化，相当于国际形态分类的小结节性肝硬化。

（一）病因及发病机制

1. 病毒性肝炎　是我国门脉性肝硬化的主要原因，尤其是乙型肝炎和丙型肝炎。在肝硬化患者的肝组织中，可检出乙型肝炎病毒表面抗原（HBsAg）。

2. 慢性酒精中毒　乙醇的中间代谢产物乙醛对肝细胞有直接毒害作用，致肝细胞脂肪变性而逐渐演变成肝硬化。

3. 营养缺乏　长期营养不良，食物中缺乏甲硫氨酸和胆碱等物质时，肝合成磷脂障碍，引起肝细胞脂肪变性而逐渐发展为肝硬化。

4. 药物及化学毒物中毒　长期服用某些有肝损害的药物（如对乙酰氨基酚、抗结核药物等），或接触有毒物质（如砷、磷、四氯化碳等），肝细胞发生中毒性损伤，引起肝硬化。

在上述各种因素长期作用下，肝细胞反复发生变性与坏死及炎症反应，在坏死基础上发生进行性的纤维组织增生。增生的纤维组织形成间隔，将肝小叶分割或包绕成大小不等的肝细胞团，形成假小叶而导致肝脏结构与功能紊乱，质地变硬。

考点　肝硬化的病因

（二）病理变化

肉眼观，早期肝脏体积正常或略增大，质地稍硬。后期肝体积缩小、重量减轻，硬度增加。表面呈细颗粒状或小结节状，结节大小较一致，直径多在 0.1 ～ 0.5cm；结节周围为灰白色的纤维间隔，纤维间隔细窄，且比较一致（图 8-5）。镜下观，正常肝小叶结构破坏，增生的纤维组织将肝小叶分割成大小不一的圆形或椭圆形肝细胞团，称为假小叶（图 8-6）。假小叶内肝细胞排列紊乱，可见肝细胞变性、坏死及再生现象；中央静脉缺如、偏位或出现两个以上；增生纤维间隔较窄，其内有淋巴细胞浸润及小胆管增生。

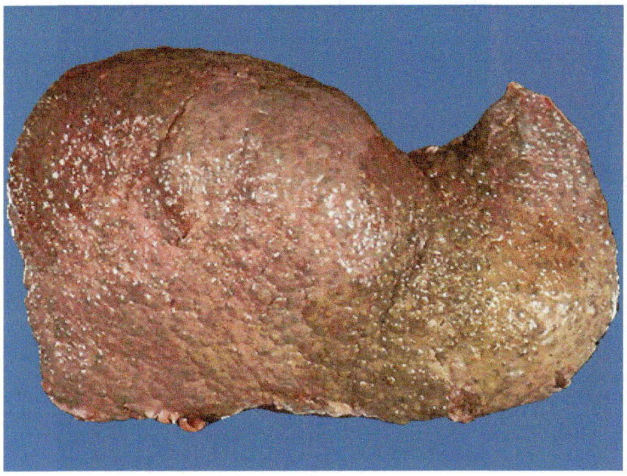

图 8-5　门脉性肝硬化（肉眼观）

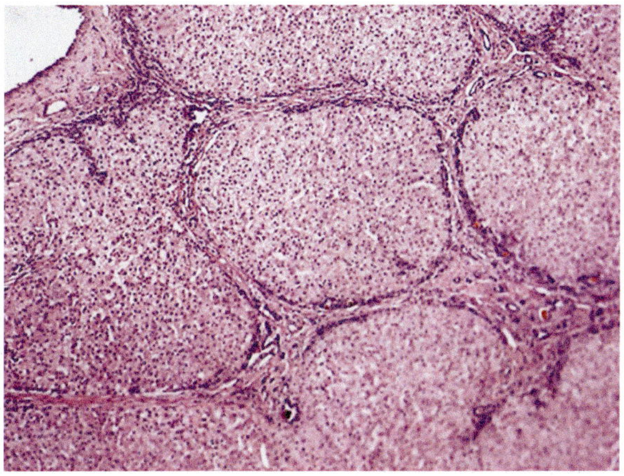

图 8-6　假小叶

（三）临床病理联系

1. 门静脉高压症　由肝内血管系统在肝硬化时被破坏改建引起，其主要发生机制：①窦性阻塞，由于肝内广泛的结缔组织增生，肝血窦闭塞及窦周纤维化，使门静脉循环受阻；②窦后性阻塞，假小叶和增生的纤维组织压迫小叶下静脉，使肝窦内血液流出受阻，进而阻碍门静脉血液流入肝血窦；③窦前动静脉吻合，肝动脉小分支与门静脉小分支在汇入肝窦前异常吻合，使压力高的肝动脉血直接流入门静脉。

门静脉高压症的主要表现如下。

（1）脾大：脾静脉血回流受阻，引起慢性脾淤血，使脾脏体积增大。脾大可伴有脾功能亢进，血细胞破坏增多，患者表现为贫血及出血倾向。

（2）胃肠道淤血、水肿：由于胃肠道静脉血回流受阻，胃肠壁淤血、水肿，导致患者出现食欲不振、腹胀、消化不良等症状。

（3）腹水：是肝硬化晚期常见症状，患者腹部明显膨隆（图 8-7），其形成原因为①门静脉高压，使门静脉系统淤血，毛细血管内压和管壁通透性增高；②肝功能障碍，合成血浆蛋白能力降低，血浆胶体渗

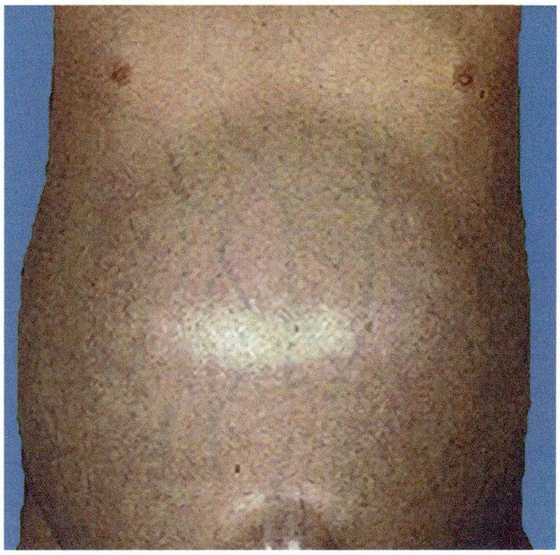

图 8-7　腹水

蛙状腹及腹壁浅静脉曲张

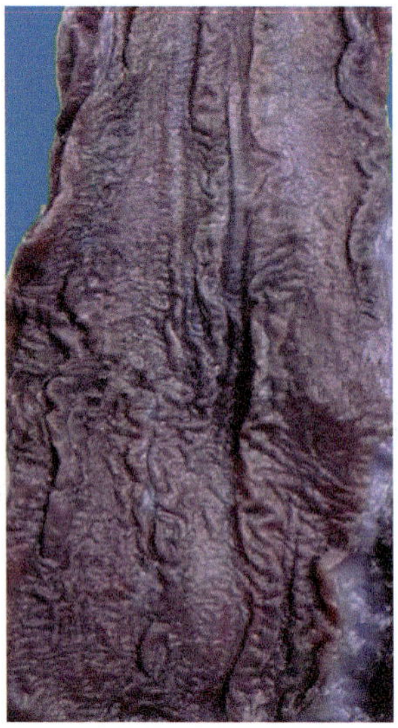
图 8-8 食管下段静脉曲张

透压下降，水漏出增多；③肝功能受损，对醛固酮、抗利尿激素等灭活功能下降，导致水钠潴留；④假小叶和增生的纤维压迫，导致窦内压升高，肝淋巴液生成增多。

（4）侧支循环形成：门静脉压增高后，门静脉与腔静脉之间的吻合支发生代偿性扩张，部分门静脉血经扩张的吻合支（侧支）绕过肝直接通过腔静脉回流至右心。主要的侧支循环有①食管下段静脉丛曲张（图 8-8），其通路为经胃冠状静脉、食管静脉丛、奇静脉流入上腔静脉。如果食管下段静脉曲张发生破裂时，可导致上消化道大出血，是肝硬化患者的常见死亡原因。②直肠静脉丛曲张，其通路为经肠系膜下静脉、直肠静脉丛、髂内静脉进入下腔静脉。直肠静脉丛曲张，形成痔核，痔核破裂常发生便血，长期便血导致贫血。③脐周及腹壁浅静脉曲张，其通路为经脐（脐旁）静脉、脐周静脉，而后向上经胸腹壁静脉分别进入上腔静脉和下腔静脉；脐周静脉丛高度扩张，可出现海蛇头现象，是门静脉高压的重要体征之一。

考点 门静脉高压症的主要表现

2. 肝功能障碍　肝细胞长期反复变性、坏死，引起肝功能障碍。

（1）出血倾向：由于肝合成凝血因子减少，以及脾功能亢进使血小板破坏过多，患者皮肤、黏膜及皮下出血。

（2）蛋白质合成障碍：由于蛋白质合成障碍，患者血浆白蛋白含量减少；从胃肠道吸收的一些未经肝处理的抗原物质，刺激免疫系统合成球蛋白增多，导致血浆白蛋白 / 球蛋白比值降低，甚至倒置。

（3）激素灭活功能降低：肝细胞受损，对雌激素的灭活能力减弱，体内雌激素增多，导致男性乳房发育，睾丸萎缩，女性月经不调等。患者常表现为颈、面、胸、臂等处皮肤小动脉及其分支蜘蛛网状扩张，称为蜘蛛痣（图 8-9）；患者两手掌面大、小鱼际出现暗红色斑，称为肝掌。

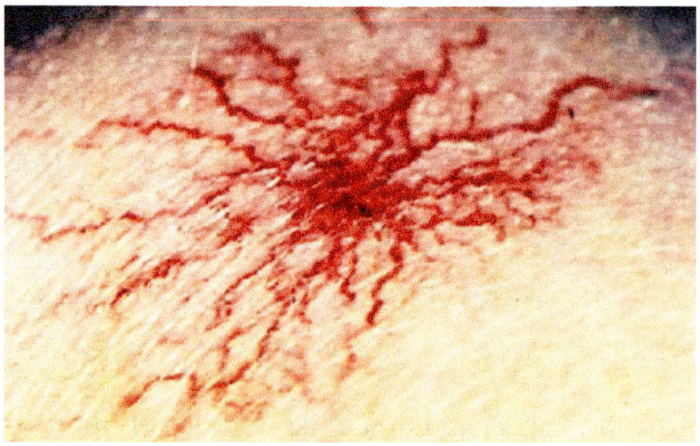
图 8-9 蜘蛛痣

考点 蜘蛛痣发生的原因

（4）黄疸：主要由肝细胞受损和胆汁淤积所致。

（5）肝性脑病（肝昏迷）：是肝功能极度衰竭的表现，是肝硬化晚期最严重的并发症和死亡的最重要原因。

考点 肝硬化晚期最严重的并发症

（四）结局

肝硬化早期如能及时消除病因，积极治疗，加之肝脏代偿功能很强，病变可相对静止甚至减轻，肝功能有所改善；晚期患者则预后不良，造成死亡的主要原因有食管下段静脉破裂大出血、肝性脑病、合并严重感染等，部分患者可合并肝癌。

二、坏死后性肝硬化

（一）病因及发病机制

坏死后性肝硬化是在肝细胞发生大片坏死基础上发生的，相当于国际形态分类的大结节性肝硬化或混合结节性肝硬化。坏死后性肝硬化多由亚急性重型肝炎和慢性重型肝炎病变演化发展而来，也可由某些药物及化学物质中毒，引起肝实质的大片坏死，最终发展为肝硬化。

（二）病理变化与后果

本型肝硬化与门脉性肝硬化不同的病变特点为：肝体积缩小以左叶为甚，结节较大，且大小不等，最大结节可达 5cm，切面见结节周围的纤维间隔明显增宽，且宽窄不一（图 8-10）；镜下见肝细胞坏死灶大小不等，分布不规则，所以假小叶的形状大小也不一致；小叶间的纤维间隔较宽且宽窄不一，其间炎症细胞浸润、小胆管增生（图 8-11）。

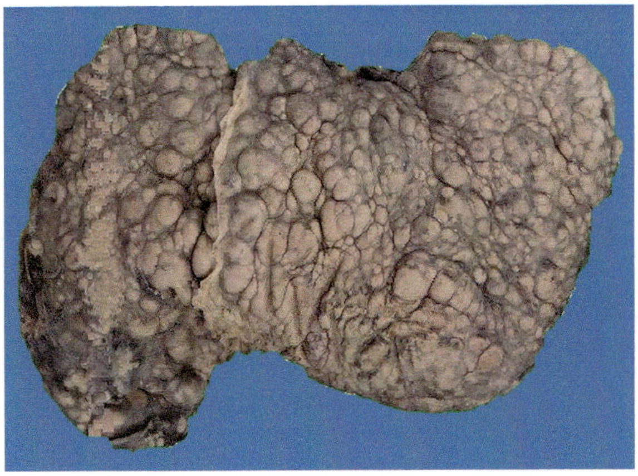

图 8-10 坏死后性肝硬化（肉眼观）

肝表面可见大小不等的结节突起，肝变形变硬

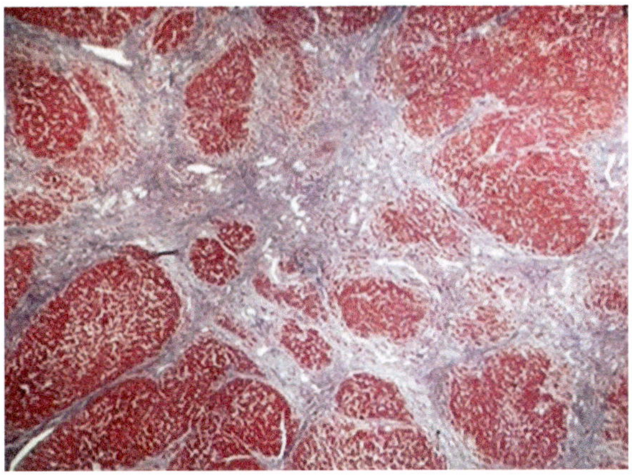

图 8-11 坏死后性肝硬化（镜下观）

假小叶间的纤维间隔较宽且宽窄不一

坏死后性肝硬化由于肝细胞坏死较严重，病程较短，故肝功能障碍较门脉性肝硬化重且出现早，而门静脉高压症较轻且出现较晚。此外，该型癌变率较高，预后较差。

第 3 节 消化系统常见肿瘤

一、食 管 癌

食管癌是食管黏膜上皮或腺体发生的恶性肿瘤，我国以太行、苏北、川北以及潮汕地区为食管癌高发区，发病年龄多在 40 岁以上，男性多于女性。

（一）病因

食管癌的病因尚未完全明了，主要与下列因素有关。

1. 生活习惯 长期食用被黄曲霉菌、白地霉菌等污染的酸菜或粮食，长期食用过热、过硬食物，进食过快，酗酒，吸烟等；水、土壤、食物中亚硝胺及其前身物质含量过高；微量元素如钼、锌、铜等缺乏都与食管癌的发病密切相关。

2. 慢性食管炎　长期的慢性食管炎，可能是食管癌的癌前病变。

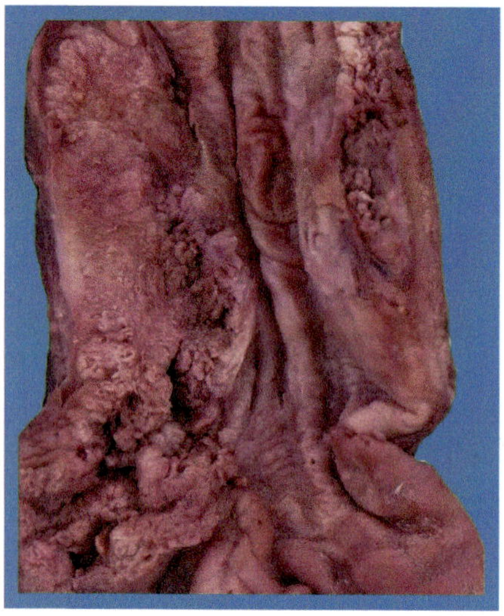

图 8-12　缩窄型食管癌

3. 遗传因素　在食管癌高发区，食管癌有明显的家族聚集现象。提示遗传易感性与食管癌的发生有一定的关系。

（二）病理变化

食管癌以食管中段最为多见，下段次之，上段最少，可分为早期和中晚期两大类。组织学类型主要为鳞状细胞癌。

1. 早期癌　是指病变仅局限为原位癌、黏膜内癌或黏膜下癌，未侵及肌层，无淋巴结转移，预后较好。内镜检查基本正常或管壁仅有轻度局限性僵硬。

2. 中晚期癌　又称为进展期癌。此期癌肿浸润深度达肌层以下，根据肉眼形态特点，可分为四型：溃疡型、髓质型、蕈伞型、缩窄型（图 8-12）。

（三）扩散

食管癌可通过直接蔓延、淋巴道途径和血行途径转移扩散。

（四）临床病理联系

早期癌，由于临床症状不明显常易被忽视，偶有咽下食物哽噎感；中晚期癌典型症状为进行性吞咽困难；晚期由于进食受阻，患者常极度消瘦或恶病质。带网状气囊食管脱落细胞学检查是一种简便易行的食管癌普查筛选诊断方法。

考点　食管癌中晚期的典型症状

二、胃　癌

胃癌是胃黏膜上皮及腺上皮发生的恶性肿瘤，是消化道最常见的恶性肿瘤。男性发病多于女性。

（一）病因

胃癌的病因尚未完成阐明。目前认为可能与下列因素有关。

1. 环境因素及饮食习惯　胃癌的发生有一定的地理分布特点，我国东部沿海地区及西北河西走廊一带是胃癌高发区，可能与各地区土壤、水源、饮食习惯、食物保存与烹调方法、饮食中所含致癌物质的量有关。实验证明，高盐食品、亚硝酸盐、霉变食品都可诱发动物胃癌。

2. 幽门螺杆菌感染　流行病学调查提示，幽门螺杆菌的感染与胃癌的发生可能有关。

3. 癌前病变　慢性萎缩性胃炎伴有严重肠上皮化生，可以通过非典型增生进展为胃癌；部分慢性胃溃疡可发生癌变。

（二）病理变化

胃癌最常发生于胃窦部，尤其是胃小弯侧。根据胃癌的病变及进展程度分为早期胃癌和进展期胃癌两类。

考点　胃癌的好发部位

1. 早期胃癌　癌组织浸润仅限于黏膜层及黏膜下层。早期胃癌可伴有淋巴结转移，经手术治疗，预后良好。早期胃癌肉眼类型可分为隆起型、表浅型、凹陷型三型，其中凹陷型最多见，组织学类型以管状腺癌最多见，其次为乳头状腺癌。

2. 进展期胃癌　癌组织浸润至肌层以下或胃壁全层，常有扩散或转移，浸润越深，预后越差。

根据肉眼观特点，可分为息肉型、溃疡型（图 8-13）和浸润型。

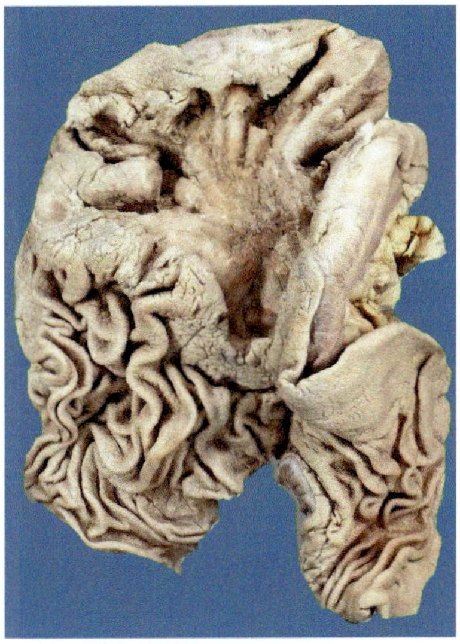

图 8-13　溃疡型胃癌

溃疡型一般多呈皿状，底部凹凸不平，边缘隆起，如火山口状。伴有溃疡形成的胃癌有时需要与消化性溃疡进行鉴别。典型的弥漫浸润型胃癌其胃的形状似皮革制成的囊袋，因而有革囊胃之称。

进展期胃癌的组织学类型有乳头状腺癌、管状腺癌、黏液腺癌、印戒细胞癌和未分化癌等。

（三）扩散

淋巴道转移为胃癌最主要的转移途径，最先转移到局部淋巴结，然后进一步转移至腹主动脉旁、肝门或肠系膜淋巴结，晚期可沿胸导管转移至左锁骨上淋巴结。血行转移多发生于胃癌晚期，可转移至肝，其次为肺、骨和脑；晚期胃癌特别是黏液癌，可脱落到腹腔，种植于腹腔或盆腔内器官，如转移至双侧卵巢，形成转移性黏液腺癌，称为库肯勃（Krukenberg）瘤。

（四）临床病理联系

胃癌早期症状常不明显，半数患者较早出现上腹隐痛。随着病变发展可出现上腹部疼痛、饱胀不适、胃酸缺乏、消瘦、胃出血、贫血等，晚期常出现幽门梗阻、上消化道出血和恶病质。大便隐血试验常呈持续阳性。

使用纤维胃镜检查，钳取组织活检，对胃癌早期诊断具有重要价值。

三、大　肠　癌

大肠癌是大肠黏膜腺上皮发生的恶性肿瘤，包括结肠癌和直肠癌。在常见的恶性肿瘤中，大肠癌的发病率位居第三。在我国，由于饮食结构改变，大肠癌的发病率有增加趋势，其发病率在消化道恶性肿瘤中仅次于胃癌和食管癌。患者多为 40 ～ 60 岁，且趋向年轻化。

（一）病因

1. 饮食因素　高蛋白、高脂肪和低纤维的饮食与本病发病有关，可能是这类饮食延长了肠黏膜与食物中致癌物质的接触时间所致。此外，肠道中厌氧菌分解一些物质如胆汁酸、中性类固醇等可形成致癌物质。

2. 遗传因素　大肠癌具有家族性高发现象，结直肠家族性腺瘤性息肉病发生癌变的概率极高，遗传性非息肉病性结直肠癌的发生与基因修复性缺陷有关。

3. 某些伴有肠黏膜增生的慢性肠疾病　如绒毛乳头状腺瘤和慢性溃疡性结肠炎被认为是

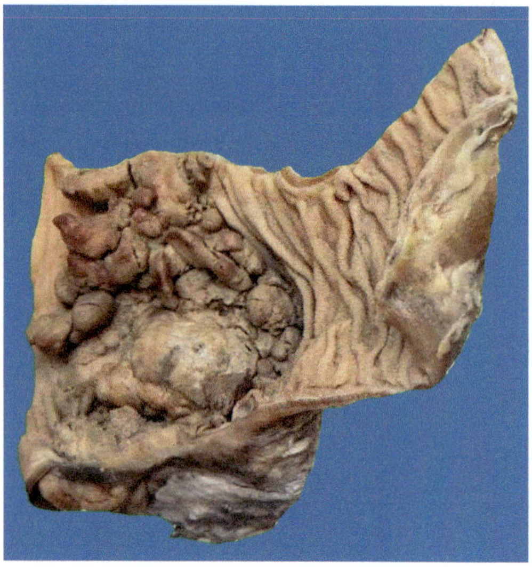

图 8-14 隆起型大肠癌

大肠癌的癌前病变；慢性肠血吸虫病是大肠癌的重要诱因之一。

（二）病理变化

大肠癌以发生在直肠最多，其次为乙状结肠、盲肠及升结肠等，大多数为单个。肉眼观察一般分为四型：隆起型（图 8-14）、溃疡型、浸润型和胶样型。镜下以管状腺癌、乳头状腺癌多见，其次为低分化腺癌、黏液腺癌和印戒细胞癌等。

（三）扩散

大肠癌可通过局部扩散、淋巴道转移、血行转移和种植转移进行转移扩散。局部淋巴结转移较为常见，发生较早；血行转移以肝多见。

考点 大肠癌的扩散方式

（四）临床病理联系

大肠癌早期无明显症状。中晚期，大肠癌临床表现因发生部位和累及范围不同而异。因左侧大肠肠腔较小，且癌肿多环状缩窄生长，易发生肠狭窄，引起肠梗阻；右侧大肠肠腔较宽，癌肿较少引起肠梗阻，但肿块一般体积较大，常可在右下腹触及肿块并伴有贫血和中毒症状。直肠癌和乙状结肠癌常伴有大便习惯改变和粪便表面附着血斑（便血），肿瘤破溃出血时，大便可带鲜血。

内镜检查是大肠癌最有效、可靠的辅助检查。血清中检测癌胚抗原（CEA），对判断大肠癌术后肿瘤复发或转移有一定参考价值。

四、原发性肝癌

原发性肝癌是肝细胞或肝内胆管上皮细胞发生的恶性肿瘤，以肝细胞癌最为常见，胆管细胞肝癌较为少见。我国肝癌发生率较高，发病年龄多在中年以上，男性多于女性。

（一）病因

原发性肝癌的病因尚未完全阐明，大量的流行病学资料表明，肝癌发生与以下因素有关。

1. 肝炎病毒　乙型肝炎病毒（HBV）和丙型肝炎病毒（HCV）与肝癌关系密切。在我国，肝癌病例 HBsAg 阳性率较高，肝癌细胞基因组里常见有 HBV 基因整合于其中。

2. 肝硬化　肝细胞癌常发生在肝硬化的基础上，尤其是与 HBV 感染有关的坏死后性肝硬化。

3. 食物中化学致癌物质　黄曲霉菌生成的毒素，尤其是黄曲霉毒素 B_1，可诱发实验动物的肝细胞癌。在肝癌高发区，食物被黄曲霉菌污染的情况也较严重。杂色曲霉菌、亚硝胺类食物、乙醇等与肝癌的关系也已引起重视。

（二）病理变化

根据肉眼观，原发性肝癌可分为四型：①小肝癌型，早期肝癌也称小肝癌，指单个癌结节直径在 3cm 以下或两个癌结节直径总和小于 3cm；②结节型，表现为大小不等的癌结节散在分布，本型最多见，常伴有肝硬化；③巨块型，直径多大于 10cm，多位于肝右叶内（图 8-15）；④弥漫型，此型少见。

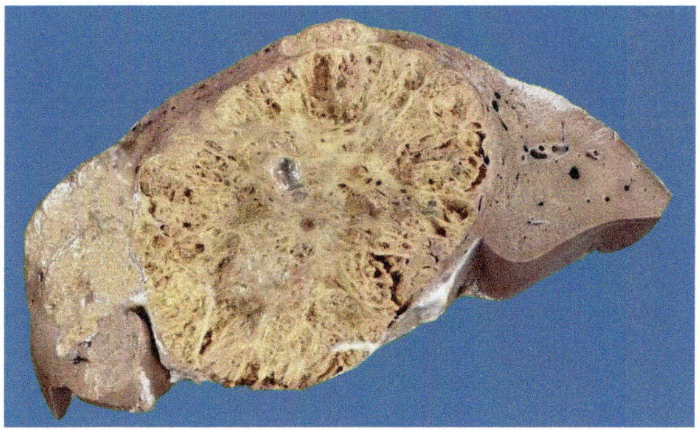

图 8-15　巨块型肝癌

（三）扩散

肝癌首先在肝内蔓延和转移，癌细胞常沿门静脉播散，在肝内形成转移性癌结节。晚期可转移到局部淋巴结、肺（最为多见）、骨、脑等，还可通过种植播散至腹膜和卵巢表面。

（四）临床病理联系

肝癌患者多有肝硬化病史，肝区疼痛为最常见和最主要的症状，约半数以上患者以此为首发症状，多呈间歇性或持续性钝痛。肝大是中晚期肝癌的主要临床体征，患者还可出现黄疸、腹水等，有时由于肝表面癌结节自发破裂引起腹腔大出血。

原发性肝癌发病隐匿，早期可无临床症状，故发现时多为晚期，病死率高，预后差，如果能够早期发现、诊断和接受治疗，可明显改善肝癌患者预后。由于肝癌细胞可分泌甲胎蛋白（AFP），血清 AFP 普查可发现部分早期肝癌病例；影像学检查，尤其 B 超检查是目前肝癌定位检查的首选方法。小肝癌病例施行肝切除术和肝移植等根治性手段，预后甚佳。

考点 AFP 测定意义

医者仁心

肝胆春秋——吴孟超

吴孟超，著名肝胆外科专家，中国科学院院士，中国肝脏外科的开拓者和主要创始人之一。吴孟超从医近 70 载，他始终认为医德比医术重要，德是他挑选弟子的首要标准。吴孟超定下规矩：在确保诊疗效果的前提下，尽量用便宜的药，尽量减少重复检查。他要求医生用最简单、最便宜、最有效的方法为患者治疗。2012 年 2 月，吴孟超被评为感动中国 2011 年度人物。

自　测　题

A_1/A_2 型题

1. 胃溃疡最多见于
   A. 胃底部　B. 胃窦部
   C. 胃小弯近幽门侧　D. 胃小弯近贲门侧
   E. 胃体部
2. 消化性溃疡最常见的并发症是
   A. 出血　B. 穿孔
   C. 溃疡癌变　D. 幽门梗阻
   E. 酸碱平衡紊乱
3. 患者，男性，32 岁，患十二指肠溃疡病 6 年，某日饮白酒约 3 两，次日出现柏油状大便，其最可能的并发症是

A. 胃穿孔 B. 胃出血
C. 胃痉挛 D. 消化不良
E. 癌变

4. 对早期肝癌患者，建议首选的治疗方案是
A. 换肝手术 B. 中草药保守治疗
C. 放射治疗 D. 手术治疗
E. 化疗

5. 我国肝硬化最常见的原因是
A. 慢性酒精中毒 B. 病毒性肝炎
C. 营养不良 D. 胆汁淤滞
E. 化学毒物中毒

6. 门脉性肝硬化的特征性病变是
A. 以肝细胞变性、坏死为主要病变
B. 肝细胞再生为主
C. 肝细胞广泛坏死伴肝细胞再生
D. 假小叶形成
E. 肝组织广泛纤维化

7. 以下哪项不是肝硬化门静脉高压的表现
A. 全血细胞减少 B. 腹壁静脉曲张
C. 腹水 D. 肝性脑病
E. 消化功能紊乱

8. 肝硬化门静脉高压症最突出的临床表现是
A. 全血细胞减少 B. 腹壁静脉曲张
C. 腹水 D. 上消化道出血
E. 蜘蛛痣

9. 食管癌典型症状是
A. 进行性吞咽困难 B. 进食后呕吐
C. 进食时有哽噎感 D. 消瘦
E. 消化不良

10. 我国普查早期食管癌常用检查方法是
A. 食管钡餐检查
B. 内镜检查
C. 带网状气囊食管脱落细胞学检查
D. CT 检查
E. X 线检查

11. 诊断早期胃癌最有效的辅助检查方法是
A. 检测癌胚抗原 B. CT 检查
C. X 线钡餐检查 D. 胃镜检查
E. 大便隐血试验

12. 患者，男性，65 岁，有消化性溃疡病史 30 年。近 1 年来上腹部隐痛，服抗溃疡病药物效果不佳，常有黑便，明显消瘦。查体：左锁骨上淋巴结肿大，中上腹有压痛，未扪及上腹部肿块。该患者最可能的诊断是
A. 胃溃疡 B. 胃癌早期
C. 胃癌晚期 D. 胃溃疡并发出血
E. 胃溃疡并发幽门梗阻

13. 患者，男性，45 岁，有乙肝病史，患肝硬化 7 年。近半年来肝区持续钝痛，怀疑患了肝癌。为明确诊断，应建议患者首选的检查项目是
A. AFP 检测 B. CEA 检测
C. B 超检查 D. CT 检查
E. MRI 检查

14. 患者，男性，36 岁，近一周来反复中上腹疼痛，昨日饱餐饮食半小时后，突发刀割样腹痛，很快波及全腹。查体：全腹压痛，反跳痛，以右上腹最明显，腹肌紧张呈板状强直，肠鸣音未闻及，X 线立位透视可见膈下游离气体。其有溃疡病病史 10 年。该患者可能并发了
A. 出血 B. 急性胃炎
C. 胃急性穿孔 D. 幽门梗阻
E. 癌变

（孙忠亮）

第 9 章 泌尿系统疾病

泌尿系统包括肾脏、输尿管、膀胱和尿道。人体组织细胞新陈代谢过程中产生的各种废物、多余的水和无机盐类等通过泌尿系统排出体外，从而维持人体内环境的清洁与稳定。许多因素可直接或间接对肾脏造成不同程度的损害，使机体内环境发生紊乱，进而危害人的健康，甚至威胁生命。本章主要阐述肾炎、肾盂肾炎、肾癌和膀胱癌。

案例 9-1

患儿，男性，8 岁，咽部疼痛 2 周，水肿、少尿 1 周入院。2 周前曾有过轻度发热、咽喉疼痛，在某诊所按感冒治疗后好转。近 1 周开始出现眼睑、面部水肿，尤以清晨明显，伴有尿量减少，无尿频、尿急、尿痛，3 天前开始出现浓茶样尿。查体：体温 36.8℃，双侧眼睑、面部及阴囊明显水肿，下肢轻度水肿，血压 145/95mmHg。尿常规：尿蛋白（++），红细胞 20 ～ 25/ 高倍视野（HP），白细胞 0 ～ 2/HP，可见红细胞管型和蛋白管型。24 小时尿量 400ml，B 超显示两侧肾脏对称性增大。临床诊断：急性肾小球肾炎。

问题：1. 患儿为什么出现少尿、血尿、蛋白尿和管型尿？

2. 患儿饮食上应注意什么问题？

第 1 节 肾小球疾病

肾小球疾病是以肾小球损害为主的一组疾病。原发性肾小球疾病是原发于肾脏的独立性疾病，肾为唯一或主要受累的器官。继发性肾小球疾病的肾病变是其他疾病引起的，或肾病变是全身性疾病的一部分，如狼疮性肾炎等。此外，血管病变如高血压、代谢疾病如糖尿病等都可引起肾小球病变。本节仅介绍原发性肾小球疾病中的常见类型。

一、病因和发病机制

肾小球疾病的病因和发病机制尚未完全清楚，近年来大量研究证明肾小球疾病大多数是由免疫因素引起的。已知能引起肾小球疾病的抗原有内源性和外源性两大类。内源性抗原包括肾小球性抗原（肾小球基底膜抗原，足细胞、内皮细胞和系膜细胞的细胞膜抗原等）和非肾小球性抗原（DNA、核抗原、免疫球蛋白、肿瘤抗原和甲状腺球蛋白等）。外源性抗原包括细菌、病毒、寄生虫、真菌和螺旋体等病原体的成分及药物、异种血清等。

免疫复合物形成引起肾小球肾炎基本上有两种方式：①抗体与肾小球内固有的不溶性肾

小球抗原或植入在肾小球内的非肾小球抗原，在肾小球原位结合形成免疫复合物，引起肾小球损伤；②血液循环内形成的可溶性抗原－抗体复合物随血液流经肾脏时，在肾小球内沉积引起肾小球损伤。不同的抗原物质引起的抗原抗体反应和形成免疫复合物的方式和部位不同，从而产生不同类型的肾小球疾病。

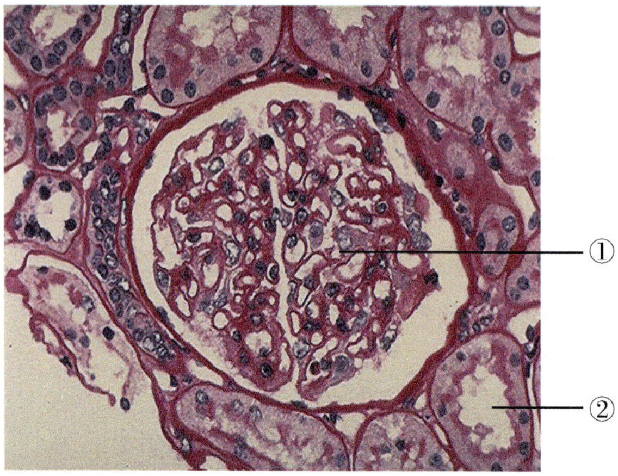

图 9-1 正常肾小球与肾小管
①肾小球；②肾小管

人体有左、右两个肾脏，共有约 200 万个肾单位。肾单位是肾脏最基本的生理结构单位，由肾小球和与之相连的肾小管构成。肾小球由毛细血管丛和肾球囊构成（图 9-1）。肾小球毛细血管内皮细胞、基膜和足细胞共同组成肾小球的滤过膜（图 9-2，图 9-3）。正常状态下，肾小球滤过膜对水和小分子溶质具有极高的通透性，而白蛋白等分子则几乎完全不能通过。当血液流经肾小球时，血浆透过滤过膜形成原尿，将血液中的代谢废物带出。原尿在肾小管内经过重吸收，浓缩形成尿液，最终与各种代谢废物一起流经尿道排出体外。肾小球受免疫损伤后，肾小球结构和功能发生异常，可导致患者临床上出现尿液异常，如少尿或无尿、多尿和低比重尿，同时出现代谢废物的潴留、水电解质代谢紊乱和酸碱平衡紊乱等。

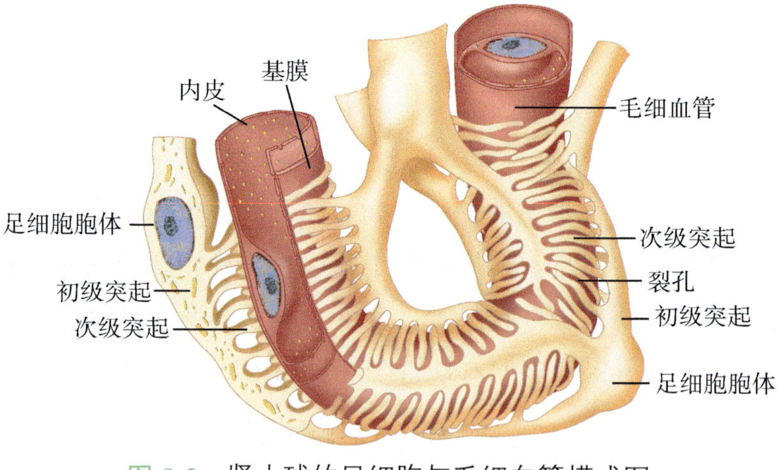

图 9-2 肾小球的足细胞与毛细血管模式图

二、原发性肾小球疾病的常见类型

（一）毛细血管内增生性肾小球肾炎

毛细血管内增生性肾小球肾炎又称急性弥漫增生性肾小球肾炎，简称急性肾炎。其病变特点是两侧肾脏发生肾小球的弥漫性损害，表现为毛细血管内皮细胞和系膜细胞弥漫性增生，伴中性粒细胞浸润。由于此型肾炎大多数病例与感染有关，又称感染后性肾小球肾炎。最常见的为 A 族乙型溶血性链球菌感染，一般发生在链球菌感染后 1 ～ 4 周，是链球菌感染引起的变态反应性疾病，称为链球菌感染后性肾炎。除链球菌外，其他病原体如葡萄球菌、肺炎链球菌和流行性腮腺炎病毒、麻疹病毒、肝炎病毒及寄生虫等也可引起本病，称为非链球菌感染后性肾炎。

1. 病理变化

（1）肉眼观：双侧肾脏轻到中度肿大，包膜紧张，表面光滑充血，有的肾脏表面见散在粟粒大小的出血点，故有大红肾或蚤咬肾之称（图 9-4）。

考点 急性肾炎肉眼观

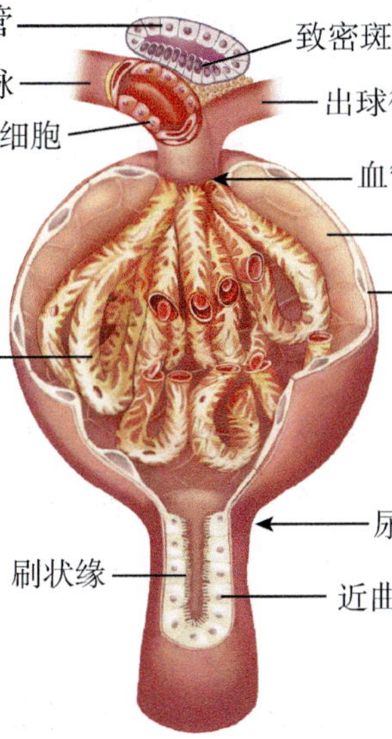

图 9-3　肾小球结构模式图

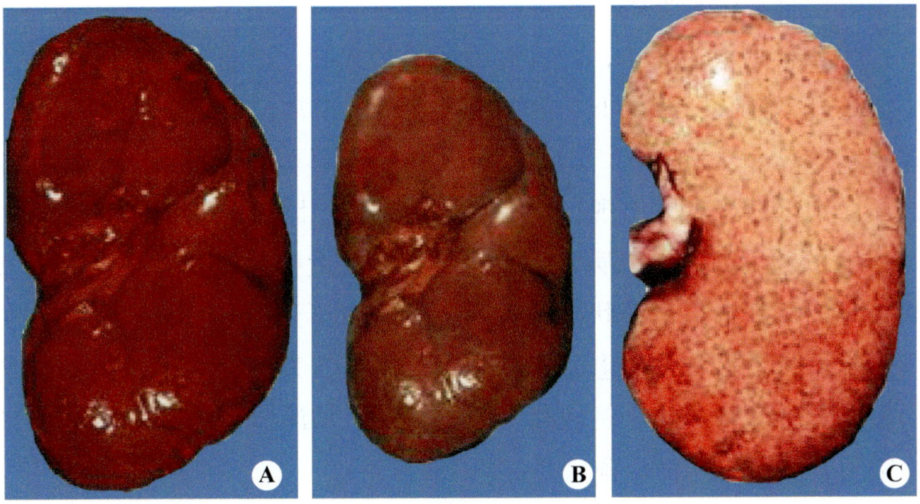

图 9-4　大红肾（A）、正常肾（B）和蚤咬肾（C）

（2）镜下观：病变呈弥漫性分布，累及双侧肾脏的绝大多数肾小球。病变特点是肾小球体积增大，肾小球内细胞数量增多（图 9-5）。增生的细胞主要为肿胀的毛细血管内皮细胞和系膜细胞，并有中性粒细胞浸润。由于细胞增多和内皮细胞肿胀，毛细血管管腔狭窄或闭塞，肾小球内血流量减少。严重时毛细血管壁可发生纤维蛋白样坏死，毛细血管袢破裂出血。近曲小管上皮细胞因缺血而发生变性，管腔内可出现各种管型。

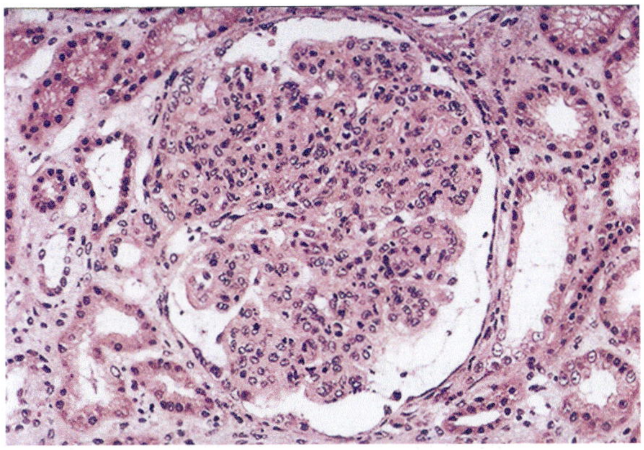

图 9-5　急性弥漫增生性肾小球肾炎

肾小球体积增大，细胞数目增多

考点 急性肾炎镜下观

免疫荧光检查显示肾小球内有颗粒状荧光，

电子显微镜显示肾小球内有驼峰状沉积物，提示有免疫球蛋白和补体沉积。

2. 临床病理联系　本病为临床上最常见的肾炎类型，预后较好。多见于学龄期儿童，成人也可发生，但比较少见，且病变往往比儿童严重。一般发病较急，临床主要表现为急性肾炎综合征。

考点 急性肾炎的病因及好发年龄

（1）尿液性状变化：由于肾小球毛细血管损伤，血管通透性增加，常有血尿、蛋白尿、管型尿等。血尿常为最早出现的症状，它反映肾小球毛细血管损伤的程度。轻度血尿常为镜下血尿，严重者可有肉眼血尿，尿液呈棕红色或浓茶样。蛋白尿的程度因人而异，少数患者可有大量蛋白尿。蛋白质等在肾小管内凝集形成的管型随尿液排出，尿液内可出现各种管型，称为管型尿。

（2）少尿：由于肾小球内细胞增生、肿胀，压迫毛细血管，毛细血管管腔狭窄或闭塞，肾小球内血流量减少，肾小球滤过率降低，而肾小管重吸收功能无明显障碍，引起少尿。严重者可发展为无尿，引起氮质血症。

（3）水肿：是较早出现的症状，轻者为晨起眼睑水肿，严重时为全身性水肿。水肿的主要原因是肾小球滤过率降低，而肾小管重吸收功能相对正常，引起水钠潴留。

考点 肾性水肿的特点

（4）高血压：大部分患者常出现轻至中度高血压，原因可能是水钠潴留，血容量增加。

3. 转归　本病的预后与年龄和病因有一定关系。儿童患者预后较好，多数患儿的肾脏病变可在数周或数月内逐渐消退，症状减轻和消失。但有不到 1% 的患儿症状无改善，可发展为新月体性肾小球肾炎。另有少数患儿病变缓慢进展，转为慢性肾小球肾炎。成人患者预后较差，转变为慢性肾小球肾炎的比例较高。此外，由乙型溶血性链球菌感染引起的肾小球肾炎比由其他感染引起的肾小球肾炎预后要好。

（二）新月体性肾小球肾炎

新月体性肾小球肾炎又称急进性肾小球肾炎，临床上比较少见。病变特点为肾小球囊壁层上皮细胞明显增生，形成新月体（图 9-6）。此型肾炎有严重的肾小球损伤，病变进展很快。临床上表现为快速进行性肾炎综合征，主要症状为血尿，并迅速出现少尿、无尿。

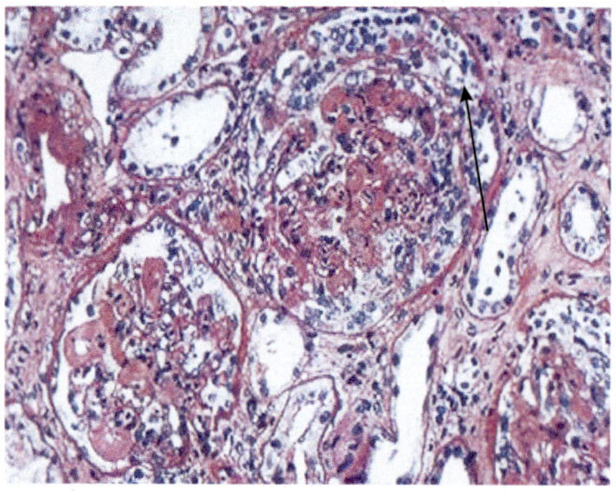

图 9-6　新月体

1. 病理变化

（1）肉眼观：双侧肾脏体积增大，颜色苍白，皮质表面可有点状出血，切面皮质增厚。

（2）镜下观：病变呈弥漫性分布，可见大部分肾小球内有新月体形成。新月体主要由增生的肾小球囊壁层上皮细胞和渗出的单核巨噬细胞构成，分布在肾小球囊内毛细血管丛外侧，为新月形或环状结构。早期新月体以细胞成分为主，称为细胞性新月体。以后胶原纤维增多，转变为纤维－细胞性新月体。最终新月体纤维化，成为纤维性新月体。新月体形成使肾小球囊腔变窄或闭塞，并压迫毛细血管丛。肾小管上皮细胞发生玻璃样变，部分肾小管上皮细胞萎缩甚至消失。肾间质水肿，炎症细胞浸润，后期发生纤维化。

2. 临床病理联系　临床表现为快速进行性肾炎综合征。血尿常较明显，有中度蛋白尿，这与肾小球毛细血管壁纤维蛋白样坏死、基膜断裂、血管通透性增加有关。大量新月体形成后，阻塞肾小球囊腔，故迅速出现少尿、无尿和氮质血症。由于肾缺血，肾素－血管紧张素分泌增多，导致高血压。随着病变进展，大量肾小球纤维化和玻璃样变、功能丧失，导致肾衰竭。

3. 转归　由于病变广泛，发展迅速，预后极差，如不及时采取措施，患者往往于数周至数月内死于尿毒症。预后一般与病变的广泛程度和新月体的数量有关。

（三）膜性肾小球肾炎

膜性肾小球肾炎是引起成人肾病综合征最常见的原因。早期光镜下肾小球炎性改变不明显，电镜下见上皮下电子致密物沉积，导致弥漫性毛细血管壁增厚（图 9-7），故又称膜性肾病。肉眼观，见双肾肿大，颜色苍白，故又称大白肾（图 9-8）。

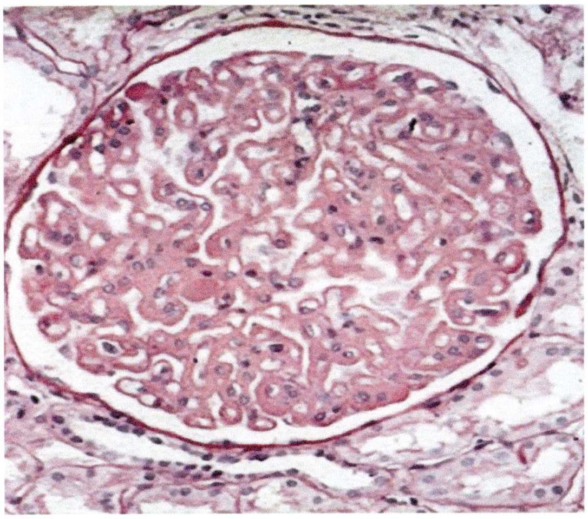

图 9-7　膜性肾小球肾炎
肾小球毛细血管壁明显增厚

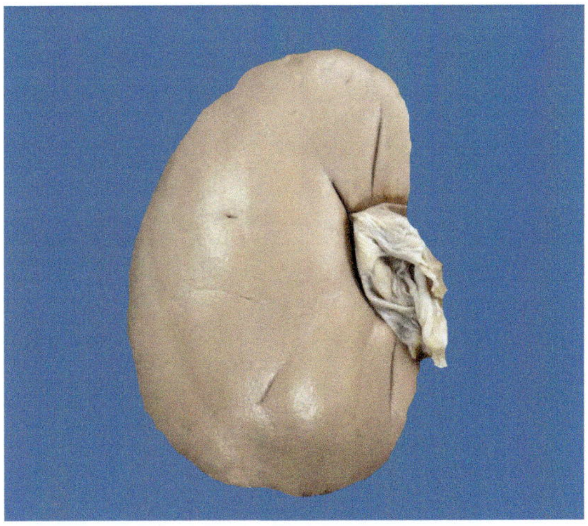

图 9-8　大白肾

临床上表现为高蛋白尿、高度水肿、高脂血症和低蛋白血症的肾病综合征。由于基膜严重损伤，通透性明显增高，小分子和大分子蛋白均可滤过，故常表现为非选择性蛋白尿。长期大量蛋白尿使血浆蛋白含量减少，血浆胶体渗透压降低，导致水肿。水肿引起组织间液增多，血容量下降，肾小球滤过率减少，继发醛固酮和抗利尿激素分泌增加引起水钠潴留，水肿加重。高脂血症可能与低蛋白血症刺激肝脏脂蛋白合成增加以及脂蛋白分解障碍等有关。

本病病程较长，对肾上腺皮质激素不敏感，多数患者蛋白尿持续存在，常于数年或十余年后发生肾功能不全和尿毒症。

（四）微小病变性肾小球病

微小病变性肾小球病是引起儿童肾病综合征最常见的原因。光镜下肾小球基本正常，近曲小管上皮细胞内可见脂质沉积，又称脂性肾病。肉眼观，肾大，颜色苍白，切面肾皮质可见黄白色条纹。电镜下显示足细胞足突大量消失。

本病的发生可能与 T 细胞免疫功能异常有关。临床表现为肾病综合征。水肿常为最早出现的症状。蛋白尿的主要成分是小分子的白蛋白，属选择性蛋白尿。通常不出现高血压或血尿。大多数儿童患者经皮质类固醇治疗有明显疗效，少数患者病情反复，甚至出现皮质类固醇依赖或抵抗现象，但远期预后较好。成人患者对皮质类固醇治疗反应缓慢或疗效不明显。

考点 脂性肾病与膜性肾病蛋白尿的不同

（五）硬化性肾小球肾炎

硬化性肾小球肾炎是各种不同类型肾炎发展的终末阶段，临床上属于慢性肾炎。病变特点是双侧肾脏大量肾小球发生纤维化和玻璃样变，所属肾小管萎缩、纤维化或消失，故称为硬化性肾小球肾炎。本病成人多见，常引起慢性肾衰竭，预后差。

1. 病理变化

（1）肉眼观：两侧肾脏对称性缩小，质地变硬，表面呈弥漫性细颗粒状，切面见皮质变薄，皮髓质分界不明显，称为继发性颗粒性固缩肾（图 9-9，图 9-10）。

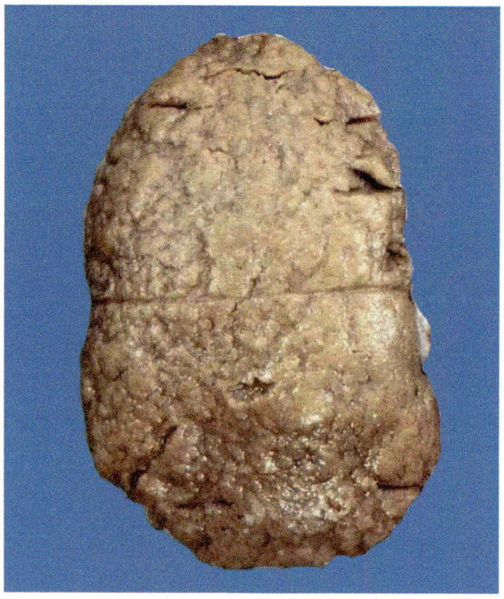

图 9-9 继发性颗粒性固缩肾（表面）
肾脏体积缩小，质地变硬，表面呈弥漫性细颗粒状

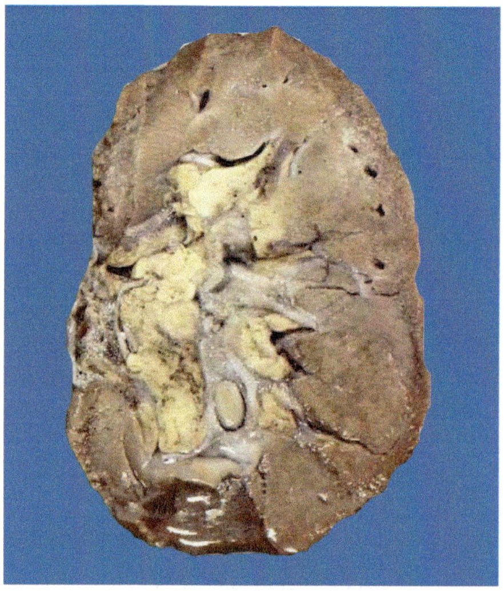

图 9-10 继发性颗粒性固缩肾（切面）
肾脏体积缩小，切面皮质变薄，皮髓质分界不清

（2）镜下观：大部分肾小球纤维化及玻璃样变，它们所属的肾小管也萎缩、消失。间质纤维组织明显增生，并有多数淋巴细胞和浆细胞浸润。残存的肾小球常发生代偿性肥大，肾小管扩张。由于纤维组织收缩，纤维化、玻璃样变的肾小球相互靠拢集中（图 9-11）。间质内小动脉硬化，管壁增厚，管腔狭小。

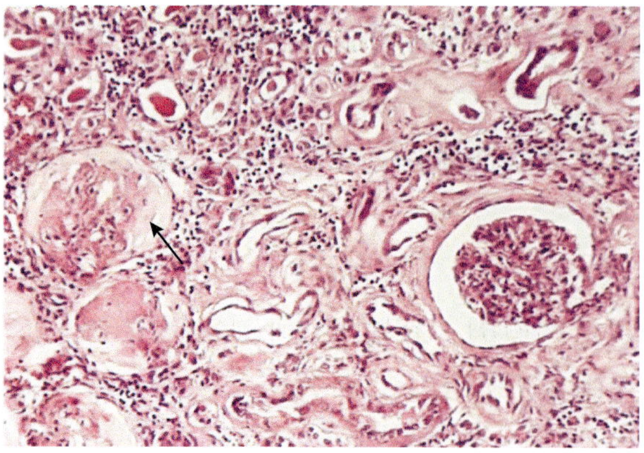

图 9-11 慢性肾小球肾炎
箭头示纤维化、玻璃样变性的肾小球

2. 临床病理联系　本型肾炎由多种肾炎发展而来，部分患者起病隐匿。早期可有食欲差、贫血、呕吐、乏力和疲倦等症状。晚期主要表现为慢性肾炎综合征，出现多尿、夜尿、低比重尿、高血压、贫血、氮质血症和尿毒症。

考点 慢性肾炎晚期的病变特点

（1）尿液改变：由于大量肾单位被破坏，功能丧失，血液在通过残存的肾单位时速度加快，肾小管重吸收功能有限，尿浓缩功能降低，导致多尿、夜尿和低比重尿。因代偿肾单位功能相对正常，故蛋白尿、血尿、管型尿较轻。

（2）高血压：大量肾单位纤维化致肾缺血，肾素分泌增加，引起高血压。高血压可促使动脉硬化，使肾缺血加剧，血压持续增高。长期高血压可引起左心室肥大。

（3）贫血：由于肾单位大量破坏，促红细胞生成素分泌减少；此外，体内代谢产物堆积对骨髓造血功能有抑制作用，患者常有贫血。

（4）氮质血症和尿毒症：由于肾单位破坏逐渐增多，残留肾单位进行性减少，代谢产物不能及时排出，水电解质代谢和酸碱平衡紊乱，导致氮质血症和尿毒症。

3. 转归　硬化性肾小球肾炎病情进展的速度差异很大，但预后均极差。如不能及时进行血液透析或肾移植，患者常因尿毒症或高血压引起的心力衰竭或脑出血而死亡。

链接

肾移植与血液透析

肾移植是指将来自供体的肾脏通过手术植入到受者体内，从而使肾病患者恢复肾脏功能的手术。成功的肾移植可全面恢复肾脏功能，是各种晚期肾脏疾病最有效的治疗方法。目前肾移植手术已较为成熟，可有效延长受移植者生命。肾脏捐献者和接受移植者的血型和组织相容性抗原必须互相吻合，以免产生剧烈的排斥反应。

血液透析是治疗终末期肾脏疾病的主要方法，通过血液透析机将体内血液引入体外，在体外进行过滤，再回到体内，透析可以过滤掉体内多余的水分、毒素，通过人工肾脏替代自身肾脏的排泄功能。

第 2 节　肾盂肾炎

肾盂肾炎是肾盂、肾间质和肾小管的化脓性炎症，可发生于任何年龄，多见于 20 ～ 40 岁的女性。本病分为急性肾盂肾炎和慢性肾盂肾炎两类。

一、病因和发病机制

肾盂肾炎主要由大肠埃希菌感染引起，也可见于其他细菌和真菌感染。急性肾盂肾炎多与尿路感染有关，大部分尿路感染的病原体为肠道菌属，属内源性感染。感染途径主要有以下两条。

1. 上行性感染　为引起肾盂肾炎的主要感染途径。尿道炎或膀胱炎时，细菌可沿输尿管或输尿管周围的淋巴管上行到肾盂、肾盏和肾间质。病原菌以大肠埃希菌为主。病变常累及一侧肾脏。

2. 血源性（下行性）感染　较少见。发生败血症或感染性心内膜炎时，细菌随血液进入肾脏。血源性感染常累及双侧肾脏。致病菌多为金黄色葡萄球菌。

正常情况下，排尿对尿道有冲洗自净作用，膀胱壁黏膜分泌的 IgA 有抗菌作用，细菌不易在泌尿系统繁殖。因此上行性感染常有诱发因素存在，主要有：①尿路阻塞，引起尿液潴留，有利于细菌感染、繁殖。如尿路结石、前列腺增生、妊娠子宫和肿瘤的压迫，尿道炎症和损伤后的瘢痕狭窄等。②尿道黏膜损伤，多见于插导尿管、膀胱镜检查和逆行肾盂造影等。③膀胱输尿管反流，多见于先天性膀胱输尿管瓣关闭不全或尿道梗阻，引起尿液反流，使细菌得以通过输尿管进入肾盂。④糖尿病以及长期使用激素、免疫抑制剂等使机体抵抗力下降，也可诱发肾盂肾炎。

女性由于尿道短，尿道口靠近肛门，加上激素水平的变化有利于细菌在尿道黏膜黏附，上行性感染机会较多；而男性前列腺液含有抗菌物质，故女性肾盂肾炎发病率远高于男性。

考点 肾盂肾炎的好发性别、最常见的感染途径

二、类　型

（一）急性肾盂肾炎

急性肾盂肾炎常为单一的细菌感染，常与尿路感染有关，主要由上行性感染引起。

1. 病理变化

（1）肉眼观：肾脏充血增大，表面可见大小不等、稍隆起的黄白色脓肿，呈不规则分布（图 9-12），病灶周围可见紫红色充血带。切面肾髓质内见黄色条纹，并向皮质延伸，可有脓肿形成。肾盂黏膜充血、水肿，表面有脓性渗出物覆盖。严重时，肾盂内有脓汁蓄积。

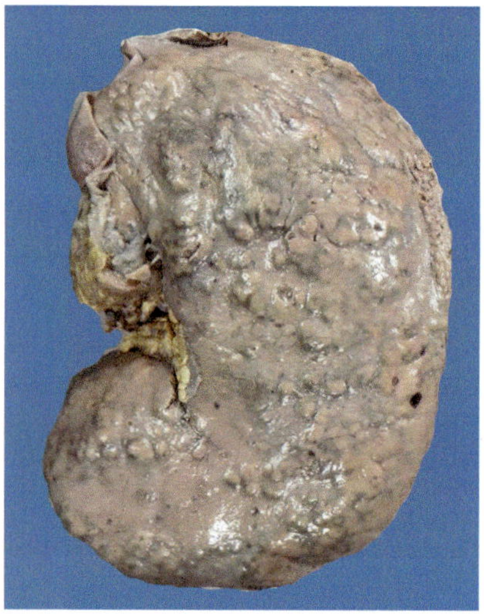

图 9-12　急性肾盂肾炎（肉眼观）
肾脏表面可见大小不等、稍隆起的黄白色脓肿，呈不规则分布

（2）镜下观：肾盂黏膜、肾间质可见大小不等的化脓病灶，内有大量中性粒细胞浸润。上行性感染引起的病变首先累及肾盂，而后炎症沿肾小管及其周围组织扩散，肾小管腔内充满脓细胞和细菌（图 9-13）。

2. 临床病理联系　急性肾盂肾炎起病急，患者常出现发热、寒战、外周血白细胞增多等。由于肾增大，被膜紧张，常引起腰痛和肾区叩痛。由于膀胱和尿道急性炎症的刺激，常有尿频、尿急、尿痛等膀胱刺激征。尿液检查出现脓尿、蛋白尿、管型尿，有时还有血尿等，用清洁中段尿进行细菌培养，有助于确立诊断。

3. 转归　急性肾盂肾炎如能及时使用抗生素治疗，大多数可以在短期内治愈。如治疗不彻底或尿路阻塞等诱因未消除，则易反复发作而转为慢性。伴有糖尿病或免疫功能障碍的患者，病情常较严重，可发生败血症。

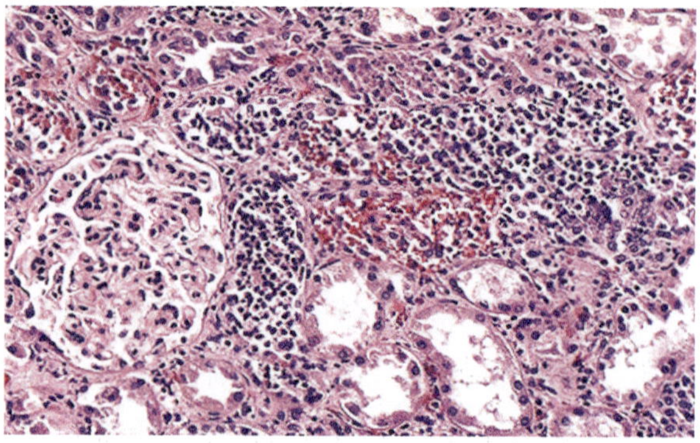

图 9-13　急性肾盂肾炎（镜下观）
肾间质可见大量中性粒细胞浸润

（二）慢性肾盂肾炎

慢性肾盂肾炎的发生，多与急性肾盂肾炎未及时彻底治愈有关。有些患者开始即呈慢性经过。病变特征是慢性肾间质炎症、纤维化和瘢痕形成，

并伴明显肾盂和肾盏纤维化和变形。

1. 病理变化

（1）肉眼观：可见两侧肾脏大小不对称，肾体积缩小，变硬，表面有不规则的凹陷性瘢痕（图 9-14）。切面可见肾包膜增厚，与肾实质粘连，不易剥离。皮髓质界限不清，肾盂、肾盏因瘢痕收缩而变形。

考点 慢性肾盂肾炎肉眼观

（2）镜下观：病变呈不规则灶性分布，肾盂黏膜和肾间质纤维组织大量增生，其中有大量淋巴细胞浸润。部分肾小管萎缩，部分肾小管代偿性扩张，腔内充满均匀红染的胶样管型，形似甲状腺滤泡。早期肾小球很少受损，后期部分肾小球可发生纤维化和玻璃样变（图 9-15）。

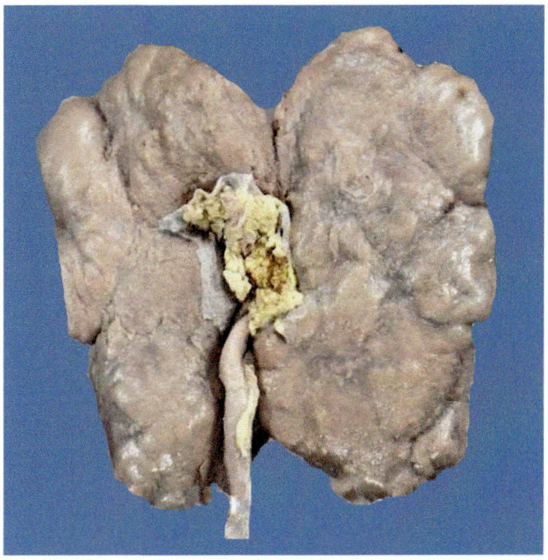

图 9-14　慢性肾盂肾炎（肉眼观）
肾体积缩小，变硬，表面有不规则的凹陷性瘢痕

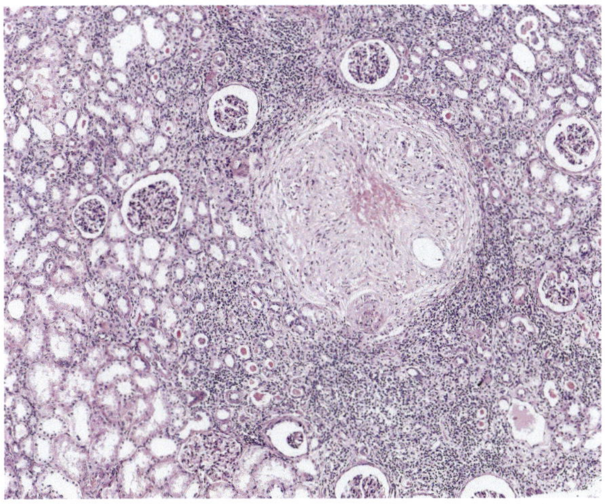

图 9-15　慢性肾盂肾炎（镜下观）
肾间质可见大量淋巴细胞浸润，部分肾小球发生纤维化和玻璃样变

2. 临床病理联系　慢性肾盂肾炎常缓慢起病，也可表现为反复急性发作，常伴有脓尿、菌尿和腰背部疼痛等。肾小管尿浓缩功能的下降，导致多尿、夜尿。钠、钾和重碳酸盐丧失可引起低钠、低钾及代谢性酸中毒。由于肾组织纤维化和小血管硬化引起肾缺血，肾素分泌增加，引起高血压。晚期肾组织破坏严重，可出现氮质血症和尿毒症。X 线肾盂造影检查显示两侧肾脏不对称性缩小，伴有不规则瘢痕和肾盂肾盏的变形。有的患者发病隐匿，就诊时常表现为缓慢的肾衰竭和高血压。

3. 转归　本病病程较长，可反复发作。如能及时治疗消除诱发因素，病情可被控制。如病变严重且广泛，可发生尿毒症，或由高血压导致心力衰竭而危及生命。

第 3 节　泌尿系统常见肿瘤

一、肾　癌

肾癌，又称肾细胞癌或肾腺癌，起源于肾小管上皮细胞，是肾脏最常见的恶性肿瘤。多见于中老年人，男性发病多于女性。

（一）病因

肾癌病因未明，其发病与遗传、吸烟、肥胖、高血压及抗高血压治疗等有关。其他危险因素有接触石棉、石油产品和重金属等，遗传性肾癌或家族性肾癌占肾癌总数的 4%。

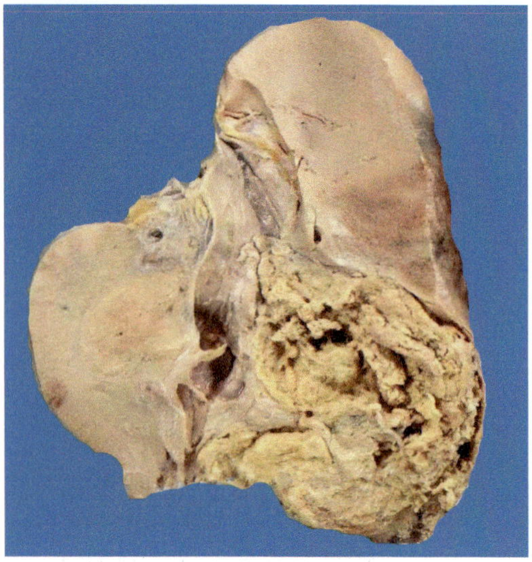

图 9-16 肾癌

肾组织切面，肾中极瘤组织，呈不规则破絮状，黄白色，伴出血坏死，并向外突出

（二）病理变化

1. 肉眼观 肾癌多发生在肾的两极，以上极最为多见，多为单发，球形。常有假包膜，边界清楚。切面多为实体，可有出血和囊性变，常表现为红（出血）、黄（癌细胞内含大量脂质）、灰（坏死）、白（纤维化）等多彩颜色相互交错（图 9-16）。

2. 镜下观 根据肿瘤细胞形态特征，肾癌分为以下几种类型。

（1）透明细胞癌：最常见，占肾癌的 70% ～ 80%。肿瘤细胞大多分化比较成熟，圆形或多边形，胞质丰富、透明或颗粒状，间质有丰富的毛细血管和血窦。

（2）乳头状癌：占肾癌的 10% ～ 15%。肿瘤细胞呈立方形或矮柱状，乳头状排列。间质中常见砂粒体和泡沫细胞。

（3）嫌色细胞癌：较少见，预后较好。癌细胞大小不一，细胞膜清晰，细胞质染色较淡，核周常有空晕。

（三）扩散

肾癌容易发生转移，患者就医时约 1/4 已经发生肿瘤的扩散。除向邻近组织直接蔓延外，最常经血行转移到肺，其次是骨、局部淋巴结、肝、肾上腺和脑等。

（四）临床病理联系

肾癌早期症状不明显。最具有意义的症状是血尿，常为间歇性，早期仅表现为镜下血尿。具有诊断意义的三个典型症状为腰部疼痛、肾区包块和血尿。但仅见于部分病例。因肿瘤细胞可产生异位激素或激素样物质，患者可出现红细胞增多症、高血压、高钙血症等副肿瘤综合征。

肾癌预后较差，平均 5 年生存率约为 45%。治疗的关键是早期诊断并及时手术切除。

考点 肾癌的三个典型症状

二、膀 胱 癌

膀胱癌是泌尿系统最常见的恶性肿瘤，大多数起源于尿路上皮细胞，多见于 50 岁以上男性，男女比约为 3 ∶ 1。

考点 泌尿系统最常见的恶性肿瘤

（一）病因

膀胱癌的发生与吸烟、接触芳香胺等化学致癌物有密切关系。吸烟可明显增加膀胱癌发病的危险性，是最重要的影响因素。尿液中各种化学致癌物在膀胱部位停留时间长，使膀胱癌的发病率高于其他泌尿系统肿瘤。此外，膀胱黏膜的慢性炎症和结石等造成的慢性刺激也可诱发膀胱癌。

（二）病理变化

1. 肉眼观　膀胱癌好发于膀胱侧壁和三角区近输尿管开口处。肿物可为单个或多个，大小不等，呈乳头状、菜花状、息肉状或扁平板块状（图 9-17）。

考点 膀胱癌好发部位

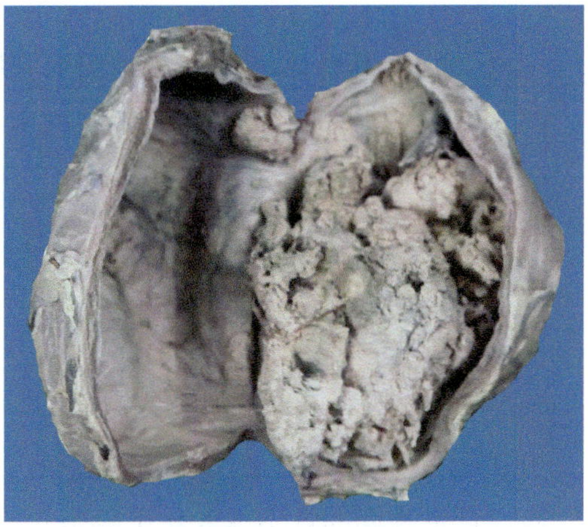

图 9-17　膀胱癌

膀胱三角内可见一肿块，呈菜花状，灰白色

2. 镜下观　分化较好的尿路上皮细胞癌，癌细胞排列维持正常极向，核轻度异型，染色较深，核分裂象少，基本无浸润。分化较差的尿路上皮细胞癌，异型性明显，其细胞大小不一，排列紊乱，失去正常极向，核分裂象多见，可见病理性核分裂象。多呈浸润性生长，容易发生转移。

（三）扩散

膀胱癌主要通过淋巴道转移，晚期可发生血行转移，主要转移至肝、肺、骨、肾和肾上腺等。

（四）临床病理联系

1. 血尿　膀胱癌最常见的早期症状是无痛性血尿。一般表现为全程血尿，终末加重。血尿间歇出现，可自行停止或减轻。出血量可多可少，与肿瘤的大小、数目和恶性程度并不一致。

2. 膀胱刺激征　常因肿瘤坏死、溃疡和合并感染，引起尿频、尿急和尿痛等膀胱刺激征，属晚期症状。

3. 排尿困难、尿潴留　为肿瘤侵犯、阻塞膀胱出口所致。

膀胱癌的预后与它的分化程度和浸润范围密切相关，患者常死于肿瘤广泛转移。膀胱镜检查是早期诊断最重要的检查手段。

自 测 题

A_1 型题

1. 急性链球菌感染后肾小球肾炎属于
   A. 急性肾小球肾炎　B. 新月体性肾小球肾炎
   C. 急性肾盂肾炎　D. 慢性肾小球肾炎
   E. 膜性肾小球肾炎

2. 急性肾炎病变特点主要是
   A. 肾球囊壁层上皮细胞增生
   B. 肾小球内皮细胞、系膜细胞增生
   C. 肾小球纤维化、玻璃样变
   D. 肾间质纤维化
   E. 肾间质内大量中性粒细胞浸润

3. 急性肾盂肾炎的基本病变属于
   A. 纤维素性炎　B. 急性增生性炎
   C. 化脓性炎　D. 变质性炎
   E. 变态反应性炎

4. 大红肾见于
   A. 新月体性肾小球肾炎
   B. IgA 肾病
   C. 急性肾盂肾炎
   D. 急性肾炎
   E. 慢性肾炎

5. 急进性肾小球肾炎病变最突出的特点是

A. 形成大量新月体　B. 血管内皮细胞增生
C. 肾间质水肿　D. 系膜细胞增生
E. 球囊脏层上皮细胞增生

6. 急性肾盂肾炎与急性肾炎尿液检查最主要的区别是
A. 血尿　B. 蛋白尿
C. 管型尿　D. 脓尿
E. 少尿

7. 慢性肾炎晚期的肾小球变化主要是
A. 肾小球毛细血管内皮细胞增生
B. 肾小球囊壁层上皮细胞增生
C. 肾小球纤维化、玻璃样变性
D. 肾小球周围纤维化
E. 肾小球入球小动脉玻璃样变性

8. 下列有关肾盂肾炎的叙述，哪项是错误的
A. 由细菌感染引起
B. 男性发病率稍高
C. 大肠埃希菌感染最为常见
D. 主要由上行性感染引起
E. 为化脓性炎症

9. 肉眼观察肾体积明显缩小，质地变硬，表面有不规则凹陷性瘢痕，该病变性质最可能是
A. 慢性肾炎
B. 急性肾炎
C. 新月体性肾小球肾炎
D. 急性肾盂肾炎
E. 慢性肾盂肾炎

10. 急性肾炎的肾脏肉眼观主要表现为
A. 大白肾　B. 大红肾或蚤咬肾
C. 多发性小脓肿　D. 多囊肾
E. 颗粒性固缩肾

11. 慢性肾炎晚期发生高血压的主要原因是
A. 肾小球滤过减少
B. 少尿
C. 肾小管重吸收增加
D. 肾素分泌增加
E. 促红细胞生成素减少

12. 泌尿系统最常见的肿瘤是
A. 肾癌　B. 膀胱癌
C. 阴茎癌　D. 肾母细胞瘤
E. 膀胱乳头状瘤

13. 肾盂肾炎的致病菌主要是
A. 变形杆菌　B. 大肠埃希菌
C. 葡萄球菌　D. 链球菌
E. 产气杆菌

14. 急性肾盂肾炎的病变特征为
A. 肾梗死　B. 颗粒性固缩肾
C. 新月体形成　D. 肾球囊纤维化
E. 肾间质有大量中性粒细胞浸润

15. 慢性肾盂肾炎与慢性肾炎晚期肾脏肉眼观的主要区别是
A. 体积缩小　B. 颜色苍白
C. 肾小动脉硬化　D. 质地变硬
E. 表面有不规则凹陷

16. 急性肾小球肾炎最重要的临床表现是
A. 尿频、尿急、尿痛
B. 水肿、少尿、血尿、高血压
C. 高蛋白尿、高度水肿、高脂血症、低蛋白血症
D. 脓尿、菌尿
E. 多尿、夜尿、高血压、氮质血症

17. 肾病综合征大量蛋白尿的原因主要是
A. 排尿增多
B. 病毒感染
C. 肾小球毛细血管基膜损伤
D. 肾小管重吸收功能下降
E. 血浆胶体渗透压下降

18. 膀胱癌最有意义的临床表现是
A. 排尿困难　B. 膀胱刺激征
C. 痛性血尿　D. 无痛性血尿
E. 贫血

（张丽平）

第 10 章 乳腺及女性生殖系统疾病

女性乳腺及生殖系统因其特殊的构造和功能，容易受到各种致病因素的干扰刺激，发生炎症、肿瘤或其他疾病。其中，乳腺癌的发病率呈逐年缓慢增加趋势，目前已经跃居我国女性恶性肿瘤发病的第一位。乳腺癌、子宫颈癌等常见妇科疾病的防治越来越受到广泛重视。

第 1 节 乳 腺 癌

案例 10-1

患者，女性，45 岁。自述 10 个月前按压左侧乳腺外上方时感觉有一花生米大小的硬块，因无疼痛，局部不红不热，未引起重视。近来发现肿物有所增大遂来医院就诊。体格检查：双乳不对称，左侧外上象限明显隆起，皮肤表面呈橘皮样改变，左乳头略向下凹陷，左乳外上象限扪及一个直径约 2.5cm 的包块，质地较硬，边界欠清楚，较固定。

问题：1. 本病例最可能的临床诊断是什么？

2. 乳房皮肤的局部表现是怎样形成的？

乳腺癌是乳腺导管上皮及腺上皮发生的恶性肿瘤，是女性常见的恶性肿瘤之一，常发生于 40 ～ 60 岁的妇女。癌肿半数以上发生于乳腺外上象限，其次为乳腺中央区，其他部位少见。男性乳腺癌少见，仅占全部乳腺癌的 1% 左右，预后较差。

乳腺癌的病因与发病机制尚未完全阐明，目前认为，雌激素长期作用、家族遗传倾向、环境因素及长时间大剂量接触放射线与乳腺癌的发生有关。

考点 乳腺癌的好发部位

一、病理变化

乳腺癌分类复杂，根据组织和形态结构特点可将其分为导管癌、小叶癌和特殊类型癌。

（一）导管癌

此类癌多见，根据是否浸润又分为非浸润性癌及浸润性癌。

1. 非浸润性导管癌　又称导管原位癌，发生于乳腺小叶的终末导管上皮。癌细胞局限于扩张的导管腔内，导管基底膜完整，癌细胞在导管内可呈实心、乳头状、筛状等多种形式排列（图 10-1）。经活检证实的导管原位癌如不经任何治疗，20 年后，约 30% 可发展为浸润性癌。说明并不是所有的导管原位癌都转变为浸润性癌。有些病例癌细胞团中央发生坏死，挤压时可由导管内溢出灰黄色软膏样坏死物，状如皮肤粉刺，故有粉刺癌之称。

2. 浸润性导管癌　由导管原位癌发展而来，癌细胞突破导管基底膜向间质浸润，是乳腺癌最常见的类型，占乳腺癌的 70% 左右。镜下观，癌细胞排列呈条索状、团块状、巢状，或伴有腺样结构，异型性明显，常见局部肿瘤细胞坏死。依据实质和间质比例不同，又分为：①单纯癌，实质与间质比例大致相等（图 10-2）；②硬癌，实质少，间质多；③非典型髓样癌，实质多，间质少，间质中无淋巴细胞浸润。肉眼观，肿瘤呈灰白色，质硬，切面有沙粒感，无包膜，呈树根状侵入邻近组织，与周围组织分界不清，活动性差，乳腺皮肤常呈橘皮样外观，乳头可内陷（图 10-3）。

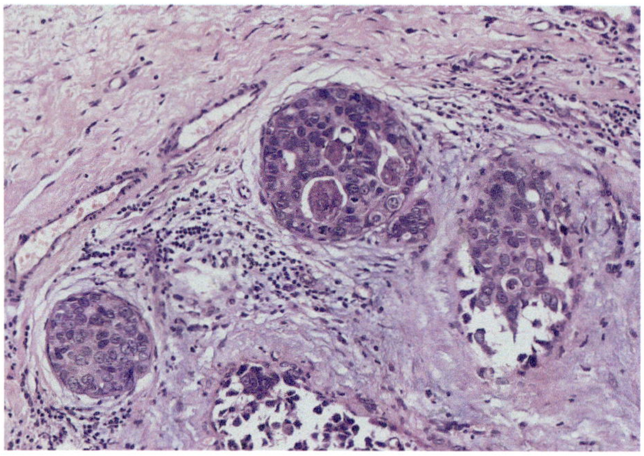

图 10-1　非浸润性导管癌

癌细胞局限于导管腔内，未突破基底膜

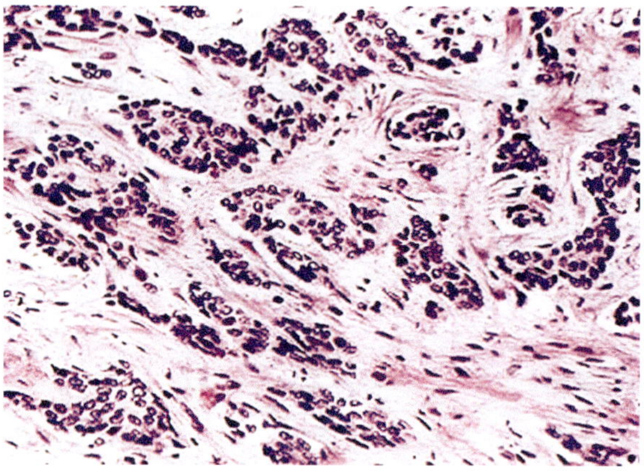

图 10-2　乳腺单纯癌

癌细胞呈条索状分布，实质与间质比例大致相等

（二）小叶癌

此类癌少见，发生于乳腺小叶，分为小叶原位癌和浸润性小叶癌两类。

1. 小叶原位癌　发生于乳腺小叶的末梢导管和腺泡。临床上一般无明显肿块，常在其他乳腺疾病切除标本时发现。镜下可见扩张的乳腺小叶末梢导管和腺泡内充满癌细胞，增生的癌细胞未突破基底膜。小叶原位癌发展为浸润性癌的风险相对较小，如能及时治疗，预后较好。

2. 浸润性小叶癌　由小叶原位癌穿破基底膜发展而来。占乳腺癌的 5% ～ 10%。镜下观：癌细胞小，圆形或椭圆形，大小及染色较一致，核分裂象少见，癌细胞常呈单行串珠状或条索状浸润于纤维间质之间，或环形排列在正常导管周围。肉眼观：肿块大小不等，圆形或盘状，质地坚韧如橡皮，切面呈灰白色，与周围组织无明确分界。该型生长缓慢，预后较好。

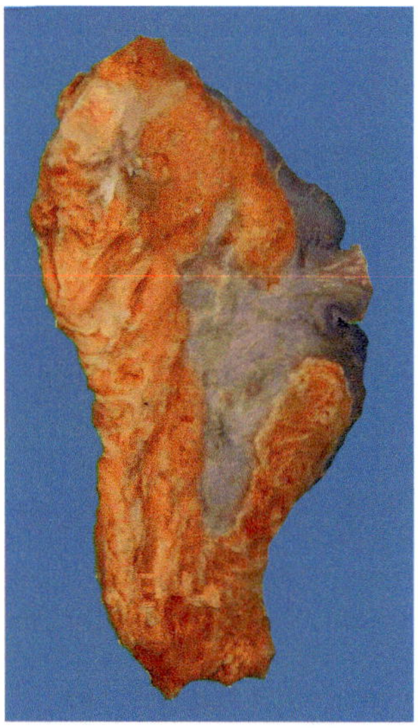

图 10-3　乳腺癌（切面）

肿瘤呈灰白色，似树根状侵入周围组织，乳头内陷

（三）特殊类型癌

此型较少见，主要包括典型髓样癌、黏液癌、分泌性癌、实性乳头状癌、炎性乳腺癌等。其中典型髓样癌肉眼观，肿块体积常较大，灰白色，质软如脑髓样，边界清楚，常有出血和坏死。镜下观，癌细胞多且大，异型性明显，可广泛坏死，有明显淋巴细胞浸润。尽管该肿

瘤细胞明显异型，但其生长一般缓慢，预后较好，淋巴结转移较晚也较少见。

考点　乳腺癌的常见组织学类型及病变特点

二、临床病理联系

乳腺癌患者早期症状不明显，往往是患者在自我检查或体检时发现无痛性肿块。癌组织呈浸润性生长，故肿块固定不易活动。如癌组织侵及乳头下方的大导管又伴有大量纤维组织增生时，由于纤维组织收缩，可导致乳头下陷。如癌组织阻塞真皮淋巴管，可致皮肤水肿，而毛囊、汗腺处的皮肤相对下陷而出现橘皮样外观（图 10-4）。晚期乳腺癌可形成巨大肿块，肿块可穿破皮肤形成溃疡，并可合并感染、出血。

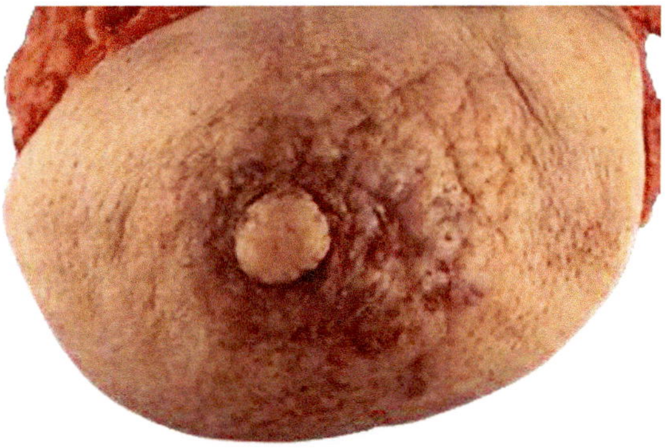

图 10-4　乳腺癌（肉眼观）

乳腺皮肤呈橘皮样外观

三、扩　散

1. 直接蔓延　癌组织可直接浸润乳腺实质、乳头、皮肤、筋膜、胸肌及胸壁。

2. 淋巴道转移　是乳腺癌最常见的转移途径，发生也较早。首先转移至同侧腋窝淋巴结，晚期可相继转移至锁骨下淋巴结、锁骨上淋巴结。位于乳腺内上象限的乳腺癌常转移至乳内动脉旁淋巴结，进而至纵隔淋巴结。少数病例可转移到对侧腋窝淋巴结。

3. 血行转移　晚期乳腺癌可经血行转移至肺、肝、骨、脑等组织或器官。

考点　乳腺癌的扩散途径

第 2 节　子宫颈癌

案例 10-2

患者，女性，40 岁，已婚，平素月经规律，近两个月性生活多次出现接触性出血，色鲜红，量少。妇科检查：子宫颈肥大，在子宫颈 7 ～ 8 点钟处可见一直径约 1.5cm 的菜花状赘生物，触之易出血，阴道右侧穹隆增厚，子宫稍大，附件未触及异常。

问题：该患者最可能的疾病是什么？需要做什么检查来确诊？

子宫颈癌是子宫颈黏膜上皮和腺上皮发生的恶性肿瘤，为女性生殖系统常见的恶性肿瘤，发病年龄为 30 ～ 60 岁，近年来有年轻化的趋势。由于子宫颈脱落细胞学检查的推广和普及，许多癌前病变和早期癌得到早发现、早治疗，浸润癌发生率较过去明显减少，5 年生存率和治愈率显著提高。

子宫颈癌的病因与发病机制至今尚未完全明了，一般认为其发生与早婚、早产、多产、子宫颈裂伤、包皮垢对局部黏膜的刺激、性生活过早和性生活紊乱、某些病毒感染等多种因素有关，尤其与人乳头瘤病毒（HPV）16、18 型和单纯疱疹病毒Ⅱ型（HSV-Ⅱ）的感染密切相关。免疫缺陷可增加致癌风险，人类免疫缺陷病毒（HIV）感染者其子宫颈癌的发生概率增加，几乎增加5倍。

链接

子宫颈癌的克星——HPV疫苗

大多数子宫颈癌与HPV感染有关。目前已知的HPV病毒有100多种亚型，其中与子宫颈癌发病相关的高危亚型有10多种，尤其HPV16、18型感染率最高。目前已有二价、四价、九价三种HPV疫苗上市，其中二价疫苗针对HPV16、18型；四价疫苗针对HPV6、11、16、18型；九价疫苗针对HPV6、11、16、18、31、33、45、52、58型。基于HPV疫苗良好的有效性及安全性，WHO鼓励在合适人群中接种HPV疫苗来降低子宫颈癌的发病率，推荐接种疫苗的年龄：二价为9～45岁，四价为20～45岁，九价为16～26岁。

一、病理变化

子宫颈癌好发于子宫颈外口鳞状上皮和柱状上皮交界处。

（一）肉眼类型

子宫颈癌根据肉眼形态特点，可分为四型。

1. 糜烂型　与子宫颈糜烂相似，病变处黏膜潮红、呈颗粒状，质脆，触之易出血。在组织学上多属原位癌和早期浸润癌。

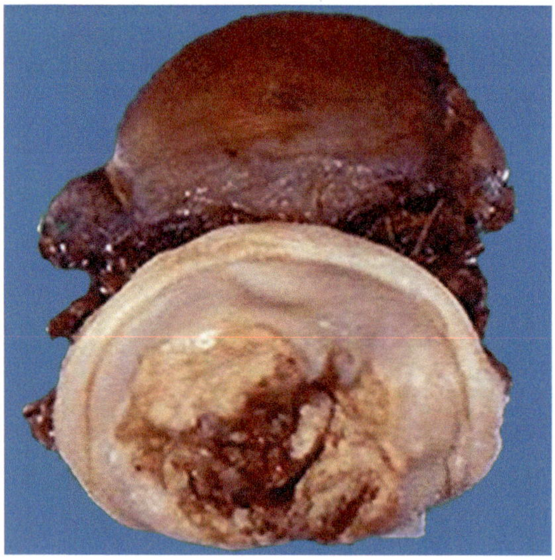

图10-5　外生菜花型子宫颈癌

癌组织向子宫颈表面呈菜花状突起，局部坏死、出血

2. 外生菜花型　最常见，癌组织向子宫颈表面生长，形成乳头状或菜花状突起，质脆，易出血，表面常有坏死和浅表性溃疡形成（图10-5）。

3. 内生浸润型　癌组织向子宫颈深部浸润生长，使子宫颈前后唇增厚变硬，表面常较光滑，临床检查容易漏诊。

4. 溃疡型　癌组织除向深部浸润外，同时表面有大块坏死脱落，形成溃疡。溃疡底部凹凸不平，边缘坚硬不整齐，似火山口状。

（二）组织学类型

子宫颈癌组织学类型主要为鳞状细胞癌，其次是腺癌，其他类型癌很少见。

1. 子宫颈鳞状细胞癌　最常见，占子宫颈癌的80%～90%。癌细胞起源于子宫颈外口鳞状上皮与柱状上皮交界处或其附近的黏膜，根据发展过程可分为原位癌、早期浸润癌及浸润癌。

（1）原位癌：癌变细胞累及子宫颈黏膜上皮全层，上皮全层极性消失，细胞异型性明显，基底膜保持完整，未向下浸润。若癌细胞在原位癌的基础上延伸到子宫颈内腺体，但上皮和腺体基底膜仍保持完整，称为原位癌累及腺体。

（2）早期浸润癌：又称微小浸润性鳞状细胞癌，癌细胞突破基底膜向固有层间质内浸润，在固有层内形成一些不规则的癌细胞巢或条索，但浸润深度不超过基底膜下 5mm。原位癌和早期浸润癌都属于早期癌，一般肉眼不能判断，只有在显微镜下才能确诊。

（3）浸润癌：癌细胞突破基底膜向下浸润，其浸润深度超过基底膜下 5mm，常有临床症状。肉眼观主要表现为内生浸润型、溃疡型、外生菜花型。显微镜下，按分化程度分为三型：①高分化鳞状细胞癌：约占 20%，癌细胞主要为多角形，有角化珠即癌珠形成（图 10-6）。②中分化鳞状细胞癌：约占 60%，癌细胞主要为大梭形或卵圆形，无明显角化，核分裂象和细胞异型性较明显。③低分化鳞状细胞癌：约占 20%，癌细胞多呈小梭形，似基底细胞，异型性和核分裂象都很明显。

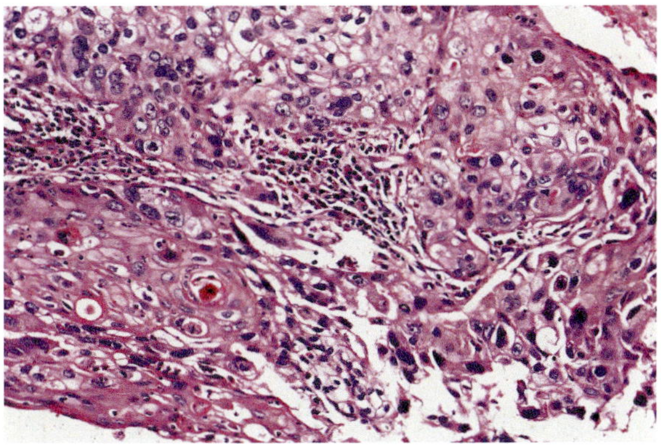

图 10-6　高分化鳞状细胞癌

癌细胞形成癌巢，癌巢中央有红染洋葱皮样角化珠

2. 子宫颈腺癌　较少见，占子宫颈癌的 10% ～ 20%。癌细胞起源于子宫颈管黏膜上皮和腺体。肉眼观，形态与子宫颈鳞状细胞癌基本相同。镜下观，表现为乳头状腺癌、黏液腺癌、管状腺癌等。按细胞分化程度亦可分为高分化、中分化和低分化三型。子宫颈腺癌对放射治疗和化学药物疗法均不敏感，预后较差。

考点　子宫颈癌的类型及病变特点

二、临床病理联系

早期子宫颈癌常无自觉症状，与子宫颈糜烂不易区别。随病变进展，因癌组织破坏血管，患者出现不规则阴道流血及接触性出血。因癌组织坏死、继发感染，同时由于癌组织刺激子宫颈腺体分泌亢进，可出现白带增多，有特殊腥臭味。晚期癌组织侵犯盆腔神经，可出现下腹部及腰骶部疼痛。若癌组织侵及膀胱及直肠，可引起尿路梗阻、子宫膀胱瘘或子宫直肠瘘。

三、扩　散

子宫颈癌的扩散以直接蔓延和淋巴道转移为主，血行转移少见。

1. 直接蔓延　癌组织向上浸润破坏整段子宫颈，但很少侵犯子宫体。向下可累及阴道穹隆及阴道壁，向两侧可侵及子宫旁及盆腔、盆壁组织。晚期向前可侵及膀胱，向后可累及直肠。

2. 淋巴道转移　是子宫颈癌最常见和最重要的转移途径。癌组织首先转移至子宫旁淋巴结，然后依次至闭孔、髂内、髂外、髂总、腹股沟及骶前淋巴结，晚期可转移至锁骨上淋巴结。

3. 血行转移　较少见，晚期可经血行转移至肺、骨、肝、脑等处。

考点　子宫颈癌的扩散

第 3 节　滋养层细胞疾病

滋养层细胞疾病是胎盘绒毛滋养层细胞异常增生的一组疾病，包括葡萄胎、侵蚀性葡萄胎、绒毛膜癌和胎盘部位滋养细胞肿瘤。本节仅介绍葡萄胎、侵蚀性葡萄胎和绒毛膜癌。

滋养层细胞疾病患者的血清和尿液中人绒毛膜促性腺激素（HCG）含量高于正常妊娠，可作为临床诊断、随访观察和评价疗效的辅助指标。

一、葡 萄 胎

葡萄胎又称水泡状胎块，是妊娠后绒毛滋养层细胞异常增生的一种良性病变，以绒毛间质高度水肿、滋养层细胞不同程度增生为特征。葡萄胎可发生于育龄期的任何年龄，以 20 岁以下和 40 岁以上女性多见。本病发生有明显地域性差别，我国及东南亚地区国家发病率高于欧美国家。

（一）病因和发病机制

葡萄胎的病因及发病机制尚未完全阐明。多数学者认为葡萄胎是一种由滋养层细胞发生的良性肿瘤，少数学者认为葡萄胎是一种病理妊娠，受精卵染色体异常导致胚胎早期死亡，绒毛内血液循环停止，呈退行性变。

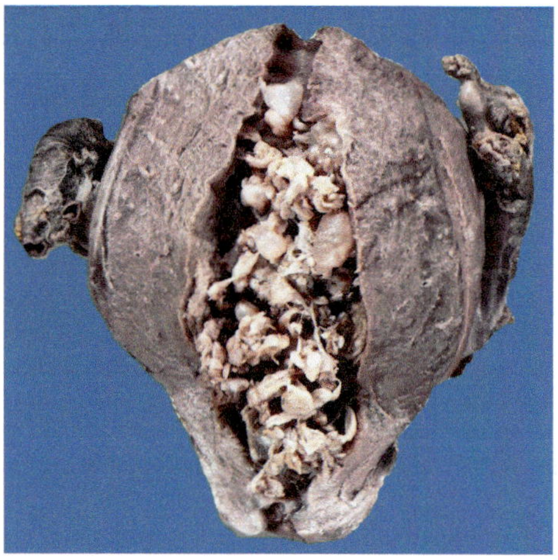

图 10-7 葡萄胎（肉眼观）

子宫腔内见水泡相连成串，半透明，状似葡萄

（二）病理变化

葡萄胎可分为完全性葡萄胎和部分性葡萄胎两类，多数为完全性葡萄胎。若所有绒毛均呈葡萄状，称为完全性葡萄胎；部分绒毛呈葡萄状，仍保留部分正常绒毛，或伴有胎儿或其附属器官者，称为部分性葡萄胎。绝大多数葡萄胎发生于子宫内，个别病例也可发生在子宫外异位妊娠的所在部位。

肉眼观：子宫增大，子宫腔内充满大小不等的透明或半透明的薄壁水泡，水泡内含清亮液体，水泡之间有结缔组织相连成串，状似葡萄（图 10-7），故称葡萄胎。病变局限于子宫腔内，不侵入肌层。

镜下观：有以下三个特点，①绒毛间质高度水肿；②绒毛间质内血管消失；③绒毛膜滋养层细胞有不同程度的增生，并有轻度异型性（图 10-8）。其中滋养层细胞增生为葡萄胎的最重要特征。

考点 葡萄胎的病变特点

（三）临床病理联系

患者多半于妊娠的第 11 ～ 25 周出现症状。由于胎盘绒毛的过度增生和水肿，子宫体积明显增大，超出相应月份正常妊娠子宫体积，也有少数因水泡退行性变，停止生长，子宫小于正常妊娠月份。因无正常胚胎发育，临床检查听不到胎心音，扪及不到胎体，患者也无自觉胎动。增生的滋养层细胞有较强的血管侵袭能力，故患者常出现阴道反复不规则流血，血液中偶混有水泡状

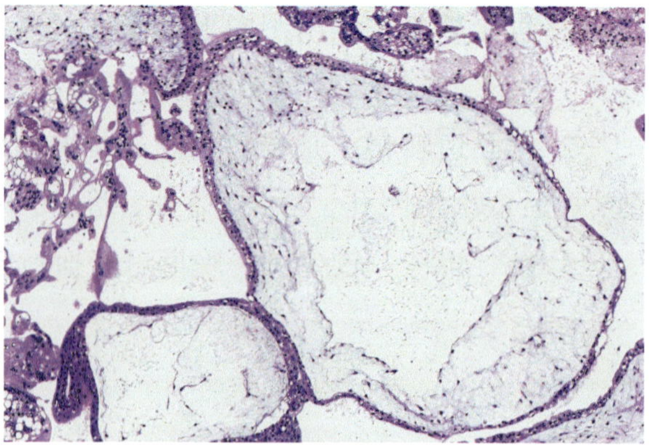

图 10-8 葡萄胎（镜下观）

绒毛间质高度水肿，间质内血管消失，滋养层细胞不同程度增生

组织。由于增生的滋养层细胞分泌 HCG 增多，患者血、尿中 HCG 水平超出正常妊娠水平数倍以上，尿妊娠试验呈强阳性。

（四）结局

葡萄胎经彻底刮宫清除后，绝大多数可完全治愈。约有 10% 的患者可发展为侵蚀性葡萄胎，约 2% 可发展为绒毛膜癌。

二、侵蚀性葡萄胎

侵蚀性葡萄胎又称恶性葡萄胎，多继发于葡萄胎之后。侵蚀性葡萄胎与葡萄胎的主要区别是水泡状绒毛侵入子宫肌层，引起子宫肌层出血、坏死。

（一）病因和发病机制

病因及发病机制尚未完全阐明，多数在葡萄胎清除 6 个月内发生。目前认为是完全性葡萄胎的水泡状绒毛直接侵入子宫肌层而引起。

（二）病理变化

肉眼观，水泡状绒毛浸润子宫壁肌层，形成紫蓝色出血结节。镜下观，子宫平滑肌层内可见水泡状绒毛，滋养层细胞增生程度和异型性比葡萄胎显著，常有出血、坏死。

（三）临床病理联系

临床上，患者主要表现为葡萄胎清除后，血或尿 HCG 持续阳性，阴道不规则流血及腹痛、腹腔内出血征象。其原因是绒毛滋养层细胞分泌 HCG 增多、水泡状绒毛侵入子宫肌层引起组织破坏，甚至穿破肌壁大血管。若发生肺部转移，患者可出现咳嗽、咯血，X 线检查可见肺部阴影；若转移至子宫颈、阴道壁，可见紫蓝色结节，破溃时可发生反复出血；脑转移时患者可出现头痛呕吐、抽搐、偏瘫及昏迷等表现。

（四）结局

大多数侵蚀性葡萄胎对化疗敏感，预后良好。

三、绒毛膜癌

绒毛膜癌简称绒癌，是滋养层细胞异常增生所形成的高度恶性肿瘤。

（一）病因和发病机制

病因及发病机制尚不清楚，大多数与妊娠有关。约 50% 继发于葡萄胎，25% 继发于自然流产，20% 见于正常妊娠，少数见于早产或异位妊娠。20 岁以下和 40 岁以上女性为高危人群。

（二）病理变化

肉眼观：癌肿呈单个或多个不规则结节状，多位于子宫底，突出于子宫腔内并向肌层浸润，甚至穿透子宫壁达浆膜层。癌结节质地软脆，易出血、坏死，切面常呈紫蓝色或暗红色（图 10-9）。

镜下观：癌组织由分化较差的细胞滋养层和合体滋养层两种癌细胞组成，细胞异型性明显，核分裂象易见。两种癌细胞混合排列成巢状或条索状，肿瘤本身无间质、无血管、无绒

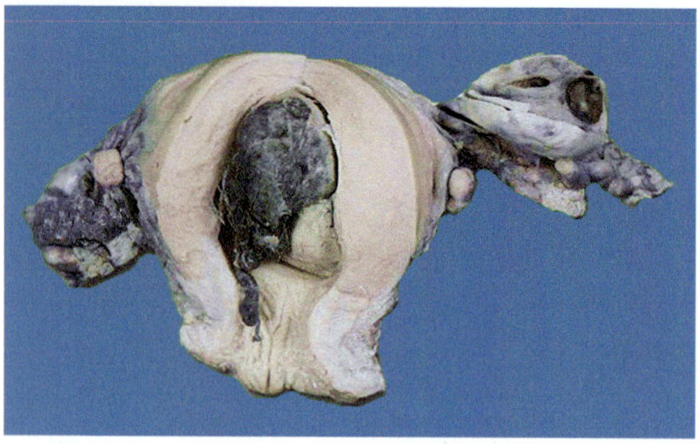

图 10-9 绒毛膜癌

子宫体积增大，子宫壁增厚，腔内宫底部有一较大出血性结节，形似血肿，向肌层浸润，并穿透子宫后壁

毛结构。无绒毛形成是绒癌与侵蚀性葡萄胎最主要的鉴别点。

考点 绒毛膜癌的病变特点

（三）临床病理联系

多数患者在葡萄胎刮宫术后、流产或足月产后数月甚至数年后发生持续性阴道不规则出血，子宫体大且软。血中 HCG 水平持续升高，尿妊娠试验阳性。癌细胞的生长主要依靠侵袭邻近血管而获取营养，故极易经血行转移，以肺转移最常见，占 90% 以上；其次为脑、胃肠道、肝和阴道壁等。如发生肺转移，患者可出现咳嗽、咯血；发生脑转移，患者可出现头痛、呕吐、瘫痪及昏迷；发生阴道转移，阴道黏膜上可见紫蓝色结节，结节破溃可发生大出血等症状。

（四）结局

虽然绒毛膜癌恶性程度很高，但化疗效果较好，绒毛膜癌病死率已明显下降，其中脑转移为本病致死的主要原因。

医者仁心

生命天使

林巧稚（1901 — 1983），北京协和医院第一位中国籍妇产科主任，中国妇产科学的主要开拓者、奠基人之一。她在胎儿宫内呼吸、女性盆腔疾病、妇科肿瘤、新生儿溶血病等方面的研究做出了很大的贡献。虽然她终身未婚，没有子女，却亲自接生了 5 万多名婴儿，被尊称为万婴之母、生命天使、中国医学圣母。她曾经说过：“我随时随地都是值班医生，无论是什么时候，无论在什么地方，救治危重的孕妇，都是我的职责。”

自 测 题

A_1/A_2 型题

1. 乳腺癌最常发生的部位是乳腺的
   A. 外上象限　B. 内上象限
   C. 外下象限　D. 内下象限
   E. 中央区
2. 乳腺癌最常见的类型为
   A. 导管内原位癌　B. 小叶原位癌
   C. 浸润性导管癌　D. 浸润性小叶癌
   E. 典型髓样癌
3. 乳腺癌淋巴道转移首先转移至
   A. 纵隔淋巴结　B. 同侧腋窝淋巴结
   C. 对侧腋窝淋巴结　D. 同侧锁骨上淋巴结
   E. 同侧锁骨下淋巴结
4. 乳腺癌局部皮肤橘皮样外观主要是由于癌细胞

A. 阻塞淋巴管，皮肤水肿，毛囊汗腺处皮肤相对下陷
B. 压迫局部静脉，造成淤血水肿
C. 引起局部组织炎性渗出，水肿
D. 阻塞乳腺导管，造成乳汁淤积
E. 生长迅速，向皮肤表面突出形成结节

5. 诊断早期子宫颈癌最可靠的依据是
A. 有接触性出血史　B. 阴道镜检查
C. 盆腔检查　D. 子宫颈细胞学检查
E. 子宫颈病理切片检查

6. 下列哪一项最能体现子宫颈原位癌的特征
A. 发生于子宫颈黏膜上皮
B. 未发生转移
C. 是一种早期癌
D. 癌组织波及上皮全层，但未侵及基底膜
E. 癌细胞具有一定的异型性

7. 子宫颈癌最常发生于
A. 子宫颈管　B. 子宫颈内口
C. 子宫颈外口　D. 子宫颈前唇
E. 子宫颈后唇

8. 子宫颈早期浸润癌是指
A. 癌细胞未突破基底膜
B. 癌细胞突破基底膜，但浸润深度未超过 5mm
C. 癌细胞突破基底膜，但浸润深度未超过 7mm
D. 癌细胞未突破基底膜，但已经累及腺体
E. 癌细胞突破基底膜，但没有淋巴道转移

9. 下列哪项不是葡萄胎病变特点
A. 绒毛间质血管充血
B. 绒毛间质高度水肿
C. 绒毛膜滋养层细胞增生
D. 绒毛间质血管消失
E. 肉眼观肿块呈水泡状

10. 侵蚀性葡萄胎与葡萄胎的主要区别是
A. 绒毛消失　B. 可见水肿绒毛
C. 滋养细胞增生　D. 绒毛侵入子宫肌层
E. 绒毛间质血管消失

11. 绒癌不同于侵蚀性葡萄胎的病变是
A. 滋养层细胞增生明显
B. 增生细胞异型性明显
C. 可发生肺转移
D. 无绒毛结构
E. 阴道有转移结节

12. 绒毛膜癌最常转移的器官是
A. 脑　B. 肝
C. 肺　D. 骨
E. 肾上腺

13. 关于绒癌的描述，下列哪项不正确
A. 镜下无绒毛结构
B. 流产后或正常分娩后可发生
C. 仅发生于葡萄胎后
D. 易发生肺部转移
E. 治疗以化疗为主

14. 患者，女性，52 岁，阴道不规则出血，阴道镜检查见子宫颈有菜花样肿物，表面出血、坏死。患者最可能的诊断是
A. 子宫颈糜烂　B. 子宫颈息肉
C. 子宫颈癌　D. 子宫颈囊肿
E. 子宫颈肥大

15. 患者，女性，25 岁，停经 3 个月，不规则阴道流血 1 个月，阴道排出血液中常见水泡状组织。查体：子宫增大如孕 5 个月大小，未闻及胎心音。最有可能的诊断是
A. 不全流产　B. 葡萄胎
C. 双胎妊娠流产　D. 子宫肌瘤
E. 子宫内膜癌

（胡　琳）

第 11 章 传染病

传染病一旦流行，会严重威胁人类健康。近几十年来，由于国家免疫规划程序的发展完善，基因诊断技术的应用和抗生素的有效使用，传染病预防、诊断和治疗取得显著成效，其发病率、病死率处于较低水平。但是随着耐药菌株的出现以及人们生活方式的改变，某些传染病死灰复燃，同时还出现一些新的传染病，如新型冠状病毒肺炎、禽流感、埃博拉出血热等。严格遵守传染病防治制度，隔离传染源、切断传播途径、保护易感人群，是有效防控传染病流行的基本措施。

第 1 节 病毒性肝炎

病毒性肝炎是由肝炎病毒引起的以肝细胞变性坏死为主要病变的一组传染病。我国以乙型肝炎最常见。

一、病因和发病机制

1. 病因及传染途径　引起病毒性肝炎的病毒类型有 7 种，分别是甲型、乙型、丙型、丁型、戊型、己型、庚型。甲型、戊型肝炎病毒主要通过消化道感染，乙型、丙型、丁型、庚型肝炎病毒主要通过输血、注射等途径传播，也可通过母婴、皮肤或黏膜微小创口、性接触传播。

考点 肝炎的传染途径

2. 发病机制　甲型、乙型肝炎病毒主要通过细胞毒性免疫反应损伤肝细胞，临床可分为普通型病毒性肝炎和重型病毒性肝炎与病毒数量、毒力以及机体免疫应答强度的差异有关。丙型和丁型肝炎病毒可在肝细胞内复制增殖，直接损害肝细胞。

二、基本病理变化

各型肝炎病理变化基本相同，表现为肝细胞变性坏死，伴不同程度炎症细胞浸润、肝细胞再生和间质纤维组织增生。

1. 肝细胞变性

（1）细胞水肿：最常见，镜下肝细胞肿胀，胞质疏松呈网状、半透明，称为胞质疏松化。随着水分增加肝细胞肿大呈球形，胞质透明，称为气球样变（图 11-1）。

（2）嗜酸性变：个别或几个肝细胞因胞质脱水，体积变小，胞质浓缩嗜酸性增强红染。随病变发展胞质进一步浓缩，胞核也浓缩消失，呈红色浓染的圆形小体，称为嗜酸性小体（图 11-2）。

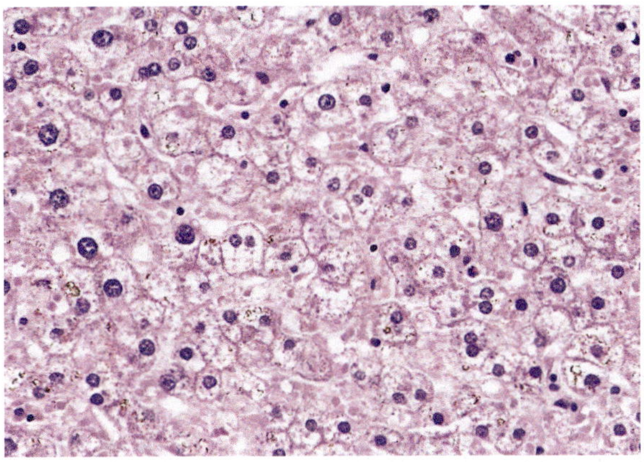

图 11-1 肝细胞气球样变

肝细胞肿大呈球形，胞质透明

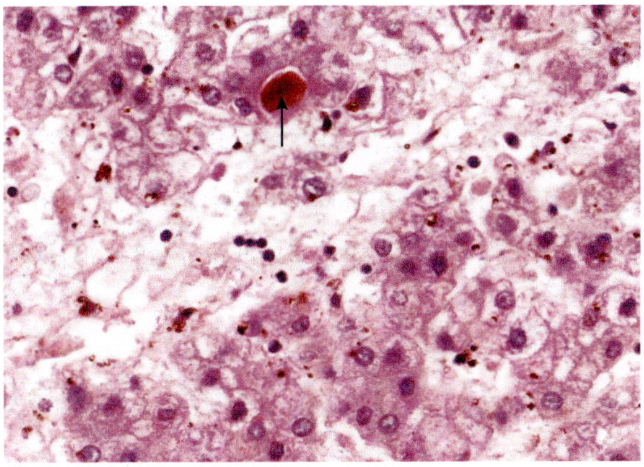

图 11-2 嗜酸性小体

箭头所指肝细胞胞核消失、胞质浓缩红染，呈红色浓染的圆形小体，称为嗜酸性小体

2. 肝细胞坏死

（1）溶解性坏死：严重的细胞水肿致肝细胞破裂成碎片，根据坏死部位和范围分为以下几种。

1）点状坏死：肝小叶内散在的单个或数个肝细胞的坏死（图 11-3），多见于急性肝炎。

2）碎片状坏死：肝小叶周边界板处肝细胞的灶状坏死（图 11-4），多见于慢性肝炎。

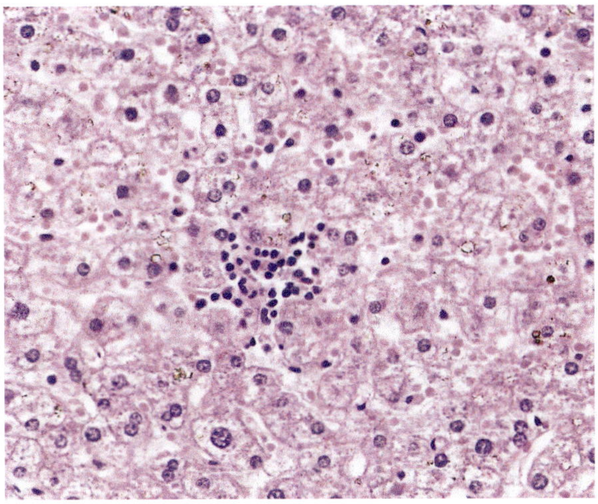

图 11-3 点状坏死

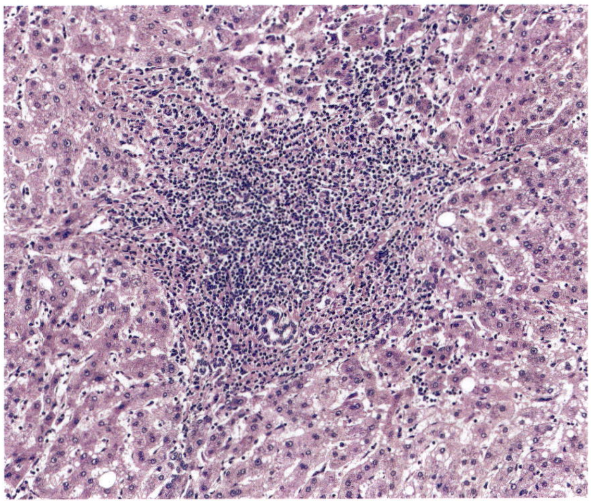

图 11-4 碎片状坏死

3）桥接坏死：两个相邻中央静脉之间、中央静脉与汇管区之间或两个汇管区之间的肝细胞坏死带称为桥接坏死（图 11-5），见于中重度慢性肝炎。

4）大片坏死：肝小叶的大部分或全部肝细胞坏死称为大片坏死。

（2）嗜酸性坏死：由嗜酸性变发展而来。

3. 炎症细胞浸润 肝细胞坏死区和汇管区有不同程度的淋巴细胞、单核细胞浸润。

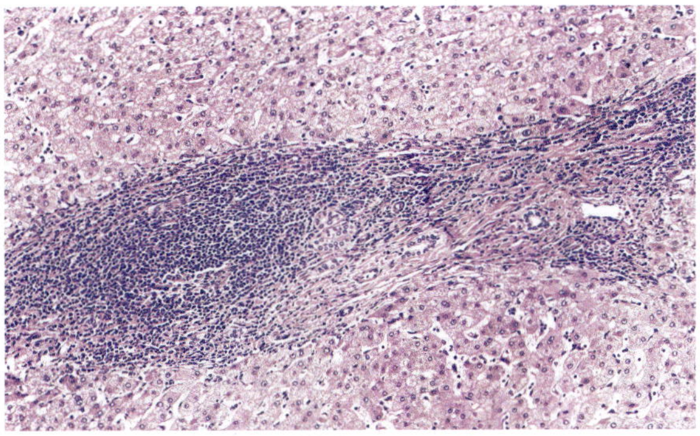

图 11-5 桥接坏死

4. 肝细胞再生　坏死的肝细胞由邻近肝细胞再生修复。坏死严重时网状支架塌陷，再生的肝细胞呈结节状。

5. 间质反应性增生和小胆管增生　炎症反应使库普弗（Kupffer）细胞增生脱入窦内成为游走的巨噬细胞，可吞噬坏死组织碎片。间叶细胞和成纤维细胞增生参与修复，长期大量的纤维增生导致肝纤维化及肝硬化。慢性病例可见小胆管增生。

考点 病毒性肝炎的基本病变

三、各型肝炎的病变特点及临床病理联系

1. 急性肝炎　临床最常见，各型肝炎病毒均可引起。临床分黄疸型和无黄疸型。我国以无黄疸型多见。

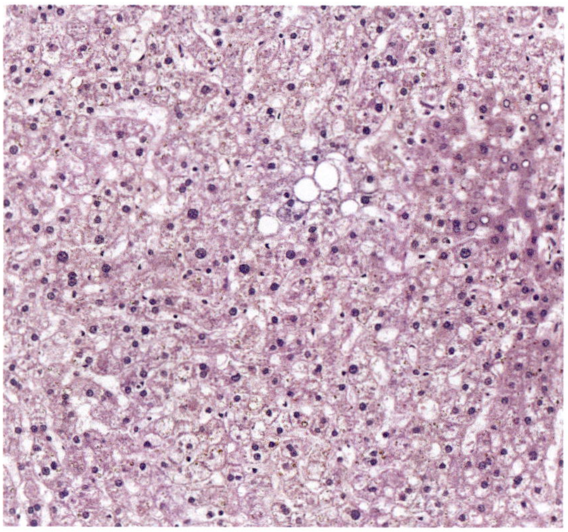

图 11-6　急性肝炎

肝细胞广泛变性，表现为肝细胞胞质疏松和气球样变

（1）病变特点：肉眼观，肝脏大，质软，表面光滑；镜下观，肝细胞以广泛变性为主，坏死轻，表现为胞质疏松化和气球样变（图 11-6），散在点状坏死和嗜酸性小体。黄疸型坏死灶稍多，毛细胆管内有小胆栓和淤胆。

（2）临床病理联系：肝细胞广泛变性致肝大、肝区疼痛和压痛，肝细胞损伤影响胆红素的摄取、结合和分泌，出现黄疸。肝细胞坏死，细胞内的酶释放入血，血清中谷丙转氨酶（GPT）升高。

本型肝炎多在 6 个月内恢复，其中甲型肝炎预后较好。5% ～ 10% 的乙型肝炎、70% 的丙型肝炎转为慢性肝炎。极少数发展为重型肝炎。

2. 慢性肝炎　指病毒性肝炎病程持续半年以上者。多数为乙型肝炎。病变轻者，以肝细胞变性为主，伴点状坏死，偶见碎片状坏死，少量细胞浸润和纤维组织增生，肝小叶结构完整。病变较重者，除肝细胞广泛变性外，有碎片状坏死和桥接坏死，炎症细胞浸润明显，肝细胞不规则再生，纤维组织增生、分割、破坏小叶结构，逐渐发展为肝硬化。

3. 重型病毒性肝炎　较少见，病变严重，病死率高。根据起病缓急和病变程度分为急性重型肝炎和亚急性重型肝炎。

（1）急性重型肝炎：起病急骤，发展迅猛，病变严重，多在 10 日内死亡。本型又称为暴发型肝炎。

肉眼观，肝脏体积显著缩小，以左叶为甚，重量减至 600 ～ 800g，质地柔软，被膜皱缩。切面呈黄色或红褐色，又称急性黄色（红色）肝萎缩（图 11-7）。镜下观，肝细胞以大片坏死为主要特征，仅小叶周边残留少量变性的肝细胞（图 11-8），肝窦明显扩张充血甚至出血，库普弗细胞增生肥大，并吞噬坏死细胞碎片和色素颗粒。小叶内和汇管区大量淋巴细胞和单核细胞浸润，残存肝细胞再生不明显。

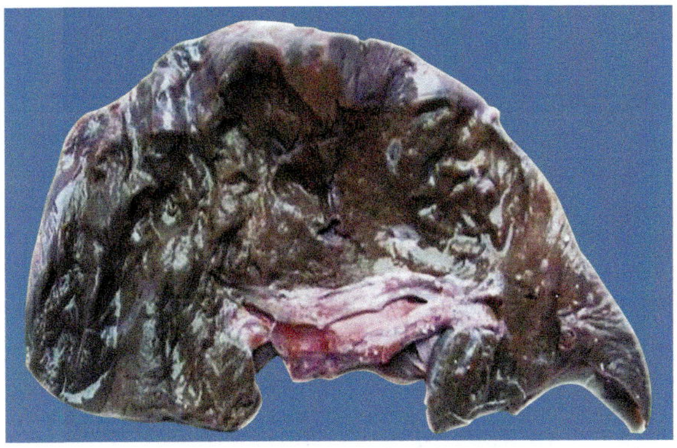

图 11-7 急性红色肝萎缩

肝明显缩小，质软，红褐色，被膜皱缩

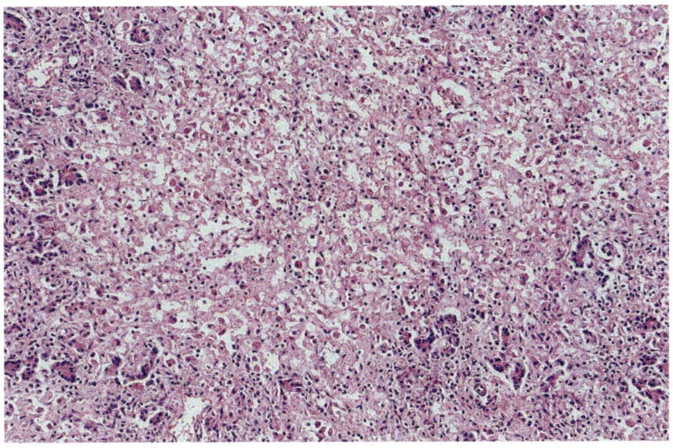

图 11-8 急性重型肝炎

肝细胞大片坏死，仅小叶周边残存少量变性的肝细胞

由于肝细胞广泛且严重坏死，临床上本型肝炎常迅速发展为肝衰竭，患者常因肝性脑病、急性肾衰竭而死亡。少数度过急性期发展为亚急性重型肝炎。

（2）亚急性重型肝炎：多由急性重型肝炎迁延而来，少数由急性（普通型）肝炎恶化进展而来。本型肝炎病程长，达数周至数月。

肉眼观，肝脏体积缩小，被膜皱缩不平，质地软硬程度不一，部分区域呈大小不等的结节。切面坏死区呈土黄色或红褐色，再生结节因胆汁淤积呈黄绿色。镜下观，肝细胞大片坏死与肝细胞结节状再生并存。有明显的淋巴细胞、单核细胞浸润，小胆管增生，胆汁淤积形成胆栓。病程长者有明显的纤维组织增生。

临床上积极治疗有治愈的可能，但多数发展为坏死后性肝硬化。

考点 各型肝炎的病变特点

第2节 结 核 病

结核病是主要由结核分枝杆菌感染引起的一种慢性传染病，以肺结核最为多见。临床表现主要有咳嗽、低热、盗汗、乏力、食欲不振、消瘦甚至咯血等。

案例 11-1

患者，男性，20岁。两天前因咳嗽、痰中带血而收入院。近两个月来消瘦、咳嗽，乏力、盗汗，纳差。查体：体温38.0℃，心率90次/分，呼吸21次/分，血压110/70mmHg，浅表淋巴结未触及，右上肺呼吸音稍减低，并闻及少量湿啰音。X线检查显示右肺锁骨下区有边缘模糊云絮状阴影。临床诊断：右肺浸润性肺结核。

问题：1. 早期诊断肺结核主要辅助检查是什么？

2. 浸润性肺结核的基本病理变化是什么？

一、病因及发病机制

结核病的病原菌主要为结核分枝杆菌，简称结核杆菌。结核病的传染源主要是结核病患者，尤其是痰菌阳性者，其主要通过咳嗽、打喷嚏等方式把含有结核菌的微粒排到空气中，经飞沫传播，也可因食入带菌食物经消化道感染，引起肠结核。少数人可经皮肤伤口感染。

结核杆菌激发机体产生迟发性超敏反应，引起组织坏死和全身中毒症状。卡介苗接种是预防结核病尤其是儿童结核病最有效的方法。

考点 结核病主要的传播途径

二、基本病理变化

1. 渗出性病变　见于结核病早期或机体免疫力低下，感染的细菌数量多、毒力强或变态反应较强时，表现为浆液性或浆液纤维素性炎症。渗出物中易查出结核杆菌。渗出性病变好发于肺、浆膜、滑膜及脑膜等处，渗出物可完全吸收，也可以转变为增生或坏死。

2. 增生性病变　当机体抵抗力较强，感染的细菌数量少、毒力弱时，以增生为主，形成具有病理诊断价值的结核结节。典型的结核结节中央是干酪样坏死，周围由上皮样细胞、朗格汉斯细胞及聚集的淋巴细胞和少量的成纤维细胞构成（图 11-9）。上皮样细胞呈梭形或多角形，边界不清，胞质丰富，淡伊红色，核呈圆形或椭圆形，染色质少。朗格汉斯细胞体积大，胞质丰富，核的数目有十几个到几十个不等，常排列在胞质周围呈花环状、马蹄状或密集排列在胞体的一端（图 11-10）。数个结核结节融合成较大结节肉眼才能看到，呈黄白色，粟粒大小，边界清楚，稍微突起于器官表面。

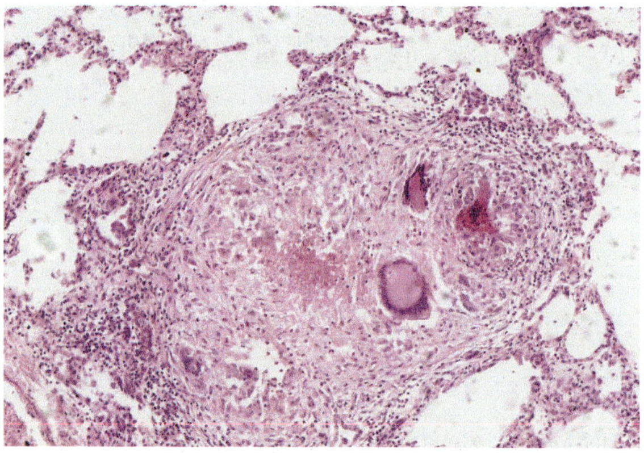

图 11-9　结核结节

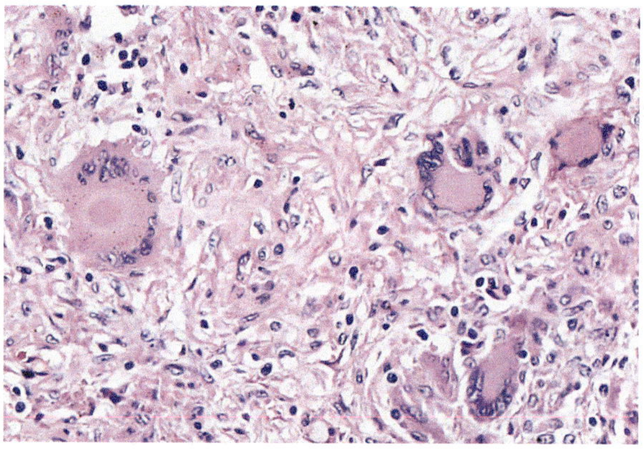

图 11-10　朗格汉斯细胞

考点 结核结节

3. 坏死性病变　当细菌数量多、毒力强，机体抵抗力低或变态反应强烈时，出现干酪样坏死。干酪样坏死灶因含较多脂质呈淡黄色，均匀细腻，质实，状似奶酪。镜下为均匀红染无结构的颗粒状物。干酪样坏死对结核病病理诊断具有一定的意义。坏死灶含有结核杆菌，一旦液化，造成病菌播散、疾病传播。

以上三种病变往往同时存在，但以某一种病变为主，在一定条件下可以相互转化。

考点 结核病的基本病变

三、结核病的转归

结核病的转归主要取决于细菌致病力和机体抵抗力之间的对抗关系。机体抵抗力增强或经过合理治疗后，结核杆菌被抑制、杀灭，病变转向愈合；反之，则转向恶化。

1. 转向愈合

（1）吸收、消散：是渗出性病变的主要愈合方式。渗出物经淋巴管、微静脉吸收而使病灶缩小或消散。X 线检查呈边缘模糊的云雾状阴影。

（2）纤维化、纤维包裹及钙化：增生性病灶、较小的干酪样坏死灶及未完全吸收的渗出性病灶可通过机化、纤维化而愈合；较大的病灶难以全部纤维化，则发生纤维包裹，中心坏死灶逐渐干燥，并有钙盐沉积而发生钙化。X 线显示纤维化的病灶呈边缘清楚、密度增高的条索状阴影；钙化灶呈边缘清晰、密度更高的斑点状、斑块状阴影。

2. 转向恶化

（1）浸润进展：原有病灶周围出现渗出性病变，并继发干酪样坏死，病灶扩大。X 线检查，原病灶周围出现模糊的絮状阴影。

（2）溶解播散：干酪样坏死可发生液化，液化坏死物中有大量结核杆菌，通过体内的自然管道（如支气管、输尿管等）排出，在局部留下空洞。液化坏死物可通过自然管道播散到其他部位，形成新的结核病灶；也可通过淋巴管、血管播散到全身多个器官。X 线检查可见病灶阴影密度深浅不一，出现透亮区及大小不等的播散病灶阴影。

考点 结核病的转归

四、肺 结 核

肺结核是指发生在肺组织、气管、支气管和胸膜的结核，占各器官结核病总数的 80% ～ 90%。

（一）原发性肺结核

原发性肺结核是指机体初次感染结核分枝杆菌所引起的肺结核病，多见于儿童，偶见于未感染过结核分枝杆菌的青少年或成人。

1. 病理变化 最初在肺上叶下部或肺下叶上部近胸膜处（以右肺多见）形成原发病灶，多为单个 1.0 ～ 1.5cm 大小、灰白或灰黄色质实病灶。病灶内有结核性肉芽肿形成，中央发生干酪样坏死。由于免疫力低下，结核杆菌迅速侵入淋巴管，随淋巴液引流到肺门淋巴结，引起结核性淋巴管炎和肺门淋巴结结核，表现为淋巴结肿大和干酪样坏死。肺的原发病灶、结核性淋巴管炎和肺门淋巴结结核三者合称为肺原发综合征（图 11-11），是原发性肺结核的特征性病变。X 线表现为哑铃状阴影。

考点 肺原发综合征

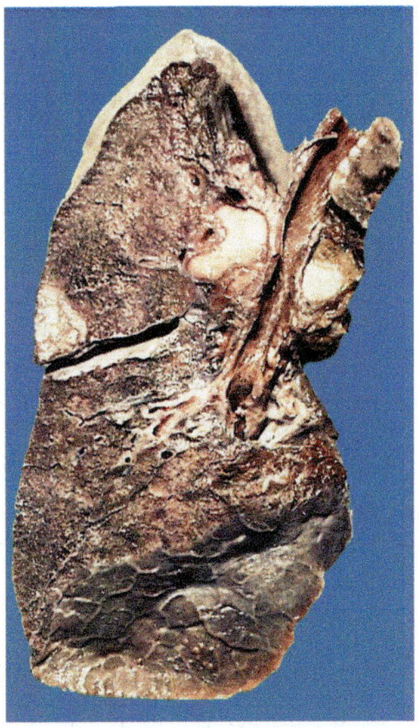

图 11-11 肺原发综合征

上肺叶下部近胸膜处可见灰黄色原发病灶，肺门淋巴结肿大并发生干酪样坏死

2. 转归 临床症状体征不明显，大多数患儿因机体抵抗力增强而自然痊愈。病灶可完全吸收或纤维化，较大的病灶可发生纤维包裹或钙化。少数患儿因营养不良或同时患其他传染病，机体抵抗力下降，或感染细菌量多、毒力强，导致病灶不断扩大，并通过支气管、淋巴道和血行播散，严重的经

血行播散造成全身粟粒性结核病（肝、脾、肾、脑膜等）或血行播散性肺结核（图 11-12）。

（二）血行播散性肺结核

血行播散性肺结核包括急性、亚急性和慢性血行播散性肺结核三种类型。

结核杆菌在短时间内一次或反复多次大量侵入肺静脉经血液播散至双侧肺，引起急性血行播散性肺结核。肺内均匀密布大小一致、灰白色、圆形、境界清楚的小结节。镜下主要为增生性病变，偶尔出现渗出、坏死为主的病变。X 线检查两侧肺有散在分布、密度均匀、粟粒大小细点状阴影。亚急性和慢性血行播散性肺结核为结核杆菌间歇入血所致。病变弥漫分布于两肺的上中部，病灶大小不一，密度不等，小的如粟粒大小，大的直径可达数厘米，可有融合。

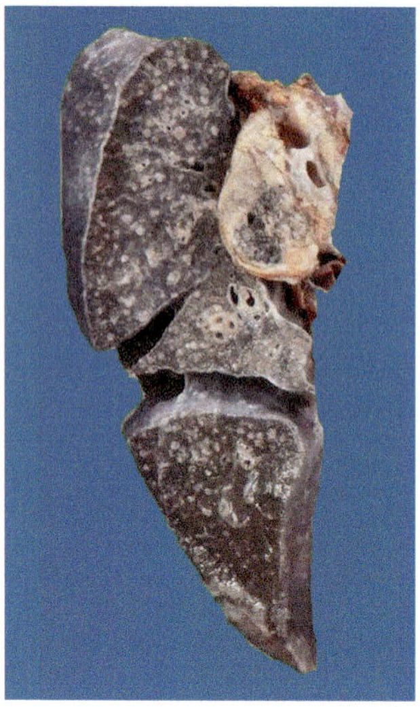

图 11-12 血行播散性肺结核
肺切面可见许多粟粒大小的灰白色小结节

（三）继发性肺结核

继发性肺结核是由于初次感染后体内潜伏病灶中的结核菌复燃增殖而发病。本型是成人肺结核的最常见类型，多为内源性再感染。继发性肺结核患者对结核杆菌已产生了一定的免疫力，故病变易局限于肺内，病程长，病情反复，病变新旧混杂。常见以下几种类型。

1. 浸润性肺结核　临床上最常见，属于活动性肺结核。病灶常位于肺尖或锁骨下区，右肺多见。病变以渗出为主，中央常发生干酪样坏死（图 11-13）。临床上患者常有低热、盗汗、疲乏、咳嗽等症状，痰中可检出结核杆菌。X 线显示锁骨下区边缘模糊的云絮状阴影。若及早治疗，病变可通过吸收、纤维化、钙化而痊愈。如患者抵抗力差或未能及时治疗，病变继续发展，渗出性病变和干酪样坏死不断扩大，液化的干酪样坏死物经支气管排出后可形成较小的急性薄壁空洞。急性空洞经过合理治疗，洞壁由肉芽组织增生形成瘢痕而愈合；或通过空洞塌陷，形成索状瘢痕而愈合。如果空洞经久不愈，则可发展为慢性纤维空洞型肺结核。

考点 成人最常见的继发性肺结核类型

2. 结核球　又称结核瘤，指孤立的有纤维包裹，边界分明的球形干酪样坏死灶。直径 2.0 ～ 5.0cm，多为单个，常位于肺上叶（图 11-14）。结核球为相对静止的病变，临床多无症状。因其坏死灶较大，又有纤维包裹，抗结核药物不易发挥作用，且有恶化进展的可能，故临床上多采取手术切除。

3. 干酪性肺炎　病变以肺大片干酪样坏死为主。由浸润性肺结核患者恶化而来；或由急慢性空洞内细菌经支气管播散所致。根据坏死范围分为大叶性干酪性肺炎或小叶性干酪性肺炎（图 11-15）。此型病情危重，发展迅猛，病死率高，故有百日痨或奔马痨之称。

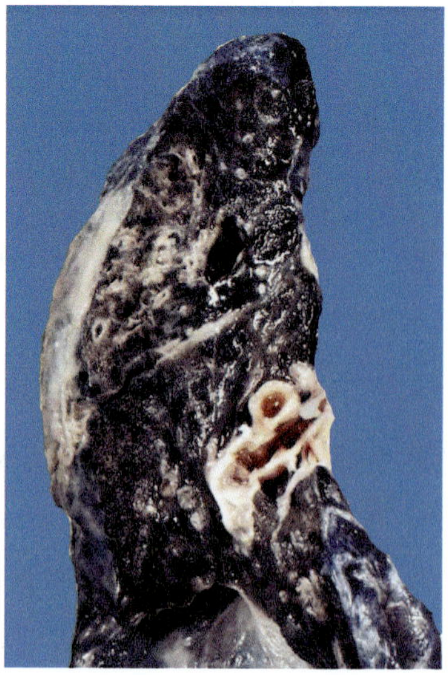

图 11-13 浸润性肺结核
肺上叶见不规则灰白色结核病灶，并形成一小空洞

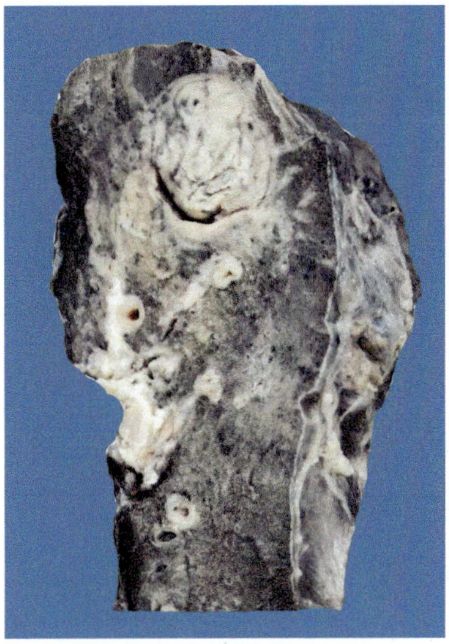

图 11-14 结核球

肺叶上部近胸膜处有一圆形病灶，呈灰白色，周围有纤维包裹，边界清楚

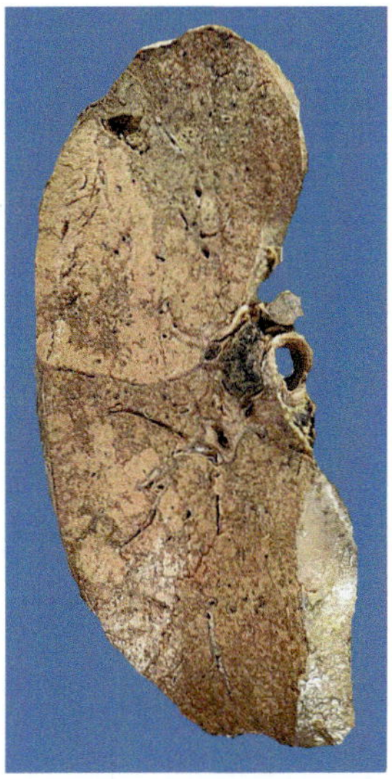

图 11-15 干酪性肺炎

整个上下肺大叶变实致密，呈黄白色或灰白色片状

4. 慢性纤维空洞性肺结核 又称开放性肺结核，本型患者是重要的传染源。其病变特点：①肺内有一个或多个形状不规则厚壁空洞，多位于肺上叶，大小不一，洞壁厚达 1cm 以上（图 11-16）。镜下观洞壁分为三层：内层为干酪样坏死物（内含大量结核杆菌），中层为结核性肉芽组织，外层为纤维结缔组织。②空洞内坏死物液化后通过支气管播散，形成新旧不一、大小不等、病变各异的病灶，病灶越往下越新鲜，造成肺组织广泛破坏。③晚期肺组织广泛纤维化，胸膜增厚粘连，肺体积缩小、变硬，肺功能严重受损。如干酪样物质侵蚀洞壁大血管，可引起大咯血，发生失血性休克或窒息。严重的慢性纤维空洞性肺结核，肺内广泛纤维化导致肺动脉高压，引起肺源性心脏病。

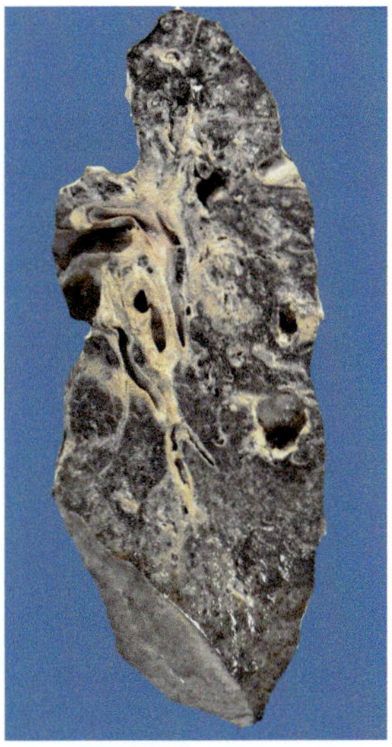

图 11-16 慢性纤维空洞性肺结核

肺组织切面可见多个大小不等不规则厚壁空洞，空洞内面粗糙，并附有干酪样坏死物

考点 慢性纤维空洞性肺结核特点

（四）气管、支气管结核

气管、支气管结核指发生在气管、支气管的黏膜、黏膜下层、平滑肌、软骨及外膜的结核病，是结核病的特殊临床类型，主要表现为气管或支气管壁不规则增厚、管腔狭窄或阻塞。狭窄支气管远端肺组织可出现继发性肺不张或实变、支气管扩张及其他部位支气管播散病灶等。

（五）结核性胸膜炎

按病变性质分为渗出性和增生性两种。

1. 渗出性结核性胸膜炎 主要为浆液纤维素性炎，形成胸腔积液。如渗出纤维素过多，难以吸收，可发生机化造成胸膜脏、壁两层粘连和增厚。

2. 增生性结核性胸膜炎　多由胸膜下结核病灶直接蔓延到胸膜所致，常发生于肺尖，病变以增生为主，一般通过纤维化而愈合。该型胸膜炎常使局部胸膜增厚粘连。

五、肺外结核

肺外结核除消化道及皮肤结核可源于直接感染外，其他各器官结核多为原发性肺结核经血行和淋巴道播散所致，以淋巴结、骨、关节、脑膜以及泌尿生殖系统器官为常见。其中，原发性肠结核多因饮用含菌牛奶或乳制品所致，表现为肠原发综合征（肠的原发病灶、结核性淋巴管炎、肠系膜淋巴结结核）。大部分肠结核由活动性肺结核反复吞咽含菌痰液引起，大多发生于回盲部。肠结核分为溃疡型和增生型两种，以溃疡型多见，典型的肠结核溃疡多呈环形，其长轴与肠腔长轴垂直。溃疡愈合后由于瘢痕形成和纤维收缩易致肠腔狭窄。肾结核病常在肾内形成结核性空洞（图 11-17）。附睾结核可导致男性不育，输卵管结核可引起女性不孕。骨结核多侵犯脊椎骨，好发于第 10 胸椎至第 2 腰椎，椎体和椎间盘破坏可引起脊椎后突畸形（图 11-18）。关节结核痊愈时，关节腔常被大量纤维组织充填，造成关节强直，失去运动功能。

考点　肺外结核的类型

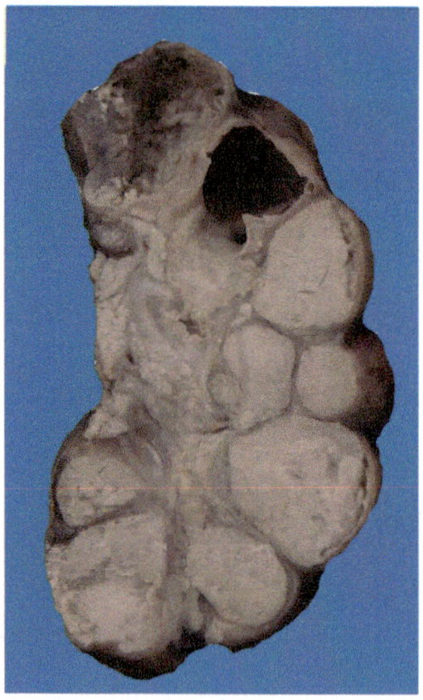

图 11-17　肾结核

肾切面多发性结核性球形病灶，部分坏死脱落形成空洞

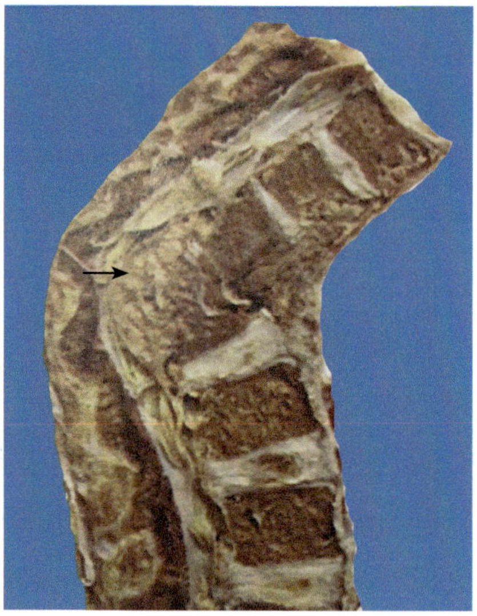

图 11-18　脊椎骨结核

第 3 节　细菌性痢疾

细菌性痢疾简称菌痢，是痢疾杆菌引起的假膜性肠炎。临床主要表现有腹痛、腹泻、里急后重、黏液脓血便等。本病好发于儿童，夏秋季多见。

一、病因和发病机制

菌痢的病原体是痢疾杆菌。菌痢患者和带菌者是本病的传染源。痢疾杆菌随粪便排出后，直接或间接（苍蝇、蟑螂为媒介）污染食物、饮水、日常生活用品和手等，经口传染。

痢疾杆菌经口入胃，大部分被胃酸杀灭，仅少部分进入肠道。当机体抵抗力下降以及感染的菌量多、毒力强时，痢疾杆菌侵入肠黏膜内繁殖，释放内毒素，引起肠道炎症和全身毒血症。

考点 菌痢的病因及传染途径

二、类型及其病理变化、临床病理联系

菌痢病变主要累及结肠，尤以乙状结肠和直肠最严重，表现为结肠黏膜的假膜性炎。根据肠道的病变特征、全身变化及病程的不同，菌痢可分为以下四种类型。

考点 菌痢主要病变部位与炎症性质

（一）急性普通型细菌性痢疾

1. 病理变化 病变表现为假膜性炎（图 11-19），结肠黏膜充血、水肿，肠黏膜表面覆盖灰白、灰黄色或灰绿色（胆汁污染）、暗红色（出血明显）的片状或糠皮样假膜，假膜是由坏死的黏膜上皮细胞、渗出的纤维素、炎症细胞、红细胞和细菌一起形成的膜样物。一周左右假膜开始脱落形成大小不等、形状不一的地图状浅表溃疡，愈合后一般不留瘢痕。

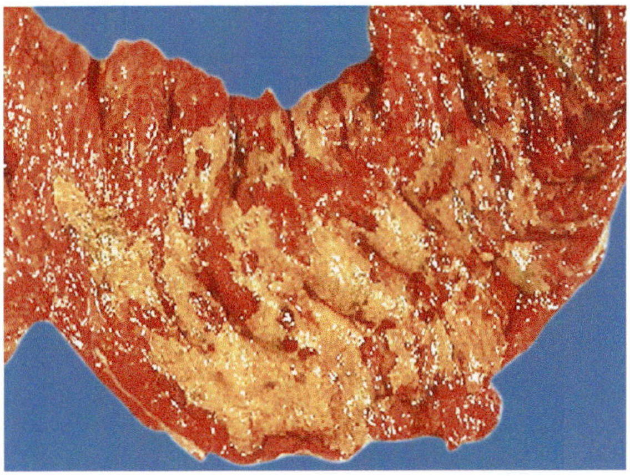

图 11-19 急性普通型细菌性痢疾
结肠黏膜充血、水肿及灰黄色假膜形成

2. 临床病理联系 因细菌毒素的吸收，患者出现头痛、乏力、发热等全身中毒症状。因炎症刺激直肠壁内的神经末梢及肛门括约肌，不断引起排便反射，患者有里急后重和排便次数增多。病变肠管蠕动增强、痉挛，出现阵发性腹痛、腹泻。因假膜脱落形成溃疡及出血，表现为黏液脓血便，镜检有大量脓细胞及红细胞，培养可检出致病菌。

此型菌痢经适当治疗，大多在 1 ～ 2 周内痊愈，肠穿孔、肠出血等并发症少见。少数病例迁延转为慢性菌痢。

（二）急性轻型细菌性痢疾

病变表现为结肠黏膜的急性卡他性炎，黏液分泌亢进，结肠黏膜充血、水肿，中性粒细胞和巨噬细胞浸润。

临床上，患者腹痛较轻，排便后腹痛可缓解，腹泻，大便每天 2 ～ 4 次，呈水样或糊状，无脓血，可混有黏液，多无高热等全身中毒症状。

（三）慢性细菌性痢疾

病程迁延超过两个月。肠黏膜溃疡形成与组织修复交替进行，肠道新旧病变共存。慢性溃疡较急性溃疡深且不规则，可达肌层，其边缘的黏膜过度增生形成息肉。肠壁慢性炎症细胞浸润，肉芽增生和纤维瘢痕形成，使肠壁不规则增厚、变硬，甚至引起肠腔狭窄。

临床上主要表现为长期腹痛、腹泻，或便秘与腹泻交替出现，大便有黏液或少量脓血。

抵抗力下降时，可急性发作，出现急性菌痢的症状。少数病例可无明显的临床症状和体征，大便培养持续阳性，成为慢性带菌者，是本病的重要传染源。

（四）急性中毒型细菌性痢疾

急性中毒型细菌性痢疾多见于2～7岁儿童，常由毒力较低的痢疾杆菌引起。此型起病急骤，临床以严重毒血症、休克和中毒性脑病为主要表现，肠道病变和症状轻，短时间内可因中毒性休克或呼吸衰竭而死亡。其发生可能与儿童特异体质对细菌毒素产生强烈变态反应有关。

考点 各型菌痢的病变特点与临床联系

第4节 流行性脑脊髓膜炎

流行性脑脊髓膜炎简称流脑，是脑膜炎奈瑟菌感染引起脑脊髓膜的急性化脓性炎症。临床表现为高热、寒战、头痛、呕吐、颈项强直及皮肤瘀点等。本病多见于儿童及青少年，一般为散发，冬、春季节多见，可引起流行。

一、病因和发病机制

流脑的病原体为脑膜炎奈瑟菌，存在于患者及带菌者的鼻咽分泌物中，在咳嗽、打喷嚏或说话时借飞沫经呼吸道传播。细菌侵入上呼吸道后，大多数不发病，仅表现为上呼吸道炎症。少数人因机体抵抗力低下或细菌数量多、毒力强，细菌从上呼吸道黏膜侵入血液中繁殖，引起菌血症或败血症，随后通过血脑屏障到达脑脊髓膜，引起化脓性炎症。

考点 流脑的病因及传染途径

二、病理变化

根据病情进展，流脑一般可分为三期。

1. 上呼吸道感染期　细菌在鼻咽部黏膜繁殖，引起卡他性炎，主要表现为黏膜充血、水肿，少量中性粒细胞浸润，分泌物增多。患者可有上呼吸道感染的临床表现。

2. 脓毒症期　细菌从上呼吸道黏膜侵入血液中繁殖，引起败血症。大部分患者出现皮肤黏膜瘀点、瘀斑，此为细菌栓塞在小血管，细菌释放的内毒素损伤血管壁所致。此期血培养及瘀点、瘀斑处刮片可检出脑膜炎奈瑟菌。因内毒素的作用，患者可有高热、头痛、呕吐及外周血中性粒细胞增高等表现。

3. 脑膜炎期　此期的特征性病变是脑脊髓膜的化脓性炎症。肉眼观，脑脊髓膜血管高度扩张充血，蛛网膜下腔充满灰黄色脓性渗出物，覆盖于脑沟、脑回，以致结构模糊不清，一般以大脑顶叶和额叶最明显（图11-20）。镜下观，脑脊髓膜血管扩张充血，蛛网膜下腔增宽，其中充满大量中性粒细胞，少量淋巴细胞、单核细胞及纤维素性渗出物（图11-21）。脑实质一般不受累，严重病例邻近脑膜的脑实质有炎症改变，使神经细胞变性，称为脑膜脑炎。

考点 流脑的病理变化

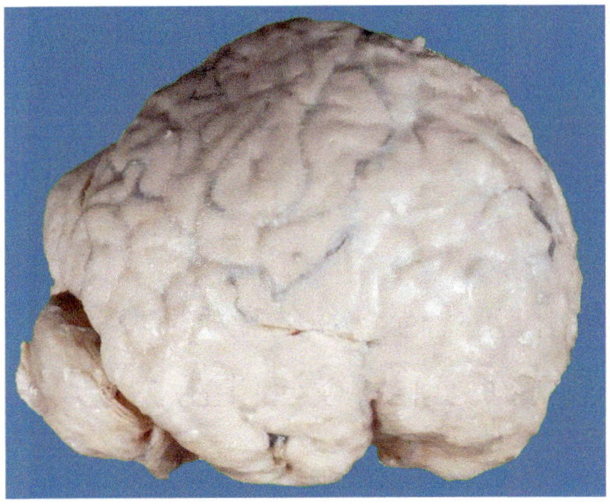

图 11-20 流行性脑脊髓膜炎（肉眼观）

脑实质表面弥漫附着一层脓性渗出物，浅黄色，使脑表面浑浊不清，脑沟、脑回结构模糊不清

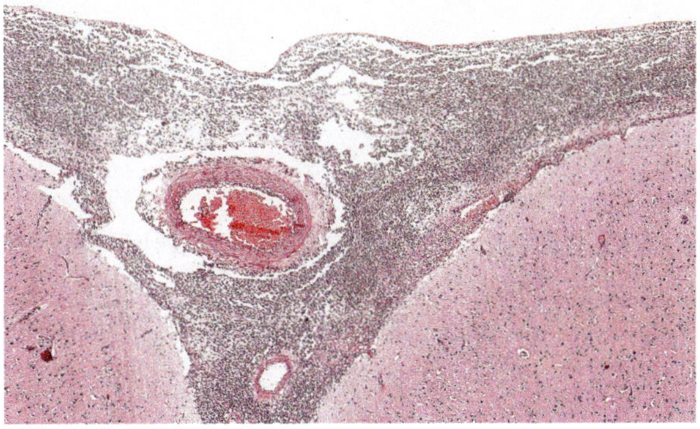

图 11-21 流行性脑脊髓膜炎（镜下观）

蛛网膜下腔有大量中性粒细胞浸润，脑膜血管高度扩张充血

三、临床病理联系

1. 寒战、高热　为脑膜炎奈瑟菌败血症的表现之一，此外可有皮肤黏膜的瘀点、瘀斑。

2. 颅内压升高　由脑膜血管扩张充血，蛛网膜下腔渗出物堆积，蛛网膜颗粒因脓性渗出物阻塞而影响脑脊液的吸收所致。患者表现为剧烈头痛、喷射性呕吐，小儿前囟饱满等。

3. 脑膜刺激征　表现为颈项强直和克尼格征（Kernig 征）阳性。颈项强直是由于炎症累及脊神经根周围的蛛网膜和软脊膜，使神经根在通过椎间孔时受压，当颈部或背部肌肉运动时，牵引受压的神经根而产生疼痛，因而颈部肌肉发生保护性痉挛而呈僵硬状态。在婴幼儿，腰背部肌肉也常发生保护性痉挛而呈角弓反张的体征（图 11-22）。克尼格征阳性，是由于腰骶段脊神经根受到炎症波及而受压，当屈髋伸膝时坐骨神经受到牵拉而引起疼痛。

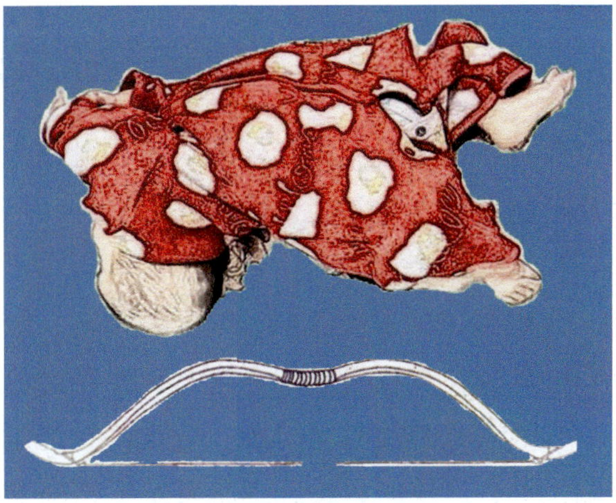

图 11-22 角弓反张

4. 脑脊液的改变　脑脊液压力增高，浑浊不清或呈脓性，含有大量中性粒细胞，蛋白含量增多，糖及氯化物含量减少，涂片及培养检查均可找到脑膜炎奈瑟菌。脑脊液检查是本病诊断的重要手段。

考点 流脑脑脊液的变化

少数患者（主要是儿童）起病急骤，病情凶险，迅速出现休克和皮肤、黏膜、肾上腺皮质的广泛出血以及急性肾上腺皮质功能衰竭，但脑膜的炎症病变较轻，称为暴发型脑膜炎奈瑟菌脓毒症。其发生机制与大量内毒素释放入血引起中毒性休克及弥散性血管内凝血有关。

四、结局与并发症

本病经及时有效的治疗，大多数患者均能痊愈。但如治疗不当，少数患者可发生以下并发症：①脑积水，由蛛网膜下腔渗出物机化、脑膜粘连、脑脊液循环障碍引起。②脑神经受损，表现为耳聋、视力障碍、斜视及面神经麻痹等。③脑梗死，由脑底动脉炎引起相应血管阻塞所致。

第 5 节 流行性乙型脑炎

流行性乙型脑炎简称乙脑，是乙型脑炎病毒感染引起脑脊髓实质的变质性炎症。临床表现主要是高热、头痛、嗜睡、抽搐、昏迷等。夏、秋季流行，儿童发病率高，尤以 10 岁以下儿童多见。

一、病因和发病机制

乙型脑炎病毒是嗜神经性 RNA 病毒。在猪、马、牛等家畜中隐性感染率甚高，其中猪是乙脑主要传染源及中间宿主，蚊虫是主要传播媒介。机体被携带病毒的蚊虫叮咬后，病毒先在局部血管的内皮细胞及全身单核巨噬细胞系统中繁殖，然后侵入血流。是否引起脑炎取决于机体免疫力和血脑屏障的功能状态。绝大多数人感染病毒后，因机体免疫力较强，血脑屏障功能完善，病毒无法进入脑组织并被消灭，称为隐性感染。少数人由于免疫功能低下，血脑屏障功能障碍，病毒易通过血脑屏障进入脑内，在神经细胞中增殖并损害神经细胞，从而发病。

考点 流脑的病因及传染途径

二、病理变化

病变广泛累及中枢神经的灰质，尤以大脑皮质、基底核和视丘最为严重，小脑皮质、桥脑及延髓次之，脊髓病变最轻。

考点 乙脑的病变部位

肉眼观，软脑膜充血，脑水肿明显，脑回变宽，脑沟变浅。切面脑实质充血、水肿，严重者可见散在点状出血及粟粒大或针尖大的软化灶。镜下观主要表现如下。

1. 神经细胞变性、坏死 表现为神经细胞肿胀，胞质内尼氏小体消失，胞质出现空泡、核偏位等；严重时，神经细胞可发生核固缩、核溶解。在变性、坏死的神经细胞周围，常有增生的少突胶质细胞围绕，称为神经细胞卫星现象（图 11-23）；小胶质细胞及中性粒细胞侵入变性坏死的神经细胞内，称为噬神经细胞现象（图 11-24）。

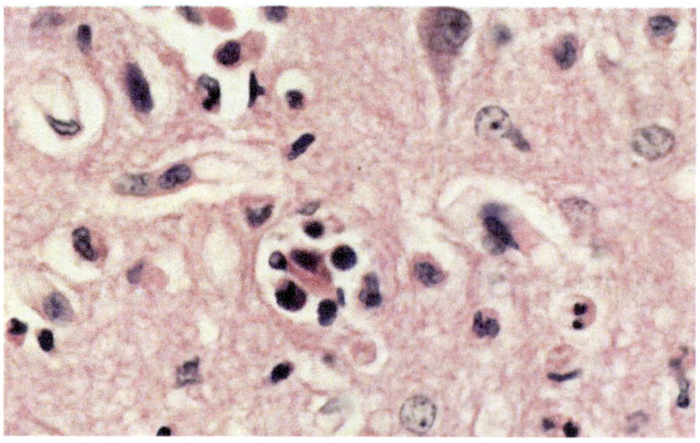

图 11-23 神经细胞卫星现象

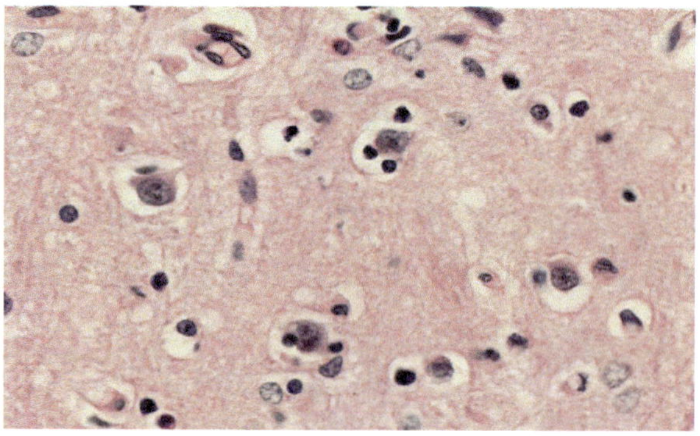

图 11-24 噬神经细胞现象

2. 筛状软化灶形成　局灶性神经组织发生液化性坏死，形成染色较浅、质地疏松的筛网状病灶，称为筛状软化灶（图 11-25），对本病的诊断具有一定的特征性意义。

3. 血管变化和炎症反应　脑实质血管明显扩张充血，甚至出血。脑组织水肿，血管周围间隙增宽，可见淋巴细胞、单核细胞为主的炎症细胞围绕血管周围间隙呈袖套状浸润，称为淋巴细胞套（图 11-26）。

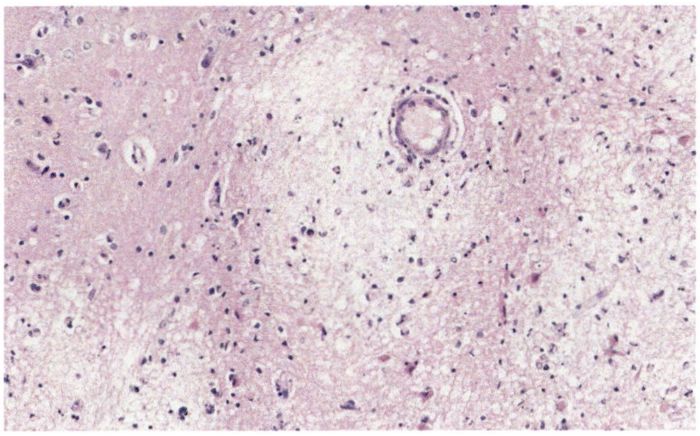

图 11-25　筛状软化灶形成

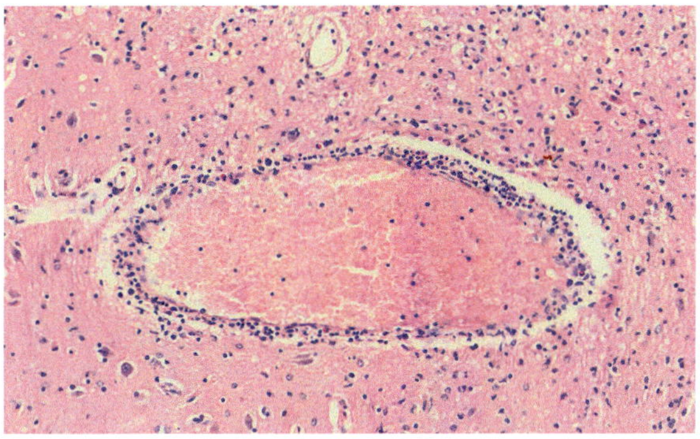

图 11-26　淋巴细胞套

4. 胶质细胞增生　在变性、坏死的神经细胞附近或软化灶周围，小胶质细胞明显增生，常形成小胶质细胞结节（图 11-27）。

考点　乙脑的基本病理变化

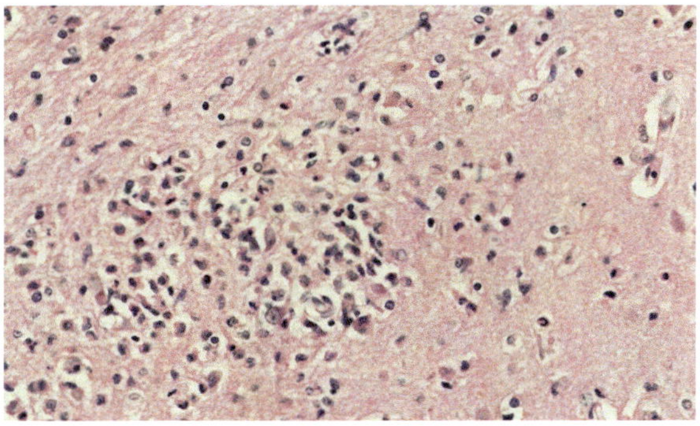

图 11-27　小胶质细胞结节

三、临床病理联系

本病早期除出现高热、全身不适等病毒血症的表现以外，主要有下列神经系统症状。

1. 嗜睡和昏迷　由于神经细胞的广泛变性、坏死，患儿出现嗜睡甚至昏迷，这是乙脑最突出的临床表现。

2. 颅内压升高　脑内血管扩张、充血、血管壁通透性升高，导致脑水肿，使颅内压升高。患者出现头痛、呕吐，严重者引起脑疝，如枕骨大孔疝，可致延髓呼吸中枢受压而死于中枢性呼吸衰竭。

3. 脑膜刺激症状　由于脑膜多有轻微的炎症反应，患者可出现轻微脑膜刺激症状。

4. 脑脊液的改变　脑脊液压力轻度增高，透明或微浑浊，细胞增多，以淋巴细胞为主，蛋白质轻度增多，糖及氯化物正常。

四、结局与并发症

大多数患者经治疗可痊愈。少数患者因脑组织病变较重，可发生痴呆、语言障碍、肢体瘫痪等后遗症。病变严重者也可因中枢性呼吸衰竭而死亡。

乙脑与流脑的区别见表 11-1。

表 11-1 流脑与乙脑的比较

项目	流脑	乙脑
病原体	脑膜炎奈瑟菌	乙型脑炎病毒
传染途径	借飞沫经呼吸道传染	借蚊虫叮咬经血液传染
流行季节	冬春季	夏秋季
病变部位	脑脊髓膜	脑脊髓实质
病变性质	化脓性炎	变质性炎
典型临床特点	颅内高压、脑膜刺激征	嗜睡、昏迷
脑脊液特点	浑浊或脓性，有大量中性粒细胞，蛋白质增多，糖及氯化物减少，可找到细菌	透明或微浑浊，淋巴细胞轻度增加，蛋白质轻度增多，糖及氯化物正常，找不到细菌

考点 流脑与乙脑的区别

第6节 艾 滋 病

艾滋病（AIDS）又称获得性免疫缺陷综合征，是一种由人类免疫缺陷病毒（HIV）引起的致死性传染病。其主要特征是全身性严重免疫缺陷伴机会性感染和（或）继发性恶性肿瘤。目前尚无理想的治疗药物。

一、病因和发病机制

人类免疫缺陷病毒（HIV）主要攻击和破坏 $CD4^+$ T 淋巴细胞，造成机体免疫功能严重缺陷，进而引起机会性感染和恶性肿瘤的发生。HIV 携带者和艾滋病患者是本病的传染源。主要感染途径包括：①性接触传播，是本病主要传播途径；②输血和血制品的应用；③通过受污染的注射器针头和医用器械等传播；④母体 HIV 通过胎盘或哺乳等感染婴儿。男性同性恋者、性伴侣混乱者、静脉药物依赖者和血制品使用者为艾滋病高危人群。

考点 艾滋病主要的感染途径

二、病 理 变 化

艾滋病的病理变化主要包括全身淋巴组织的变化、机会性感染和继发恶性肿瘤三个方面。

1. 淋巴组织的变化　淋巴组织是 HIV 主要的攻击目标。淋巴结活检显示：病变早期淋巴结肿大，主要表现为淋巴滤泡增生，中期表现为滤泡萎缩，晚期淋巴结内的淋巴细胞消失，仅见巨噬细胞和浆细胞残留。

2. 机会性感染　是指一些致病力较弱的病原体，在人体免疫功能正常时不能致病，但当机体免疫功能缺陷时，引起宿主感染，感染范围广，累及全身诸多器官，尤以肺、消化道、中枢神经系统受累最多见。其中最常见的是由卡氏肺孢菌感染引起的肺孢子菌肺炎，约 80% 的艾滋病患者死于多发性机会性感染，其中 50% 死于肺孢子菌肺炎。

3. 继发恶性肿瘤　艾滋病患者由于免疫功能低下，恶性肿瘤的发病率明显升高。约 30% 的艾滋病患者患有卡波西（Kaposi）肉瘤，这是一种来源于血管的恶性肿瘤，病变广泛累及皮肤、黏膜和内脏，以下肢最为多见。少数患者可伴有非霍奇金淋巴瘤和中枢神经系统肿瘤等。

三、临床病理联系

本病潜伏期较长，一般认为可经数月至 10 年或更长时间才发展为 AIDS。根据《艾滋病和艾滋病病毒感染诊断》（WS 293—2019），HIV 感染的临床表现分为以下几种。

1. 急性 HIV 感染综合征　指初次感染 HIV 1 个月内出现的发热、咽痛、皮疹、肌肉关节痛、淋巴结肿大、头痛、腹泻、恶心、呕吐等的一组临床表现。

2. 持续性全身性淋巴腺病　HIV 感染者无其他原因的腹股沟以外两处或两处以上的淋巴结肿大，直径＞1cm，持续 3 个月以上。

3. HIV 消耗综合征　HIV 感染者或 AIDS 患者在半年内体重减少 10%，伴有持续发热超过 1 个月，或者持续腹泻超过 1 个月、食欲差、体虚无力等症状和体征。

4. HIV 相关神经认知障碍　由感染 HIV 所引起的感知和运动神经元的异常，影响日常工作，表现为健忘、注意力难以集中、思维缓慢、抑郁、细微运动功能损害等。

5. 儿童 HIV 相关神经认知障碍　感染 HIV 的儿童出现无其他原因的以下症状之一：①大脑发育障碍或萎缩；②智力障碍；③对称性运动障碍；④轻瘫；⑤共济失调或步态紊乱。

AIDS 按病程可分为三个阶段：①Ⅰ期（HIV 感染早期），感染 HIV 3～6 周后，可表现出咽痛、发热、肌肉酸痛等非特异症状。病毒在体内复制，但患者尚有较好的免疫反应能力，2～3 周后这些症状可自行缓解。②Ⅱ期（HIV 感染中期），此期病毒复制持续处于低水平，临床可无明显症状或出现明显的全身淋巴结肿大，常伴发热、乏力、皮疹等。③Ⅲ期（AIDS 期），体内免疫功能全面崩溃，临床表现为持续发热、乏力、消瘦、腹泻，并出现神经系统症状、明显的机会性感染及恶性肿瘤，血液检测淋巴细胞明显减少，尤以 $CD4^+$ T 淋巴细胞减少为著，细胞免疫反应丧失殆尽。

自 测 题

A_1 型题

1. 病毒性肝炎肝细胞的基本病变，下列哪项是错误的
   A. 肝细胞再生
   B. 肝细胞嗜碱性变
   C. 肝细胞嗜酸性坏死
   D. 肝细胞气球样变
   E. 淋巴细胞浸润

2. 急性重型肝炎的病变，下列哪一项不正确
   A. 肝细胞再生结节形成
   B. 肝细胞大片坏死
   C. 坏死灶及周围有炎症细胞浸润
   D. 肝窦扩张充血
   E. 网状支架塌陷

3. 急性病毒性肝炎（普通型）的病变特点是肝细胞
   A. 广泛坏死，变性轻微
   B. 广泛变性，坏死轻微
   C. 广泛再生，变性较轻
   D. 广泛坏死，再生较轻
   E. 变性坏死均较轻

4. 急性病毒性肝炎的坏死多为
   A. 碎片状坏死　B. 凝固性坏死
   C. 桥接坏死　D. 大片坏死
   E. 点状坏死

5. 结核结节中不包括下列哪项
A. 上皮样细胞　B. 淋巴细胞
C. 朗格汉斯细胞　D. 成纤维细胞
E. 嗜酸性粒细胞
6. 病理诊断结核病最主要的根据是
A. 上皮样细胞
B. 多核巨细胞
C. 干酪样坏死
D. 结核结节和干酪样坏死
E. 以上均不是
7. 有关肺结核原发综合征的描述，下列哪项错误
A. 大多发生在儿童
B. 原发灶多在肺尖部
C. 肺门淋巴结干酪样坏死
D. 一般无明显临床表现
E. 可发展成为全身粟粒性结核病
8. 成人继发性肺结核病最常见的是
A. 气管、支气管结核
B. 干酪性肺炎
C. 浸润性肺结核
D. 慢性纤维空洞性肺结核
E. 结核球
9. 下列肺外器官结核病的描述中错误的是
A. 溃疡型肠结核的溃疡多呈环状，与肠长轴垂直
B. 女性生殖系统结核多累及输卵管
C. 骨结核中脊椎结核最常见，多累及第 10 胸椎至第 2 腰椎
D. 关节结核一般没有关节畸形
E. 男性生殖系统结核多累及附睾
10. 关于急性细菌性痢疾的病变特点，下列哪项错误
A. 好发于直肠、乙状结肠
B. 肠黏膜充血水肿，黏液分泌亢进
C. 肠黏膜表面假膜形成
D. 溃疡大小不等呈地图状
E. 溃疡边缘黏膜过度增生，息肉形成
11. 流行性乙型脑炎的传播主要通过
A. 呼吸道传染
B. 粪便污染水源和食物经口传染
C. 输血
D. 带病毒的蚊虫叮咬经皮肤入血
E. 苍蝇作为媒介污染食物经口传染
12. 流行性脑脊髓膜炎的特征性病变是
A. 硬脑膜中性粒细胞浸润
B. 蛛网膜下腔有大量单核细胞
C. 脑实质内软化灶形成
D. 蛛网膜下腔有大量中性粒细胞渗出
E. 硬脑膜有大量单核细胞浸润
13. 关于乙型脑炎，下列哪项是错误的
A. 10 岁以下儿童多见
B. 临床主要表现为嗜睡、昏迷
C. 累及脑实质、神经细胞变性坏死
D. 大量中性粒细胞沿血管周围呈袖套状浸润
E. 筛状软化灶形成
14. 有关流行性脑脊髓膜炎的描述中哪项是错误的
A. 由脑膜炎奈瑟菌感染所致，主要经飞沫通过呼吸道传播
B. 患者出现脑膜刺激症状、颅内压升高症状
C. 脑神经不受累
D. 脑脊液中含糖量下降
E. 脑脊液浑浊、压力升高
15. 关于暴发型流脑下列描述中，哪项是错误的
A. 高热、头痛常伴呕吐
B. 常见休克
C. 双侧肾上腺出血
D. 皮肤黏膜广泛瘀点及瘀斑
E. 蛛网膜下腔大量脓性渗出物
16. 下列哪项不是 AIDS 的主要传播途径
A. 性接触传播　B. 输血传播
C. 污染的针头传播　D. 经胎盘或哺乳传播
E. 呼吸道传播

（黄光明）

第 12 章
水、电解质代谢紊乱

人体的新陈代谢是在体液环境中进行的，细胞外液构成人体的内环境。许多疾病或病理过程都可导致水、电解质代谢紊乱，破坏机体内环境的相对稳定，导致全身各系统器官的功能障碍，甚至危及生命。

第 1 节　水　　肿

案例 12-1

患者，男性，58 岁。肝硬化十余年，近 1 个月来出现大量腹水，双下肢水肿。3 天前使用排钾利尿剂后，尿量明显增加，腹水有所减退。

问题：1. 肝硬化患者为何会出现水肿？

2. 水肿对机体有何影响？

水肿是指过多的液体在组织间隙或体腔中积聚。临床上，常将液体在体腔内积聚过多称为积水或积液，如腹腔积液（腹水）、胸腔积液等。水肿不是一个独立的疾病，而是多种疾病的体征。

考点 水肿、积水的概念

一、发生机制

正常人体液容量和组织液容量是相对恒定的，这种恒定有赖于体内外液体交换平衡和血管内外液体交换平衡的调节（图 12-1）。当平衡失调时，即可导致水肿发生。

（一）血管内外液体交换失衡——组织液生成大于回流

1. 毛细血管流体静压增高　主要原因是静脉血回流受阻，如肿瘤压迫静脉、静脉内血栓形成等。

考点 毛细血管流体静压增高的原因

2. 血浆胶体渗透压降低　血浆胶体渗透压主要取决于血浆白蛋白的含量。引起血浆白蛋白减少的原因主要有蛋白质摄入不足、白蛋白合成减少、蛋白质丧失过多以及蛋白质消耗增加等。

3. 毛细血管壁通透性增加　见于各种感染、烧伤、冻伤、缺氧和昆虫叮咬等。

4. 淋巴回流受阻　如肿瘤压迫或恶性肿瘤细胞侵入并堵塞淋巴管；丝虫病时，主要的淋巴管道被成虫阻塞；恶性肿瘤根治术，淋巴管被破坏而致淋巴回流受阻等。

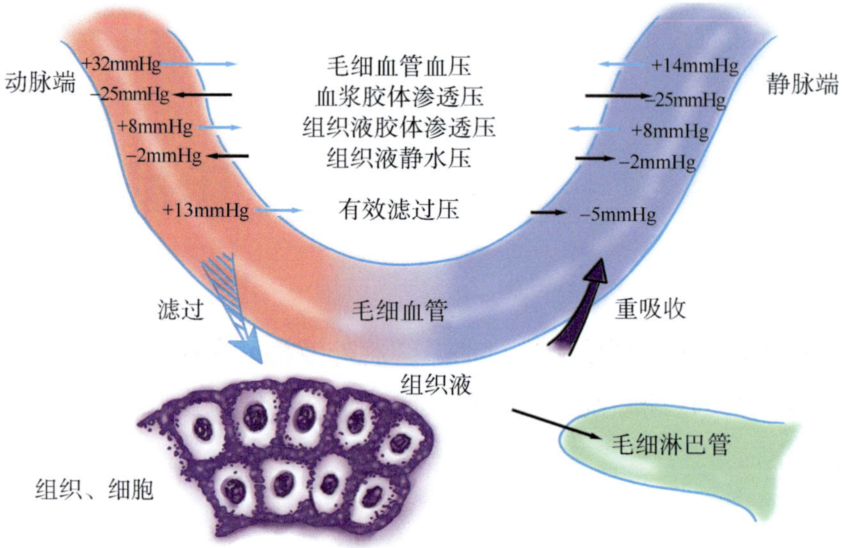

图 12-1 血管内外液体交换平衡示意图

+代表使液体滤出毛细血管的力量，-代表使液体重吸收到毛细血管的力量

（1mmHg=0.133kPa）

（二）机体内外液体交换失衡——钠、水潴留

1. 肾小球滤过率降低

（1）广泛的肾小球病变：如各种肾小球炎时，大量肾小球发生病变使滤过率下降。

（2）有效循环血量明显减少：如充血性心力衰竭使肾缺血、有效循环血量减少。

2. 近曲小管重吸收钠、水增加　在心力衰竭、有效循环血量明显减少时，肾小球滤过分数（滤过分数 = 肾小球滤过率 / 肾血流量）增加和心房肽分泌减少，使近曲小管重吸收钠、水增多。

3. 远曲小管和集合管重吸收钠、水增加

（1）醛固酮分泌增多：各种原因引起的有效循环血量减少时，醛固酮分泌增加；肝功能障碍时，对醛固酮的灭活减少。

（2）抗利尿激素分泌增多：充血性心力衰竭时，反射性引起抗利尿激素分泌增多；肾素-血管紧张素-醛固酮系统激活，引起抗利尿激素的分泌与释放增加。

二、常见类型

（一）心性水肿

心性水肿是由心力衰竭引起的。左心衰竭引起肺水肿，右心衰竭引起全身性水肿。

1. 发生机制　引起心性水肿的主要因素是毛细血管流体静压升高和体内外液体交换失衡引起的水钠潴留。

2. 临床特点　右心衰竭引起的全身性水肿一般先出现于身体的下垂部位如下肢，尤其是踝部更明显（图 12-2）。严重时，水肿可波及全身，甚至出现胸腔积液、腹水及心包积液等。

（二）肾性水肿

肾性水肿是由肾脏疾病引起的全身性水肿。

1. 发生机制　急性肾小球肾炎使肾小球滤过率下降；肾病综合征时，大量蛋白尿引起血浆蛋白减少、血浆胶体渗透压下降，导致水肿发生。

2. 临床特点　肾性水肿首先出现在眼睑和面部等疏松部位（图 12-3），严重者可波及全身，引起全身性水肿，甚至出现胸腔积液、腹水等。

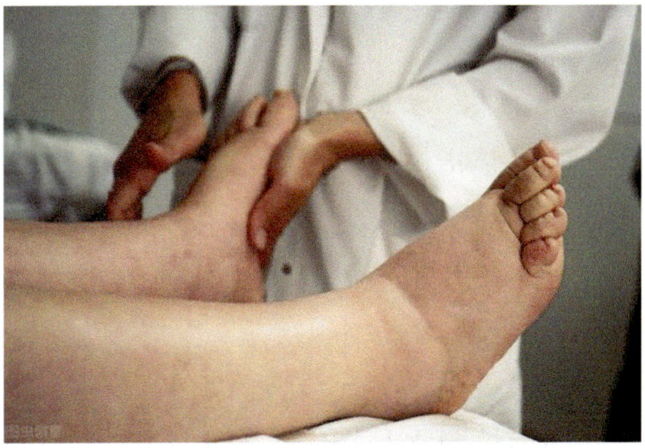

图 12-2　（下肢）心性水肿

脚掌面、踝部明显水肿

（三）肝性水肿

严重的肝脏疾病引起的水肿，称为肝性水肿。

1. 发生机制　主要是由肝硬化时肝门静脉压增高，门静脉血回流及淋巴液回流障碍所致。

2. 临床特点　肝性水肿最突出的表现为腹水（图 12-4），重者可发生胸腔积液。

考点　各类型水肿的原因和特点

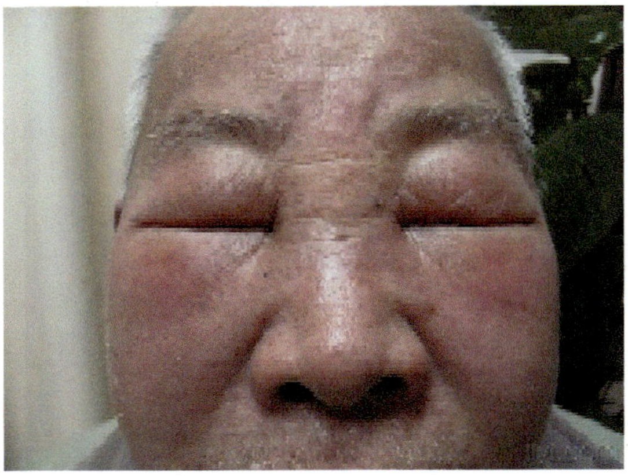

图 12-3　颜面部水肿

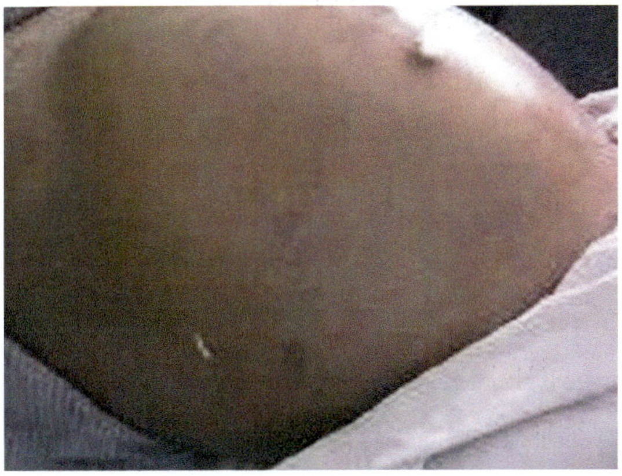

图 12-4　肝硬化腹水

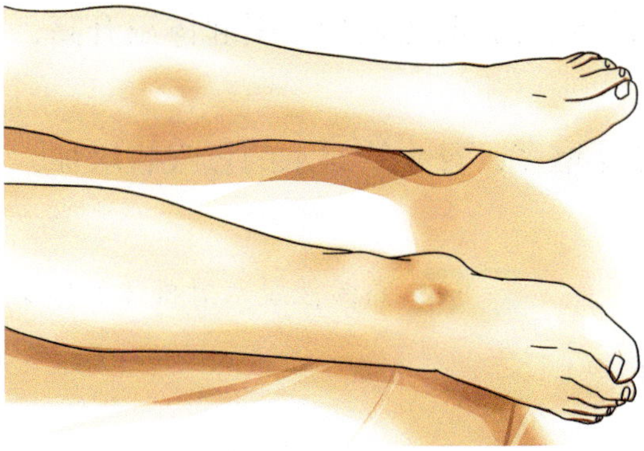

图 12-5　凹陷性水肿

胫骨附近明显肿胀，指压有凹陷

三、病变特点及对机体的影响

（一）病变特点

发生水肿的器官体积增大、包膜紧张、功能障碍。大多数体表水肿指压可凹陷，为凹陷性水肿（显性水肿）（图 12-5），少数为非凹陷性水肿（隐性水肿）。

（二）对机体的影响

水肿对机体的影响主要取决于水肿发生的部位、程度、速度和水肿持续的时间等。炎性水肿液具有稀释毒素、运输抗体等功能；脑、肺等重要器官的水肿可引起严重后果，四肢和非重要部位的水肿对机体影响较小。

第2节 脱 水

脱水是指体液容量明显减少，并出现一系列功能、代谢变化的病理过程。根据脱水时细胞外液渗透压的变化，将脱水分为高渗性脱水、低渗性脱水和等渗性脱水。

考点 脱水的类型及分类依据

一、高渗性脱水

高渗性脱水是指失水多于失钠，血清钠浓度＞150mmol/L，血浆渗透压＞310mmol/L。

考点 高渗性脱水的概念

（一）原因

1. 水摄入不足 多见于水源断绝、进食或饮水困难、长期禁食等情况，婴幼儿对水丢失更为敏感。

2. 水丢失过多

（1）经肾失水：尿崩症时排出大量低渗尿；反复注射甘露醇、高渗葡萄糖等溶液，引起渗透性利尿，导致失水。

（2）经皮肤失水：高温环境、高热、大量出汗和甲状腺功能亢进时，均可通过皮肤丢失大量低渗液体。

（3）经胃肠道失水：呕吐、腹泻及胃肠引流等可导致消化液丢失。

（二）对机体的影响

1. 口渴明显 由于细胞外液高渗，刺激口渴中枢引起口渴。

2. 细胞脱水 由于细胞外液渗透压高，液体向渗透压高的细胞外转移，导致细胞内液明显减少。脑细胞脱水，可引起头晕、烦躁、谵妄、抽搐、晕厥甚至昏迷等中枢神经功能障碍。

3. 脱水热 由于细胞外液减少，汗腺分泌减少，致使经皮肤散热减少，引起体温升高，称为脱水热。

4. 少尿 由于细胞外液渗透压升高，抗利尿激素分泌增多，肾小管对水的重吸收增加，导致尿量减少。

考点 高渗性脱水对机体的影响

二、低渗性脱水

低渗性脱水是指失钠多于失水，血清钠浓度＜150mmol/L，血浆渗透压＜280mmol/L。

考点 低渗性脱水的概念

（一）原因

1. 经消化道失水 是最常见的原因。呕吐、腹泻或胃肠引流术丢失含钠的消化液。

2. 经肾失水 长期使用噻嗪类等排钠利尿药，肾实质性疾病、急性肾衰竭多尿期、肾上腺皮质功能减退等导致失水。

3. 经皮肤失水　如大量出汗、大面积烧伤丢失液体，仅补水未补钠。

4. 体液在体腔内大量积聚　如大量胸腔积液、腹水形成。

（二）对机体的影响

1. 休克　细胞外液渗透压低，液体向渗透压高的细胞内转移，细胞外液进一步减少，血容量下降。故低渗性脱水容易发生低血容量性休克。

2. 脱水征　由于细胞外液向细胞内转移，导致组织间液减少更加明显，表现为皮肤弹性下降、眼窝和婴儿囟门凹陷等脱水体征，称为脱水征。

考点　脱水征的概念

3. 细胞水肿　细胞外液向细胞内转移，使细胞内液增多，严重时可致细胞水肿，脑细胞水肿可引起中枢神经功能障碍。

4. 口渴不明显　由细胞外液渗透压低，抑制口渴中枢所致。

5. 低渗尿　早期，细胞外液低渗，抗利尿激素分泌减少，尿量减少不明显，呈低渗尿；脱水严重时可少尿。

三、等渗性脱水

等渗性脱水是指钠与水等比例丢失，血清钠浓度在 130 ～ 150mmol/L，血浆渗透压在 280 ～ 310mmol/L。

考点　等渗性脱水的概念

任何等渗体液的大量丢失导致的脱水，短期内都属于等渗性脱水，常见于严重的呕吐、腹泻，抽放胸腔积液、腹水，大面积烧伤等，可出现少尿、脱水征等。如果不及时处理或处理不当，容易转变成其他类型脱水。

三种类型脱水比较见表 12-1。

表 12-1　三种类型脱水比较

项目	高渗性脱水	低渗性脱水	等渗性脱水
原因	水摄入不足或丧失过多	体液丧失而单纯补水	短时间的等渗液丢失
特征	失水多于失钠	失钠多于失水	水和钠等比例丢失
血清钠浓度	＞ 150mmol/L	＜ 130mmol/L	130 ～ 150mmol/L
细胞外液	高渗	低渗	等渗
主要失水部位	细胞内	细胞外	细胞内、外
主要表现	口渴、尿少、细胞脱水、脱水热	休克、脱水征、细胞水肿	口渴、尿少、脱水征、休克
治疗	补水为主	补充生理盐水或 3% 氯化钠溶液	补充偏低渗的氯化钠溶液

第 3 节　钾代谢紊乱

正常成人含钾量 50 ～ 55mmol/kg。98% 分布在细胞内，其中大部分分布在肌细胞。细胞外钾占 2%，正常血清 K^+ 浓度为 3.5 ～ 5.5mmol/L。

考点 正常血清 K^+ 浓度

链接

钾的代谢特点

钾主要靠食物供给，成人每天随食物摄入 50 ～ 120mmol 钾。食入的钾大部分经肾随尿液排出，小部分随粪便和汗液排出。机体主要通过调节细胞内外钾的跨膜移动，以及控制肾排钾的量来维持血钾浓度。肾排钾特点是多吃多排，少吃少排，不吃也排。

一、低钾血症

低钾血症指血清 K^+ 浓度低于 3.5mmol/L。

（一）原因和机制

1. 钾摄入不足　见于长期不能进食者，如食管癌、幽门梗阻、昏迷者。

2. 钾丢失过多

（1）经消化道失钾：是小儿失钾的主要原因，如严重腹泻、剧烈呕吐、肠瘘等。

（2）经肾失钾：是成人失钾的主要原因。

（3）经皮肤失钾：大量出汗可导致失钾。

考点 小儿、成人失钾的主要原因

3. 钾向细胞内转移

（1）碱中毒：H^+ 从细胞内转移到细胞外，K^+ 进入细胞内，导致血钾降低。

（2）胰岛素的使用：胰岛素促进细胞利用葡萄糖合成糖原，使细胞外钾随葡萄糖进入细胞内，引起低钾。

（3）低钾血症型周期性瘫痪：是一种常染色体显性遗传病，发作时骨骼肌瘫痪，血钾降低。

（4）其他：甲状腺功能亢进时可促进细胞外钾向细胞内转移。

（二）对机体的影响

低钾血症对机体的影响主要取决于血清 K^+ 降低的速度和严重程度。一般当血清 K^+ 低于 2.5 ～ 3.0mmol/L 时，才出现比较明显的临床表现。慢性失钾者，临床症状不明显。

1. 对神经肌肉的影响　神经肌肉细胞的兴奋性降低。最明显的表现是骨骼肌松弛无力，甚至引起弛缓性麻痹，血清 K^+ 低于 2.5mmol/L 时，可出现弛缓性瘫痪，严重者可因呼吸肌麻痹而致死，这是低钾血症的主要死亡原因。严重时，可引起骨骼肌溶解等病变。

考点 低钾血症的主要死亡原因

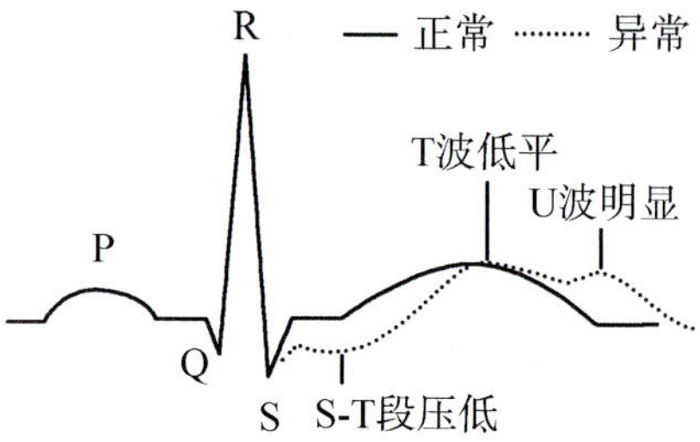

图 12-6　低钾血症时心电图变化

2. 对心脏的影响　低血钾引起心肌细胞电生理异常改变，表现为心肌细胞的兴奋性、收缩性、自律性增高和传导性降低。严重缺钾时可导致心肌细胞代谢障碍；心电图异常，可见 QRS 波增宽、S-T 段压低、T 波低平、出现 U 波及 Q-T 间期延长等（图 12-6），并可出现各种心律失常。

3. 对酸碱平衡的影响　细胞内 K^+ 向细胞外转移，H^+ 向细胞内转移，导致细胞外碱中毒；肾小管上皮细胞内 K^+ 浓度降低，K^+-Na^+ 交换减少，H^+-Na^+ 交换加强，尿液排 H^+ 增加，HCO_3^- 重吸收增多。此时，尿液呈酸性，称为反常性酸性尿。

考点 低钾血症对酸碱平衡的影响

（三）防治原则

1. 治疗原发疾病，去除病因。

2. 补钾，尽量口服，不能口服或病情严重者静脉补钾，但严禁静脉注射；见尿补钾，每日尿量大于 500ml 时，才可静脉补钾；控制钾滴入的速度，每小时滴入量为 10 ～ 20mmol；控制钾的浓度，输入液钾浓度不得超过 40mmol/L；控制补钾的输入量，每天滴入量不宜超过 120mmol。

考点 补钾原则

二、高钾血症

高钾血症指血清 K^+ 浓度高于 5.5mmol/L。

（一）原因和机制

1. 钾排出减少　肾是机体的最主要排钾途径。

（1）肾小球滤过率显著下降：常见于急、慢性肾衰竭引起少尿或无尿，导致肾排钾减少。

（2）远曲小管、集合管的泌 K^+ 功能受阻：如艾迪生（Addison）病、醛固酮合成障碍、某些疾病或药物引起继发性醛固酮不足。

（3）保钾利尿剂的使用：如螺内酯、氨苯蝶啶等的使用。

2. 细胞内钾向细胞外转移　酸中毒时，引起细胞内外 K^+-H^+ 交换增多；组织分解，如大量溶血、组织损伤等使组织细胞释放出大量 K^+；严重组织缺氧；高钾血症型周期性瘫痪。

3. 钾摄入过多　经胃肠道摄入一般不会引起高钾，但静脉滴注过快、浓度过高会引起高钾血症。另外，大量输入库存过久的血液会引起高钾血症。

（二）对机体的影响

1. 对神经肌肉的影响　轻度高钾血症（K^+ 浓度 5.5 ～ 7.0mmol/L）神经肌肉兴奋性增强，表现为肌肉轻度震颤；重度高钾血症时（K^+ 浓度 7.0 ～ 9.0mmol/L）肌细胞出现去极化阻滞状态，表现为肌肉麻痹。

2. 对心脏的影响　高钾血症对心肌有明显的毒性作用，使心肌电生理活动异常，表现为心肌兴奋性增高（轻症）或降低甚至消失（重症），收缩性、自律性、传导性均降低。主要表现为心律失常，出现传导阻滞、心肌收缩无力，甚至心室纤维颤动或心搏骤停。心电图主要表现为 T 波高耸、QRS 波增宽（图 12-7）。

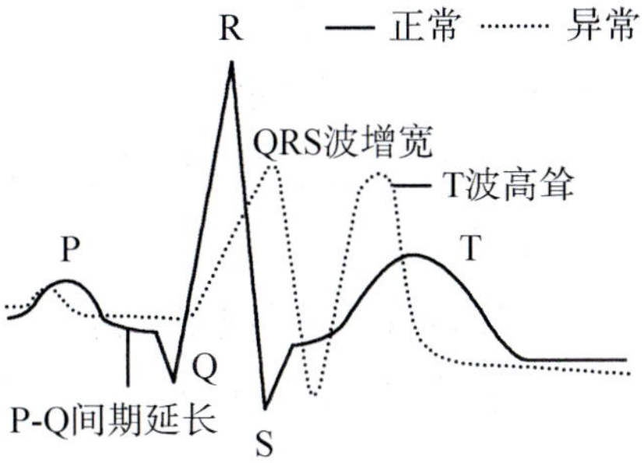

图 12-7　高钾血症时心电图变化

3. 对酸碱平衡的影响　高钾血症可引起酸中毒。发生机制为高钾血症使细胞外 K^+ 向细胞内转移，H^+ 向细胞外转移，导致细胞外酸中毒；血钾增高时，肾小管上皮细胞内 K^+ 浓度增高，K^+-Na^+ 交换加强，H^+-Na^+ 交换减少，尿液呈碱性，称为反常性碱性尿。

考点 高钾血症对心脏和酸碱平衡的影响

（三）防治原则

1. 治疗原发疾病，去除病因。

2. 降低血钾

（1）胰岛素和葡萄糖同时静脉注射，使钾向细胞内转移。

（2）口服或用阳离子交换树脂灌肠，使钾经外肠道排出。

3. 注射钙剂和钠盐　改善心肌电生理，拮抗高钾对心肌的毒性作用。

自 测 题

A_1/A_2 型题

1. 水肿是指
   A. 细胞内液过多
   B. 细胞外液过多
   C. 组织间隙或体腔内液体过多
   D. 血管内液体过多
   E. 以上说法都不对
2. 水肿时造成全身钠、水潴留的基本机制是
   A. 毛细血管血压升高
   B. 血浆胶体渗透压下降
   C. 肾小球滤过降低
   D. 毛细血管通透性增加
   E. 淋巴回流受阻
3. 造成血浆胶体渗透压降低的主要原因是
   A. 血浆纤维蛋白减少
   B. 血浆球蛋白减少
   C. 血液浓缩
   D. 血浆白蛋白减少
   E. 血 Na^+ 含量降低
4. 下述哪项关于水肿的叙述不正确
   A. 过多的液体在组织间隙或体腔中积聚称为水肿
   B. 细胞内液体过多称为积水
   C. 体腔内过多液体积聚称为积水
   D. 水肿是许多疾病的一种常见病理过程
   E. 水肿可分为局限性水肿和全身性水肿
5. 急性肾小球肾炎时常引起
   A. 下肢水肿　B. 肺水肿
   C. 腹水　D. 皮肤黏液性水肿
   E. 眼睑水肿
6. 低渗性脱水时体内出现
   A. 细胞内液减少，细胞外液明显减少
   B. 细胞内液明显减少，细胞外液减少
   C. 细胞内液明显减少，细胞外液明显减少
   D. 细胞内液增多，细胞外液明显减少
   E. 以上都不对
7. 低渗性脱水时主要脱水部位是
   A. 细胞内液　B. 细胞外液
   C. 血浆　D. 淋巴液
   E. 以上都不对
8. 下列有关高渗性脱水的叙述哪项不正确
   A. 饮水不足或缺乏　B. 水分丢失过多
   C. 失钠大于失水　D. 少尿、口渴明显
   E. 以上都不对
9. 下列水、电解质代谢紊乱易发生脱水热的是
   A. 高渗性脱水　B. 低渗性脱水
   C. 等渗性脱水　D. 水中毒
   E. 水肿

10. 输入大量库存过久的血液易导致
A. 代谢性碱中毒　B. 低钾血症
C. 高钾血症　D. 低钠血症
E. 以上都不对
11. 给高钾血症患者静脉注射 10% 葡萄糖酸钙的主要目的是
A. 促进蛋白质合成
B. 促进脂肪分解
C. 促进糖原合成
D. 对抗高血钾对心肌的抑制作用
E. 对抗高钾对神经的毒性作用
12. 高钾血症对机体最严重的危害是
A. 严重酸中毒　B. 对心肌的毒性
C. 呼吸麻痹　D. 对脑细胞损伤
E. 急性肾衰竭
13. 缺钾患者补钾时下列哪项是错误的
A. 口服氯化钾
B. 无尿患者不宜补钾
C. 静脉滴注补钾不宜过快
D. 静脉滴注补钾不宜过浓
E. 10% 氯化钾溶液静脉注射
14. 低钾血症时可出现
A. 正常性酸性尿　B. 正常性碱性尿
C. 反常性酸性尿　D. 反常性碱性尿
E. 中性尿
15. 患者，男性，35 岁。无诱因出现剧烈呕吐、腹泻伴高热，未经治疗，可导致
A. 高渗性脱水　B. 等渗性脱水
C. 低渗性脱水　D. 继发性脱水
E. 水肿
16. 某患者因消化道手术后禁食一周余，仅静脉输入大量 5% 葡萄糖盐水，此患者最容易发生
A. 低血钠　B. 低血钾
C. 低血氯　D. 高血钠
E. 以上都不对
17. 患儿，男性，10 岁，近日无明显诱因，晨起后眼睑、面部水肿，应首先考虑
A. 肝性水肿　B. 心性水肿
C. 肾性水肿　D. 肺水肿
E. 以上都不对

（石玉芹）

第13章 发热

相对恒定的正常体温对维系机体内环境的稳定和细胞代谢活动非常重要。发热在临床上非常常见，它是很多疾病的重要病理过程，也是疾病发生发展的重要信号。感染性疾病往往都会出现发热。了解发热，掌握发热的规律，对分析病情、评价疗效和判断预后有非常重要的参考意义。

第1节 概　　述

人具有完善的体温调节系统，以适应正常生命活动的需要。正常成人体温维持在37℃左右，一昼夜波动范围不超过1℃，当人处在严寒或酷热的极端气温时，其体温变化很少超过0.6℃，不同部位的体温略有差别（表13-1）。

表13-1　不同部位正常体温比较

部位	正常温度范围	平均温度
口腔	36.3～37.2℃	36.8℃
腋窝	36.0～37.0℃	36.5℃
直肠	36.5～37.7℃	37.1℃

体温上升超过正常值0.5℃时，称为体温升高。体温升高不一定都是发热，可以是生理性体温升高，也可以是病理性体温升高。正常人的体温随昼夜也可以呈周期性波动，清晨2～6时体温最低，午后1～6时体温最高，但波动范围≤1℃。剧烈运动、月经前期和应激等出现的体温升高属于生理性体温升高；病理性体温升高包括发热和过热两个方面（表13-2）。

发热是指机体在致热原作用下，体温调节中枢的调定点上移而引起的调节性体温升高，如肺炎患者、结核病患者的体温升高。

链接

体温调定点学说

体温调定点学说认为，人的体温调节类似恒温器对温度的调节，通常以一个确定的数值（37℃）作为调节温度的基准，这个基准称为调定点。当血液温度高于调定点（37℃）时，通过温度感受器将偏差信号发至控制系统，引起散热过程加强，产热过程减弱，使体温上升；反之，当血液的温度低于调定点（37℃）时，则引起产热增加，散热减少，从而使人体的体温维持在与调定点相适应的水平上。因此，正常情况下人体体温总是围绕在37℃上下波动，波动幅度不会超过1℃，保持恒温状态。

考点 发热的概念

过热是指由于体温调节障碍（如体温中枢受损伤）或散热障碍（如类固醇硫酸酯酶缺乏症、中暑和皮肤大面积烧伤等）及产热器官功能异常（如甲状腺功能亢进）等引起的体温升高。此时，体温调定点并未改变，过热属于被动的非调节性体温升高。

表 13-2 体温升高的分类

分类		调定点	体温与调定点关系	举例
生理性体温升高		不变	相适应	剧烈运动、月经前期、应激等
病理性体温升高	发热	升高	相适应	肺炎、结核病等
	过热	不变	超过调定点水平	类固醇硫酸酯酶缺乏症、甲状腺功能亢进、中暑等

第 2 节 原因和发生机制

一、原 因

能引起人和实验动物发热的物质称为致热原，包括发热激活物和内源性致热原。

（一）发热激活物

发热激活物是指能激活体内产致热原细胞，使其产生和释放内源性致热原的物质，包括：

1. 外源性致热原 来自体外的致热物质称为外源性致热原，主要包括细菌、病毒、真菌、螺旋体、疟原虫等病原生物及其产物。其中，由革兰氏阴性细菌产生的内毒素最为常见，它耐热性高（干热 160℃，2 小时才能灭活），一般灭菌方法不能清除。在临床输液或输血过程中所产生的发热反应，多数是由内毒素污染所致。革兰氏阳性细菌及其释放的外毒素也是重要的致热物质。许多病毒感染引起的传染病，如流行性感冒、流行性乙型脑炎、新型冠状病毒肺炎等，其主要症状就是发热。由病原生物引起的发热称为感染性发热。在所有发热中，感染性发热占 50% ～ 60%，由细菌感染引起的发热约占 43%。

2. 体内产物 指机体产生的致热物质，主要有抗原 – 抗体复合物、某些类固醇产物、坏死组织等。由这些病原生物以外的致热物质引起的发热称为非感染性发热。

发热激活物分子量大，不易通过血脑屏障，它们不直接作用于下丘脑体温调节中枢，而是通过刺激产内源性致热原细胞产生和释放内源性致热原间接引起发热。

（二）内源性致热原

内源性致热原（EP）又称内生致热原，是指在发热激活物作用下，由体内产内源性致热原细胞产生和释放、能引起发热的物质。

体内能够产生并释放内源性致热原的细胞称为产内源性致热原细胞，主要包括单核细胞、巨噬细胞、内皮细胞、淋巴细胞、星状细胞以及某些肿瘤细胞等。已经证实的较重要的内源性致热原主要包括白细胞介素 -1（IL-1）、肿瘤坏死因子（TNF）、干扰素（IFN）、白细胞介素 -6（IL-6）等。

内源性致热原相对分子质量小，可以通过血脑屏障直接作用于体温调节中枢，引起中枢发热介质的释放，继而引起调定点上移，通过效应器调温反应引起发热。

二、发生机制

体温调节的高级中枢位于下丘脑前部，调定点的正常设定值在37℃左右。目前，认为发热的发生机制包括以下三个基本环节：①信息传递，产内源性致热原细胞在发热激活物作用下被激活，产生和释放内源性致热原，经血液循环传递到下丘脑体温调节中枢；②中枢调节，内源性致热原到达体温调节中枢，引起调定点上移；③效应器调温反应，由于调定点上移，来自体温调节中枢的信号，一方面经交感神经使皮肤血管收缩，导致散热减少，另一方面经运动神经引起骨骼肌收缩，产热增加，导致体温逐渐升高，直到达到新的调定点水平（图13-1）。

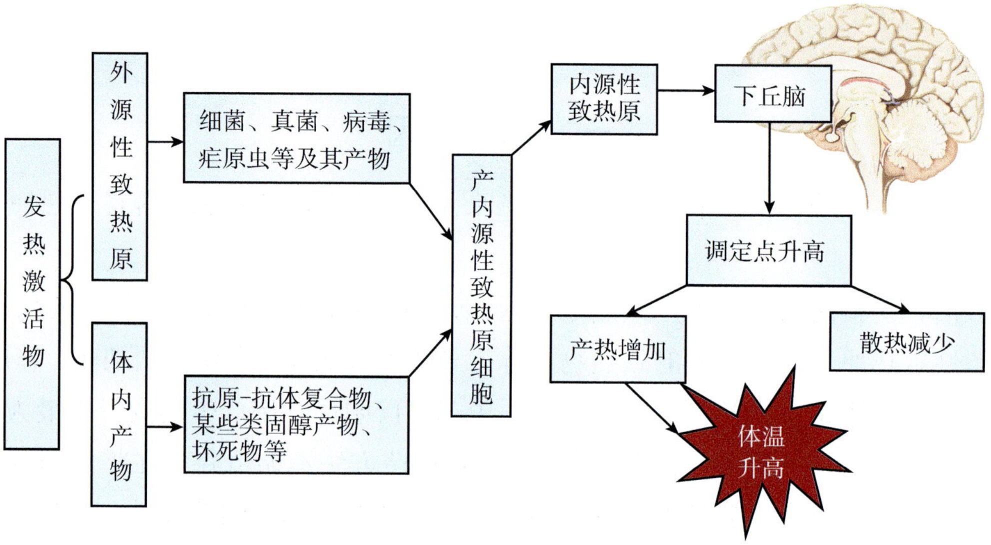

图13-1 发热的发生机制

考点 发热的原因和发生机制

第3节 发热的时相与热型

一、发热的时相

按照体温的变化特点，发热过程大致可分为以下三个时相（图13-2），每个时相的临床表现和热代谢特点各有差别。

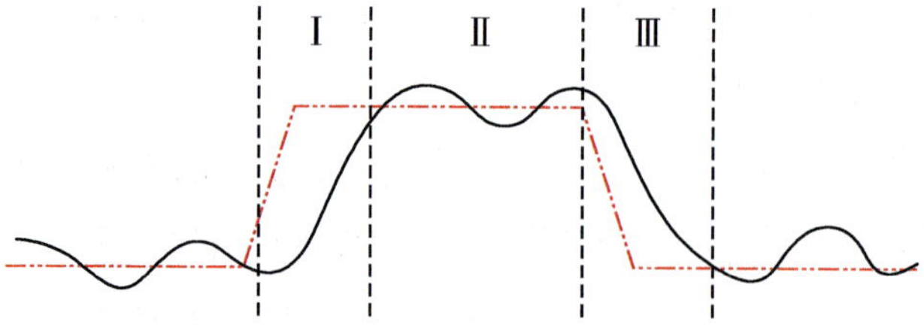

图13-2 典型发热过程的三个时相

Ⅰ体温上升期；Ⅱ高温持续期；Ⅲ体温下降期

红色虚线代表调定点动态曲线；黑色实线代表体温曲线

（一）体温上升期

在发热的开始阶段，体温不断上升，称为体温上升期。因调定点升高，原来的正常体温相对于升高的调定点变成冷刺激，体温调节中枢起反应，通过一系列体温调节活动，使机体产热增加，散热减少，产热大于散热，体温因而升高。患者因皮肤血管收缩和血流减少（目的是减少散热），皮肤苍白，畏寒发冷；因竖毛肌收缩，皮肤出现鸡皮疙瘩；因骨骼肌发生不随意的节律性收缩运动，出现寒战（目的是增加产热）。

（二）高温持续期

当体温上升到新的调定点水平时，不再继续上升，而是在这个与新的体温调定点相适应的高水平上波动，称为高温持续期。此时机体产热和散热在较高水平上保持相对平衡。因皮肤血管扩张，血流量增加，患者皮肤潮红，温度上升，自觉酷热，寒战停止。由于温度升高加强了水分蒸发，患者皮肤和口唇比较干燥。

（三）体温下降期

由于发热激活物、内源性致热原和中枢发热介质被清除，体温调定点降回到正常水平，发热时高于正常调定点的体温变成热刺激，体温调节中枢通过一系列体温调节活动，使机体散热增多，产热减少，体温开始下降并逐渐恢复到正常水平。由于出汗是人体散热的主要方式，此期患者出汗较多，严重者可致脱水。

考点 发热的过程及表现

二、热　　型

热型是指将患者的体温按一定时间记录，互相连接绘制成的曲线图。许多疾病的发热具有其特殊的热型，了解这些热型，有助于鉴别疾病、评估疗效和判断预后。常见的热型有以下几种（图 13-3）。

1. 稽留热　体温持续在 39 ～ 40℃，达数天甚至数周，24 小时波动范围不超过 1℃，常见于大叶性肺炎、伤寒等。

2. 弛张热　体温持续在 39℃以上，每天体温波动大于 1℃，体温最低时仍高于正常体温。临床常见于败血症、化脓性炎症、风湿热等。

3. 间歇热　体温骤升达 39℃以上，经几个小时后体温又恢复正常，间歇数小时或 1 ～ 2 天体温又突然升高，反复发作。临床常见于疟疾等。

4. 不规则热　发热无一定规律，且持续时间不定，热型变化不规则，为无定型发热。临床常见于系统性红斑狼疮、结核病等。

5. 周期热　体温在数天内逐渐上升至高峰，然后逐渐降至常温状态，数天后又复发，呈波浪状起伏，故又称波浪热。临床常见于布鲁氏菌病、回归热等。

考点 常见热型及典型表现

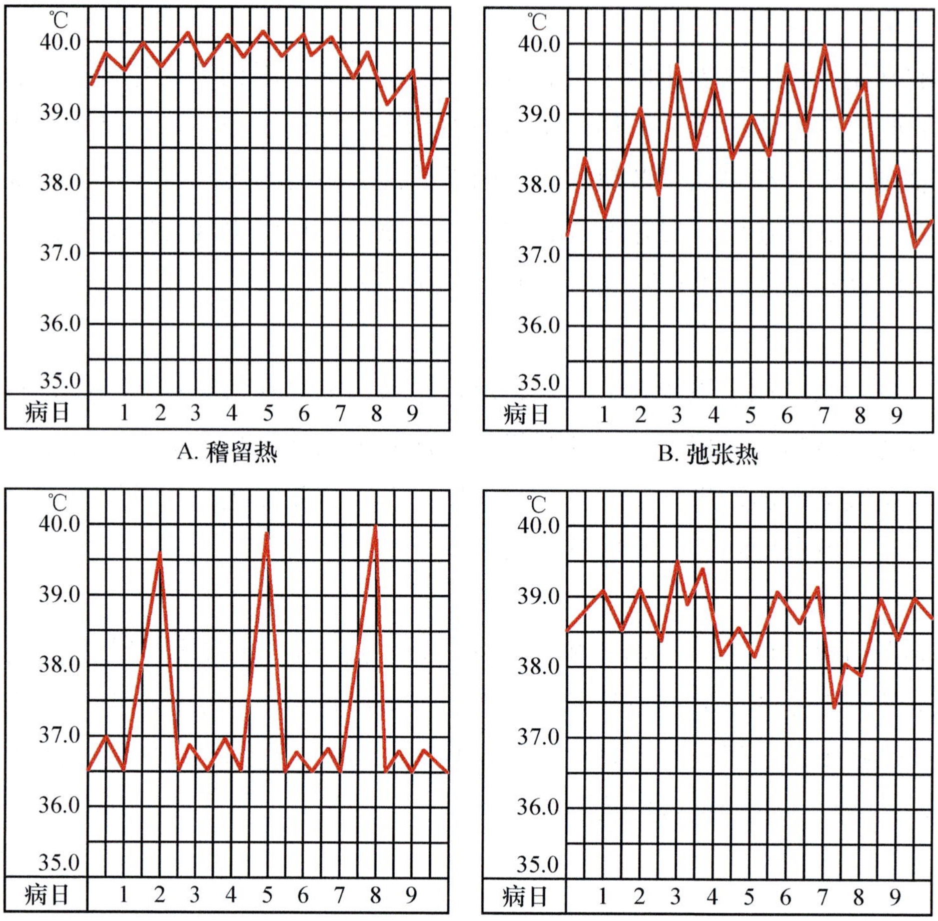

A. 稽留热　B. 弛张热　C. 间歇热　D. 不规则热

图 13-3　常见热型

第 4 节　代谢和功能的变化

除了各原发病所引起的各种改变以外，发热时的体温升高、内源性致热原以及体温调节效应可引起一系列代谢和功能变化。

一、代谢变化

体温升高时，酶的活性增强，物质分解代谢加快。一般认为，体温每升高 1℃，基础代谢率提高 13%。因此，发热患者的物质消耗明显增多。如果持续长期发热，营养物质得不到相应的补充，就会导致消瘦和体重下降。

（一）糖代谢

发热时，由于产热的需要，能量消耗大大增加，因而对糖的需求增多，糖的分解代谢加强，糖原储备减少，患者血糖增高。同时，氧的供应相对不足，导致葡萄糖无氧酵解增加，组织内乳酸产生增多。

（二）脂肪代谢

发热时，由于糖原储备减少，加上发热患者食欲较差，糖类摄入不足，机体动员脂肪储备，脂肪分解明显增加，大量脂肪分解并且氧化不全，患者可出现酮血症和酮尿。

（三）蛋白质代谢

发热时，蛋白质分解增强，尿氮增多，如果不能及时补充蛋白质，将产生负氮平衡。

（四）水与电解质代谢

体温上升期，尿量明显减少，水、Na^+ 潴留于体内。在体温下降期，由于尿量增多和大量出汗，可引起高渗性脱水和 Na^+、K^+ 丢失。在高温持续期，经皮肤与呼吸道蒸发水分增多，也可引起高渗性脱水。

此外，发热尤其是长期发热患者，由于糖、脂肪和蛋白质分解代谢增强，各种维生素消耗增多，可出现维生素缺乏。

二、功能变化

（一）中枢神经系统

发热时，中枢神经系统兴奋性增高，可出现头痛、头晕、烦躁、失眠、谵妄和幻觉，机制尚不清楚。6 个月至 4 岁的婴幼儿高热（40 ～ 41℃）时，可出现热惊厥（全身或局部肌肉抽搐），可能与小儿中枢神经系统尚未发育成熟有关。

（二）心血管系统

发热时，心率加快，体温每上升 1℃，心率增加 10 ～ 20 次 / 分，儿童可增加更多。心率加快主要是由于交感－肾上腺髓质系统活动增强及血温升高对窦房结的直接作用。心率加快可增加心排血量，但对有心肌劳损或原有心功能低下者，可加重心脏负荷，诱发心力衰竭的发生。在体温上升期，心率加快和外周血管收缩，可使血压轻度升高；高温持续期和体温下降期则因外周血管舒张，血压可轻度下降。少数患者可因大汗淋漓而致虚脱，甚至发生休克，应及时补充液体加以预防。

（三）呼吸系统

发热时，血温升高可刺激呼吸中枢并提高呼吸中枢对二氧化碳的敏感性，加上分解代谢增强，二氧化碳生成增多，共同促使呼吸加深加快，使更多的热量从呼吸道散发。但通气过度，二氧化碳排出过多，可造成呼吸性碱中毒。

（四）消化系统

发热时，消化液分泌减少，各种消化酶活性降低，胃肠蠕动减弱。患者可出现口干、食欲减退、恶心、呕吐以及腹胀、便秘等症状。

（五）泌尿系统

发热时，在体温上升期，由于肾血管收缩，尿量减少、尿比重增高。高温持续期可引起肾小管上皮细胞损伤，出现轻度蛋白尿和管型尿。体温下降期肾血管扩张，尿量增多，尿比重逐渐降至正常。

三、发热的生物学意义

发热是疾病的重要信号，是多种疾病中伴发的重要病理过程和首发或突出的症状，也是机体抵抗致病因子侵袭的防御反应之一。热型及其演变对病因诊断、疗效评价和预后判断都有重要的参考意义。一定程度的发热可以唤起各种防御反应，有利于机体抵抗感染，增强抵御致炎因子的能力。但过高过久的发热，因机体能量消耗过多，对机体不利。发热可引起一些组织细胞的形态改变，如脑细胞变性、坏死；发热可导致心脏负荷增加，脱水，负氮平衡，水电解质和酸碱平衡紊乱，严重者可致器官功能障碍等。

第 5 节　发热的防治原则

临床上对于发热患者的处理原则主要是积极治疗原发疾病，对于一些原因不明的发热，不主张急于退热，对于高热或持久发热患者应加强护理，包括采取适宜的解热措施。

（一）积极治疗原发病

多数发热都和感染有关，因此要及时查找原因，积极控制感染，治疗引起发热的各种原发疾病。

（二）一般性发热的处理

对于较低的发热（＜38.5℃）又不伴有其他严重疾病者，可不急于解热，主要针对物质分解代谢增强和脱水等情况，对症治疗。因为发热能增强机体的某些防御功能，热型的变化也可以反映病情和转归。特别是原因不明者，若过早予以解热，则会掩盖病情，延误原发病的诊断和治疗。

（三）应及时解热的病例

体温高于 40℃，尤其是达到 41℃以上的高热患者，中枢神经细胞和心脏可能受到较大的影响，此时除了患者感觉明显不适以外，还容易引起惊厥、谵妄、昏迷等；有心肌梗死或心肌劳损者容易诱发心力衰竭；妊娠早期妇女有致胎儿畸形危险，妊娠中晚期有诱发心力衰竭的可能。因此，对于此类高热患者应及时解热。恶性肿瘤患者体温高于 40℃时，也应当及时解热，以减少能量消耗、避免并发症的出现。

（四）解热措施

1. 药物解热　解热药物主要针对发热的不同环节，如干扰或阻止内源性致热原的合成和释放，阻断或拮抗发热介质的作用，水杨酸类、类固醇类就属于这类解热药。值得注意的是，一些复方感冒药往往含有相同的解热药物成分，使用时应注意避免重复用药。

2. 物理降温　根据传导散热或蒸发散热的原理，宜将患者置于空气流通阴凉环境中，并采用冷敷、冰敷头部，乙醇擦浴四肢大血管处以促使散热等方法进行降温。但对于婴幼儿发热，世界卫生组织不主张采用冰敷、乙醇擦浴等方法，因这样会增加婴幼儿不适或乙醇经皮肤吸收引起机体损害。

（五）对发热患者的护理

对发热患者要密切观察体温、呼吸、血压、脉搏、神志的变化并做好详细记录。纠正水、电解质和酸碱平衡紊乱，及时补充水分，预防脱水；对用解热药致体温下降期有大量出汗者，要防止虚脱发生。加强饮食护理，应补充容易消化的流质或半流质，低脂、高蛋白、高维生素饮食，少量多餐。对原有心肌损害或心肌梗死患者，高热期间应进行心电监护。

考点 发热患者的护理

自 测 题

A_1/A_2 型题

1. 关于发热，下列哪项正确
   A. 体温高于正常值 0.5℃
   B. 产热过程大于散热过程
   C. 体温调定点上移引起的调节性体温升高
   D. 体温调节功能障碍
   E. 剧烈运动后体温升高
2. 下述哪一种情况下的体温升高属于过热
   A. 妇女月经前期
   B. 先天性汗腺缺陷散热差
   C. 流行性脑脊髓膜炎
   D. 剧烈运动后
   E. 肺炎引起的发热
3. 外源性致热原的作用主要是
   A. 促进内源性致热原的产生和释放
   B. 刺激神经末梢产生某些介质
   C. 容易通过血脑屏障
   D. 作用于下丘脑的体温调节中枢
   E. 加速体内的分解代谢，使产热增加
4. 血液制品的主要污染物是
   A. 革兰氏阴性细菌内毒素
   B. 病毒
   C. 组织坏死产物
   D. 抗原 – 抗体复合物
   E. 类固醇产物
5. 内源性致热原的特点是
   A. 分子量小
   B. 分子量大
   C. 不能通过血脑屏障
   D. 不能直接作用于体温调节中枢
   E. 由细菌代谢产生
6. 体温上升期的热代谢特点是
   A. 产热和散热平衡　B. 产热障碍
   C. 散热障碍　D. 散热大于产热
   E. 产热大于散热
7. 下列哪项是发热时，体温上升期的特点
   A. 皮肤苍白　B. 自觉酷热
   C. 口唇干燥　D. 皮肤发红
   E. 以上都不对
8. 高温持续期的临床表现为
   A. 畏寒、皮肤苍白　B. 自觉酷热
   C. 起鸡皮疙瘩　D. 皮肤苍白、出汗
   E. 体温上升、出汗，易出现脱水
9. 高热骤退时，患者最易发生的不良反应是
   A. 呼吸加深加快　B. 抽搐
   C. 烦躁不安　D. 大量出汗导致脱水
   E. 呕吐
10. 下列表现符合间歇热特点的是
   A. 体温持续升高至 39 ～ 40℃，持续数日
   B. 24 小时内变化不规则
   C. 高热与正常体温交替出现
   D. 体温在 39℃以上，24 小时波动超过 1℃，最低体温超过正常水平
   E. 体温持续升高至 39 ～ 40℃，24 小时波动不超过 1℃
11. 高温持续期的热代谢特点是
   A. 产热和散热在高水平保持平衡
   B. 产热障碍
   C. 散热障碍
   D. 散热大于产热
   E. 产热大于散热
12. 患者，男性，22 岁，因发热、咳嗽、胸痛到医院就诊，诊断为大叶性肺炎。目前皮肤潮红，口干舌燥，自觉酷热。该患者发热处在哪一期
   A. 体温下降期　B. 高温持续期
   C. 体温上升期　D. 体温骤退期
   E. 以上均不是

（张丽华）

第 14 章 酸碱平衡紊乱

正常人体血浆的酸碱度保持在一定范围，动脉血 pH 为 7.35 ～ 7.45，平均为 7.40。适宜的酸碱环境是维持机体正常的代谢和生理功能的基本条件。临床上很多因素可引起酸碱平衡紊乱，可能使病情加重，甚至威胁到患者的生命。因此，维持体液的酸碱平衡对保证生命活动的正常进行至关重要。

案例 14-1

患者，女性，52 岁。2 型糖尿病史 15 年，因乏力、嗜睡、神态淡漠而入院。查体：呼吸 28 次 / 分。实验室检查：空腹血糖 16.9mmol/L、K^+ 5.1mmol/L；pH 7.14、$PaCO_2$ 30mmHg、HCO_3^- 10.0mmol/L。尿：酮体（+++），糖（+++）。呼气中有烂苹果味。临床诊断：糖尿病酮症酸中毒。

问题：1. 本案例是什么类型的酸碱平衡紊乱？

2. 酮症酸中毒主要原因有哪些？

第 1 节 酸碱平衡的调节

在生命活动中，人体血浆的 pH 总是保持相对稳定。依靠体内各种缓冲系统以及肺和肾的调节功能来处理体内酸碱物质含量比例，维持 pH 在恒定范围内的过程，称为酸碱平衡的调节。

（一）血液的缓冲体系及其作用

血液缓冲系统由弱酸及其相对应的缓冲碱组成，血液的缓冲物质有碳酸氢盐缓冲对（$NaHCO_3/H_2CO_3$）和非碳酸氢盐缓冲对，后者包括磷酸氢盐缓冲对、蛋白质缓冲对、血红蛋白缓冲对。它们都具有很强且很迅速的缓冲酸碱度的能力。其中，最重要的缓冲对是碳酸氢盐缓冲对，但它只能缓冲固定酸，不能缓冲挥发性酸，其缓冲能力强，约占血液缓冲总量的 50% 以上；挥发性酸的缓冲主要靠非碳酸氢盐缓冲系统。

（二）肺在调节酸碱平衡中的作用

当动脉血二氧化碳分压升高或pH降低时，通过中枢和外周化学感受器，使呼吸中枢兴奋，呼吸加深加快，使二氧化碳由肺呼出增多；反之，当动脉血二氧化碳分压降低或 pH 升高时，呼吸中枢兴奋性降低，呼吸变浅变慢，二氧化碳的呼出减少。临床上，密切观察患者的呼吸频率和呼吸深度具有重要意义。

（三）肾在调节酸碱平衡中的作用

肾是通过排泄固定酸、重吸收 $NaHCO_3$，对酸碱平衡进行调节。肾的调节作用发挥较慢，常在酸碱平衡紊乱发生后 12 ～ 24 小时才发挥作用，但效率高，作用持久。

此外，组织细胞在酸碱平衡中也有调节作用，主要是通过离子交换进行的。当细胞外液

H^+ 过多时，H^+ 弥散入细胞内，而 K^+ 从细胞内移出。当细胞外液 H^+ 过少时，H^+ 由细胞内移出。因此，酸中毒时往往伴有高钾血症，碱中毒时伴有低钾血症。

第 2 节　酸碱平衡紊乱的类型及检测指标

一、酸碱平衡紊乱的类型

虽然机体对酸碱负荷有强大的缓冲能力和有效的调节，但许多因素可以引起酸碱负荷过重或调节机制障碍，导致体液酸碱度稳定性破坏，称为酸碱平衡紊乱。当血液 pH 降低时，称为酸中毒；血液 pH 升高，称为碱中毒。又可根据 HCO_3^- 和 H_2CO_3 含量的变化，细分为代谢性酸中毒、代谢性碱中毒、呼吸性酸中毒和呼吸性碱中毒四种。只发生一种类型的酸碱平衡紊乱时，称为单纯型酸碱平衡紊乱；如果有两种或两种以上酸碱平衡紊乱时，称为混合型酸碱平衡紊乱。

二、酸碱平衡紊乱的常用检测指标

（一）酸碱度

血液 pH 是血浆中 H^+ 浓度的负对数，是反映体液酸碱度的简明指标。pH 正常，可以是正常的酸碱平衡，也可能是代偿性酸碱平衡紊乱。代偿性酸碱平衡紊乱意味着尽管体内酸碱物质含量已经发生了改变，但机体通过调节使血液 pH 仍然在正常范围之内。此外，某些混合型酸碱平衡紊乱时，血浆的 pH 也可以在正常范围内。如果血液 pH 高于或低于正常，则称为失代偿性碱中毒或失代偿性酸中毒。

（二）动脉血二氧化碳分压

以物理状态溶解在动脉血浆中的二氧化碳分子所产生的张力，称为动脉血二氧化碳分压（$PaCO_2$）。它反映了肺的通气功能，是呼吸性酸碱平衡紊乱的重要指标。$PaCO_2$ 原发性升高，意味着二氧化碳潴留，原发性降低，意味着通气过度。

（三）标准碳酸氢盐和实际碳酸氢盐

标准碳酸氢盐（SB）是指全血在标准状况下，即温度 38℃，血红蛋白氧饱和度为 100%，$PaCO_2$ 为 5.33kPa（40mmHg）所测得的血浆 HCO_3^- 含量，是反映酸碱平衡代谢性因素的指标。

实际碳酸氢盐（AB）是指隔绝空气的血液标本，在实际 $PaCO_2$ 和血氧饱和度条件下所测得的血浆 HCO_3^- 含量。AB 受呼吸和代谢两方面因素的影响，正常人 AB 与 SB 相等。AB 和 SB 的差值反映呼吸性因素对酸碱平衡的影响。

（四）缓冲碱

缓冲碱（BB）是指血液中一切具有缓冲作用的负离子的总和，是反映代谢性因素的指标。

（五）碱剩余

碱剩余（BE）是指在标准状况下，将 1L 全血或血浆滴定至 pH 7.4 时所用的酸或碱的量。BE 不受呼吸因素影响，是反映代谢因素的指标。

（六）阴离子间隙

阴离子间隙（AG）是指血浆中未测定的阴离子（UA）与未测定的阳离子（UC）的差值，是反映血浆中固定酸含量的指标。目前多以 AG ＞ 16mmol/L 作为判断是否是 AG 增高型代谢性酸中毒的界限。

酸碱平衡紊乱常用检测指标及其意义见表 14-1。

表 14-1　酸碱平衡紊乱常用检测指标及其意义

常用检测指标	正常值	意义
pH	7.35 ～ 7.45	正常、代偿性酸碱平衡紊乱或混合型酸碱平衡紊乱
$PaCO_2$	33 ～ 46mmHg	原发性升高，为呼吸性酸中毒；原发性降低，为呼吸性碱中毒
SB	22 ～ 27mmol/L	降低，表示代谢性酸中毒；升高，表示代谢性碱中毒
AB	22 ～ 27mmol/L	AB 与 SB 都升，为代谢性碱中毒；AB 与 SB 都降低，为代谢性酸中毒。SB 正常，而 AB ＞ SB，为呼吸性酸中毒；SB 正常，而 AB ＜ SB，为呼吸性碱中毒
BB	45 ～ 55mmol/L	代谢性酸中毒时，BB 降低；代谢性碱中毒时，BB 升高
BE	−3.0 ～ +3.0mmol/L	代谢性酸中毒时 BE 的负值增加，代谢性碱中毒时 BE 的正值增加
AG	（12±2）mmol/L	AG ＞ 16mmol/L 为 AG 增高型代谢性酸中毒，AG 降低一般意义不大

考点　酸碱平衡紊乱常用检测指标的正常值及意义

第 3 节　单纯型酸碱平衡紊乱

一、代谢性酸中毒

代谢性酸中毒是指血浆中 HCO_3^- 原发性减少，导致动脉血 pH 低于正常值的酸碱平衡紊乱。

考点　代谢性酸中毒的概念

（一）原因

1. 固定酸产生过多　如乳酸酸中毒和酮症酸中毒。前者见于休克、心力衰竭、严重贫血等造成组织缺氧，乳酸产生过多；后者见于糖尿病、严重饥饿、酒精中毒等，脂肪分解增强，酮体产生过多。

2. 肾排酸功能障碍　肾衰竭晚期，酸性代谢产物排出障碍。

3. 固定酸摄入过多　过量服用阿司匹林等水杨酸类药物。

4. 消化道丢失 HCO_3^-　严重腹泻、肠内减压引流等均可丢失大量碱性消化液。

5. 含氯酸性药物摄入过多　如摄入氯化铵、稀盐酸、盐酸精氨酸等过多。

6. 肾丢失 HCO_3^-　见于肾功能不全、应用碳酸酐酶抑制剂、肾小管性酸中毒等。

考点　代谢性酸中毒的主要病因

（二）机体的代偿调节

1. 血液的缓冲作用　血液中增多的 H^+ 可立即被血浆缓冲系统所缓冲。

2. 肺的调节　外周化学感受器受刺激，呼吸加深加强，二氧化碳排出增多。

3. 肾的调节　肾小管上皮细胞泌 H^+、泌 NH_4^+ 作用增强，使肾小管重吸收 HCO_3^- 功能加强。

肾的代偿一般在酸中毒后数小时开始，3 ～ 5 天发挥最大效应。

4. 细胞内外离子交换　多在酸中毒 2 ～ 4 小时后发生，细胞外液中增多的 H^+ 向细胞内转移，而细胞内 K^+ 向细胞外转移，故酸中毒易引起高钾血症。

（三）对机体的影响

1. 心血管系统　心肌收缩性减弱，外周阻力血管扩张，血压下降；心律失常等。

2. 中枢神经系统　主要表现为抑制，如反应迟钝、意识障碍、嗜睡等，严重者出现昏迷。

3. 骨骼系统改变　小儿生长延缓、肾性佝偻病，成人可导致骨软化症。

考点　代谢性酸中毒患者主要临床表现

二、呼吸性酸中毒

呼吸性酸中毒是指二氧化碳排出障碍或吸入过多引起的以血浆中 H_2CO_3 浓度原发性增高、pH 低于正常值为特征的酸碱平衡紊乱。

考点　呼吸性酸中毒的概念

（一）原因

1. 二氧化碳排出减少　常见于呼吸中枢抑制、呼吸肌麻痹、呼吸道阻塞、胸廓病变以及肺部疾病，肺通气量减少，二氧化碳排出障碍。

2. 二氧化碳吸入过多　较为少见，常出现于通气不良的矿井、坑道等，也可见于呼吸机使用不当。

考点　呼吸性酸中毒的主要病因

（二）机体的代偿调节

1. 细胞内外离子交换和细胞内缓冲　是急性呼吸性酸中毒时的主要代偿方式，但缓冲作用有限。

2. 肾的代偿　是慢性呼吸性酸中毒的主要代偿方式，$PaCO_2$ 升高和 H^+ 浓度升高可刺激肾小管上皮细胞的碳酸酐酶和谷氨酰胺酶活性，泌 H^+、泌 NH_4^+ 和重吸收 HCO_3^- 增强，H^+ 随尿液排出，血浆 HCO_3^- 代偿性增加。

（三）对机体的影响

呼吸性酸中毒对心血管系统的影响与代谢性酸中毒相似，急性二氧化碳潴留时，引起中枢神经系统功能紊乱要比代谢性酸中毒更明显，早期表现为头疼、视物模糊、疲乏无力，进一步会出现精神错乱、震颤、谵妄和嗜睡等，即发生二氧化碳麻醉。

三、代谢性碱中毒

（一）原因

1. 酸性物质丢失过多

（1）胃液丢失过多：常见于幽门梗阻和高位肠梗阻，造成剧烈呕吐使酸性胃液大量丢失。

（2）经肾丢失：见于醛固酮增多症。醛固酮能增强肾远曲小管和集合管对 Na^+ 的重吸收，并促进 K^+ 和 H^+ 的排出。

2. 低钾血症　细胞内 K^+ 向细胞外转移，细胞外液中的 H^+ 向细胞内移动，肾小管上皮细

胞 H^+ 排泌增多和 HCO_3^- 重吸收增加，发生代谢性碱中毒和反常性酸性尿。

3. 低氯性碱中毒　长期使用髓袢利尿剂（如呋塞米）或噻嗪类利尿剂等，造成远曲小管对 HCO_3^- 重吸收的相应增加。

4. 碱性物质摄入过多　服用过多碳酸氢盐、大量输注含枸橼酸钠的库存血液。

考点　代谢性碱中毒的主要原因

（二）机体的代偿调节

1. 血液的缓冲作用　血液对碱中毒的缓冲作用较弱。

2. 肺的代偿　H^+ 浓度降低可抑制呼吸中枢，呼吸变浅变慢，二氧化碳排出减少。

3. 肾的代偿　由于随尿液排出的 H^+ 减少而 HCO_3^- 增加，尿液呈碱性。但在低钾性碱中毒时，因肾小管上皮细胞缺钾使 K^+-Na^+ 交换减少，H^+-Na^+ 交换增加，尿液中 H^+ 增多，尿液呈酸性，称反常性酸性尿，这是低钾性碱中毒的一个特征。

4. 细胞内外离子交换　细胞外液 H^+ 浓度降低，细胞内 H^+ 外移，细胞外 K^+ 内移，使血 K^+ 浓度降低，故碱中毒常伴有低钾血症。

（三）对机体的影响

1. 中枢神经系统兴奋　γ-氨基丁酸对中枢神经系统的抑制作用减弱，患者出现烦躁不安、精神错乱、谵妄等兴奋表现。

2. 神经肌肉应激性增高　表现为面部和肢体肌肉抽动、手足搐搦等。

3. 低钾血症　碱中毒时，细胞外液 K^+ 向细胞内移动，同时肾小管上皮细胞排 K^+ 增多，导致血钾降低。

4. 血红蛋白氧解离曲线左移

考点　代谢性碱中毒患者临床表现

四、呼吸性碱中毒

呼吸性碱中毒是指肺通气过度，呼出二氧化碳过多，血浆中 H_2CO_3 原发性降低，导致 pH 高于正常值的酸碱平衡紊乱。

（一）原因

1. 低氧血症　空气中氧分压低及外呼吸功能障碍导致动脉血氧分压（PaO_2）降低，呼吸加深加快，二氧化碳排出过多。

2. 精神性通气过度　如癔症发作时呼吸深快，使二氧化碳排出过多。

3. 机体代谢旺盛　常见于高热、甲状腺功能亢进等。

4. 中枢神经系统疾病　颅脑损伤、脑炎等中枢神经系统疾病可通过直接刺激呼吸中枢引起通气过度。

5. 其他　如呼吸机使用不当，服用呼吸中枢兴奋药物如水杨酸等。

考点　呼吸性碱中毒的主要病因

（二）机体的代偿调节

1. 细胞内外离子交换和细胞内缓冲　是急性呼吸性碱中毒的主要代偿方式。

2. 肾脏代偿　是慢性呼吸性碱中毒的主要代偿方式。

（三）对机体的影响

呼吸性碱中毒对机体的影响与代谢性碱中毒基本相似，但急性呼吸性碱中毒引起中枢神经系统功能障碍往往比代谢性碱中毒更明显。

单纯型酸碱平衡紊乱的比较见表 14-2。

表 14-2　酸碱平衡紊乱的比较

项目	原因	原发性变化	pH	HCO_3^-	$PaCO_2$	对机体的影响
代谢性酸中毒	固定酸过多 碱丢失	HCO_3^- ↓	↓	↓	↓	呼吸加快，心肌收缩力降低，心律失常，中枢抑制
呼吸性酸中毒	二氧化碳潴留	H_2CO_3 ↑	↓	↑	↑	二氧化碳麻醉，心肌收缩降低，心律失常
代谢性碱中毒	酸性物质丢失 碱摄入过多 低氯或低钾 碱中毒	HCO_3^- ↑	↑	↑	↑	神经肌肉兴奋性增高，手足搐搦，中枢兴奋，低钾血症
呼吸性碱中毒	通气过度	H_2CO_3 ↓	↑	↓	↓	手足搐搦

注：↑升高，↓降低。

第 4 节　混合型酸碱平衡紊乱

混合型酸碱平衡紊乱是指同一患者有两种或两种以上单纯型酸碱平衡紊乱并存，可分为双重型、三重型和多重型的酸碱平衡紊乱，见表 14-3。临床上，以呼吸性酸中毒合并代谢性酸中毒最常见。

表 14-3　混合型酸碱平衡紊乱的主要类型

双重型酸碱平衡紊乱	三重型酸碱平衡紊乱
呼吸性酸中毒合并代谢性酸中毒	呼吸性酸中毒合并 AG 增高型代谢性酸中毒和代谢性碱中毒
呼吸性酸中毒合并代谢性碱中毒	呼吸性碱中毒合并 AG 增高型代谢性酸中毒和代谢性碱中毒
呼吸性碱中毒合并代谢性酸中毒	—
呼吸性碱中毒合并代谢性碱中毒	—
代谢性酸中毒合并代谢性碱中毒	—

第 5 节　酸碱平衡紊乱的防治原则

（一）积极治疗原发病

去除引起酸碱平衡紊乱的病因是治疗的基本原则和主要措施，纠正水和电解质紊乱，恢复有效循环血量，改善肾和肺泡通气功能等。

（二）碱性药物的应用

较严重的代谢性酸中毒患者，首选碱性药物是碳酸氢钠，其作用迅速，为临床治疗所常用；乳酸钠经肝代谢生成乳酸和 $NaHCO_3$，是作用较缓慢的碱性药物，但肝病患者和乳酸酸中毒时不宜使用，呼吸性酸中毒时，应慎用碱性药物。

（三）酸性药物的应用

因胃液丢失，应用利尿剂导致低氯性碱中毒的患者，可给予生理盐水进行治疗，通过扩充血容量和补充 Cl^- 使过多 HCO_3^- 从肾排泄。对缺钾引起的碱中毒，在补充生理盐水的同时，应补充 KCl。由醛固酮增多和严重低钾血症导致代谢性碱中毒的患者，可给予螺内酯和乙酰唑胺。

自 测 题

A_1/A_2 型题

1. 下述哪项原因不易引起代谢性酸中毒
   A. 糖尿病　B. 心搏骤停　C. 休克
   D. 呕吐　E. 腹泻
2. 慢性呼吸性酸中毒的代偿调节主要靠
   A. 血液的缓冲系统　B. 细胞代偿
   C. 肾脏代偿　D. 呼吸系统代偿
   E. 碳酸氢盐缓冲系统
3. 血液缓冲系统中最重要的是
   A. 碳酸氢盐缓冲系统
   B. 磷酸盐缓冲系统
   C. 血红蛋白缓冲系统
   D. 血浆蛋白缓冲系统
   E. 氧合血红蛋白缓冲系统
4. 下列哪项不是代谢性酸中毒的原因
   A. 高热　B. 休克
   C. 长期饥饿　D. 持续大量呕吐
   E. 急性肾衰竭
5. 血浆 HCO_3^- 原发性降低见于
   A. 代谢性酸中毒　B. 代谢性碱中毒
   C. 呼吸性酸中毒　D. 呼吸性碱中毒
   E. 呼碱合并代碱
6. 高血钾引起的酸碱平衡紊乱的特点是
   A. 血浆 HCO_3^-↓ 血浆 H^+↑ 细胞内 H^+↑ 尿液 H^+↑
   B. 血浆 HCO_3^-↓ 血浆 H^+↑ 细胞内 H^+↓ 尿液 H^+↓
   C. 血浆 HCO_3^-↑ 血浆 H^+↓ 细胞内 H^+↓ 尿液 H^+↓
   D. 血浆 HCO_3^-↑ 血浆 H^+↓ 细胞内 H^+↑ 尿液 H^+↑
   E. 血浆 HCO_3^-↓ 血浆 H^+↑ 细胞内 H^+↑ 尿液 H^+↓
7. 某糖尿病患者，其血液生化测定为 pH 7.31，$PaCO_2$ 30mmHg，$NaHCO_3$ 20mmol/L。提示该患者可能发生了
   A. 混合型酸中毒　B. 代谢性酸中毒
   C. 代谢性碱中毒　D. 混合型碱中毒
   E. 呼吸性碱中毒
8. 某肺心病患者，因急性肺感染而住院，血气分析结果：pH 7.32，$PaCO_2$ 9.3kPa（70mmHg），HCO_3^- 37mmol/L。该患者应诊断为
   A. 代谢性酸中毒　B. 代谢性碱中毒
   C. 急性呼吸性酸中毒　D. 慢性呼吸性酸中毒
   E. 混合型酸中毒
9. 某幽门梗阻患者，因反复呕吐入院，血气分析结果如下：pH 7.50，$PaCO_2$ 6.4kPa（48mmHg），HCO_3^- 38mmol/L。该患者酸碱失衡的类型是
   A. 代谢性酸中毒　B. 代谢性碱中毒
   C. 呼吸性酸中毒　D. 呼吸性碱中毒
   E. 混合型碱中毒
10. 某肺气肿患者，诊断为呼吸性酸中毒，以下哪项指标正确
    A. pH↓$PaCO_2$↓HCO_3^-↓　B. pH↓$PaCO_2$↑HCO_3^-↑
    C. pH↑$PaCO_2$↑HCO_3^-↑　D. pH↑$PaCO_2$↓HCO_3^-↓
    E. pH ↓ $PaCO_2$ ↓ HCO_3^- ↑

（纪　萍）

第 15 章 缺　氧

氧是生命活动中不可缺少的物质。人体内氧的储存量很少，约为 1.5L，必须从外界中摄取，才能维持正常的新陈代谢。缺氧 4 ～ 5 分钟，体内氧几乎耗尽。各种原因引起的缺氧都会导致细胞有氧氧化不能正常进行，能量生成不足，造成组织器官的功能、代谢和结构的异常，严重时危及生命。

案例 15-1

患者，女性，46 岁，冬季在比较密闭的住所内生炉取暖。清晨被发现晕倒在地，口唇呈樱桃红色，立即打开门窗通风并急送医院治疗。入院后，迅速给患者吸高浓度（> 60%）高流量氧（8 ～ 10L/min），经治疗病情逐渐好转。

问题：1. 该患者发生了哪种类型的缺氧？

2. 该患者为什么口唇呈樱桃红色？

缺氧是指组织供氧不足或利用氧障碍，导致组织功能、代谢以及形态结构发生异常变化的病理过程。

考点 缺氧的定义

第 1 节　常用的血氧指标及其意义

氧的获取和利用由外呼吸、气体在血中的运输以及内呼吸来完成。血氧指标的检测对于判断机体的缺氧类型和缺氧程度有重要意义，常用的血氧指标如下。

1. 血氧分压（PO_2）　指以物理状态溶解在血液中的氧所产生的张力。正常动脉血氧分压（PaO_2）为 13.3kPa（100mmHg），主要取决于大气中的氧分压和外呼吸功能；静脉血氧分压（PvO_2）为 5.33kPa（40mmHg），主要反映组织细胞摄取和利用氧的能力。

2. 血氧容量（CO_2max）　指 100ml 血液中血红蛋白所能结合的最大氧量。正常值约为 200ml/L。血氧容量取决于血红蛋白的量和质，反映血液携带氧的能力。

3. 血氧含量（CO_2）　指 100ml 血液中实际含有的氧量，包括物理溶解和血红蛋白结合的氧量。正常动脉血氧含量（CaO_2）约为 190ml/L，静脉血氧含量（CvO_2）约为 140ml/L。血氧含量主要取决于血氧分压和血红蛋白的质和量。

4. 动 – 静脉血氧含量差（CaO_2-CvO_2）　是动脉血氧含量与静脉血氧含量的差值，动 – 静脉血氧含量差反映组织的摄氧能力，正常值约为 50ml/L。

5. 血氧饱和度（SO_2）　指血红蛋白的氧饱和度，是血液中氧合血红蛋白占总血红蛋白的百分数。正常动脉血氧饱和度（SaO_2）为 95% ～ 98%，静脉血氧饱和度（SvO_2）为

70% ～ 75%。血氧饱和度的高低主要取决于动脉血氧分压。

考点 动、静脉血氧分压及血氧含量的定义及正常值

第 2 节 缺氧的类型

外界空气中的氧被组织细胞摄取和利用受多方面因素的影响。在氧的摄取、携带、运输和利用过程中，任何一个环节发生障碍都可引起缺氧。根据缺氧的原因和血氧变化特点，将缺氧分成以下四种类型（表 15-1）。

表 15-1 各型缺氧的比较

项目	乏氧性缺氧	血液性缺氧	循环性缺氧	组织性缺氧
原因	外界大气分压过低 肺功能障碍 静脉血分流	血红蛋白数量↓（贫血） 形成一氧化碳血红蛋白 形成高铁血红蛋白	全身性缺氧 血液循环障碍	组织中毒
发病机制	血液摄取氧量↓	血红蛋白结合氧量↓	血液灌流↓ 血流缓慢	生物氧化障碍
皮肤、黏膜颜色	发绀	一氧化碳中毒：樱桃红色 高铁血红蛋白血症：咖啡色	缺血：苍白 淤血：发绀	玫瑰红
防治原则	氧疗效果最好	一氧化碳中毒吸纯氧或高压氧	改善血液循环	解毒治疗

注：↓降低。

一、乏氧性缺氧（低张性缺氧）

乏氧性缺氧是指各种原因引起的以动脉血氧分压降低，血氧含量减少为特征的缺氧，又称为低张性缺氧。

（一）原因

1. 吸入气体中氧分压过低　多发生在海拔 3000m 以上的高原或高空，也可见于通风不好的矿井、坑道。

2. 外呼吸功能障碍　见于慢性阻塞性肺疾病、肺炎等呼吸系统疾病。

3. 静脉血分流入动脉血　多见于某些先天性心脏病，如法洛四联症、房间隔或室间隔缺损伴肺动脉狭窄或肺动脉高压等。

（二）血氧指标的主要变化

动脉血氧分压、氧含量和血氧饱和度均下降，血氧容量正常，动 – 静脉血氧含量差减小。慢性缺氧时，动 – 静脉血氧含量差可维持在正常水平。当毛细血管内还原型血红蛋白大于 50g/L 时，皮肤和黏膜呈青紫色，称为发绀。

二、血液性缺氧（等张性缺氧）

由于血红蛋白的量减少或血红蛋白性质发生改变，血液携带氧的能力降低，组织供氧不

足而导致的缺氧，称为血液性缺氧，其主要特点是血氧容量降低。由于动脉血氧分压正常，又称为等张性缺氧。

（一）原因

1. 贫血　贫血时，血红蛋白量减少，血液携氧能力下降。

2. 一氧化碳中毒　一氧化碳（CO）与血红蛋白有很高的亲和力，约为氧与血红蛋白亲和力的 210 倍，故 CO 中毒时，产生大量一氧化碳血红蛋白（HbCO），使血红蛋白与氧结合能力降低，导致机体缺氧；CO 还能抑制红细胞内的糖酵解，使氧离曲线左移，氧合血红蛋白释放氧减少，加重组织缺氧。CO 中毒患者的 HbCO 增多，皮肤和黏膜呈樱桃红色。

临床上，CO 中毒患者进行血液 HbCO 浓度的测定，是确诊 CO 中毒有价值的指标。当血液 HbCO 浓度达到 10% 以上时，即可引起中毒。

链接

一氧化碳与一氧化碳中毒

一氧化碳（CO）为无色、无臭、无味的气体。常温下，CO 与空气混合能形成爆炸性混合物，遇明火、高温能引起燃烧、爆炸。煤气的主要成分是 CO，煤气泄漏或煤炭燃烧不完全时都会使空气中含有大量 CO，经呼吸道吸入可引起 CO 中毒。因此，在通风不良的浴室使用燃气热水器或室内炉火取暖都有 CO 中毒的危险。一方面，CO 极易与血红蛋白结合，使血红蛋白丧失携氧的能力，造成组织缺氧窒息。另一方面，CO 对全身的组织细胞均有毒性作用，尤其对大脑皮质的影响最为严重。

3. 高铁血红蛋白血症　在某些氧化剂的作用下，血液中血红蛋白中的 Fe^{2+} 可被氧化成 Fe^{3+}，形成高铁血红蛋白后失去携氧能力，氧离曲线左移，导致组织缺氧。若食用大量含硝酸盐的腌菜，硝酸盐在肠道内经细菌作用还原成亚硝酸盐，亚硝酸盐吸收入血后可使大量血红蛋白氧化成高铁血红蛋白。这种经肠道引起的高铁红蛋白血症，又称为肠源性发绀，患者皮肤和黏膜呈咖啡色。

（二）血氧指标的主要变化

血液性缺氧血氧指标的主要变化是血氧容量、血氧含量降低，动脉血氧分压、血氧饱和度正常。由于氧离曲线左移，氧释放减少，动 - 静脉血氧含量差低于正常。

三、循环性缺氧

由于血液循环发生障碍，组织血流量减少或血流速度变慢引起的缺氧，称为循环性缺氧，又称低动力性缺氧。

（一）原因

1. 局部血液循环障碍　主要见于局部血栓形成、栓塞、血管痉挛和动脉粥样硬化引起的血管狭窄和闭塞等。

2. 全身性血液循环障碍　主要见于休克、心力衰竭等。

（二）血氧指标的主要变化

循环性缺氧患者血氧指标的主要变化是动脉血氧分压、血氧饱和度、血氧容量、血氧含量均正常，动－静脉血氧含量差增大。淤血性缺氧，患者皮肤和黏膜可以出现发绀。缺血性缺氧，患者皮肤黏膜一般呈苍白色。

四、组织性缺氧

在供氧正常的情况下，组织细胞利用氧发生障碍，生物氧化不能正常进行而发生的缺氧，称组织性缺氧。

（一）原因

1. 毒物中毒　氰化物、砷化物、硫化氢、甲醇等都可以使线粒体呼吸链损伤，导致组织利用氧障碍，其中最为典型的是氰化物，0.06g 氰化物就可以致死。

2. 线粒体损伤　大剂量放射线照射、内毒素、高温等都可以损伤线粒体，引起细胞生物氧化功能障碍，细胞利用氧障碍，ATP 生成减少。

3. 某些维生素缺乏　维生素 B_1 和维生素 B_2 是氧化还原酶的辅酶成分，严重缺乏时，不能合成氧化酶，使细胞生物氧化受抑制，导致细胞利用氧发生障碍。

（二）血氧指标的主要变化

组织性缺氧患者血氧指标的主要变化是动脉血氧分压、血氧含量、血氧饱和度及血氧容量均正常。由于组织对氧的利用减少，静脉血氧含量升高，动－静脉血氧含量差小于正常。由于毛细血管内氧合血红蛋白量高于正常，患者皮肤和黏膜呈玫瑰红色。

临床上，由于疾病复杂，有些患者发生的缺氧是混合性缺氧，并不是单一的缺氧类型。例如，失血性休克患者既有贫血导致的血液性缺氧，又有血液循环障碍导致的循环性缺氧。

各型缺氧的血氧指标比较见表 15-2。

表 15-2　各型缺氧的血氧指标比较

项目	动脉血氧分压	血氧容量	动脉血氧含量	动脉血氧饱和度	动－静脉血氧含量差
乏氧性缺氧	↓	N 或 ↑	↓	↓	↓
血液性缺氧	N	↓	↓	N	↓
循环性缺氧	N	N	N	N	↑
组织性缺氧	N	N	N	N	↓

注：↓下降，↑上升，N 正常。

第 3 节　缺氧时机体功能和代谢变化

缺氧时，机体功能和代谢变化取决于缺氧发生的速度、程度、持续时间、范围和机体对缺氧的耐受程度等因素。缺氧的类型不同，对机体的影响也有差别。现以乏氧性缺氧为例，说明缺氧对机体的影响。

一、呼吸系统的变化

1. 代偿性反应　呼吸加深加快，肺通气量增加。这是机体对急性缺氧最重要的代偿反应。

2. 损伤性变化

（1）急性肺水肿：患者出现头痛、胸闷、呼吸困难、发绀、咳粉红色泡沫痰、肺湿啰音等。

（2）中枢性呼吸衰竭：动脉血氧分压低于 30mmHg 时，可直接抑制呼吸中枢，患者呼吸变慢、节律异常、出现周期性呼吸等现象。

二、循环系统的变化

（一）心排血量的变化

缺氧时，交感－肾上腺髓质系统兴奋性增强，引起心率加快，心肌收缩力增强，心脏每分钟排血量增加。严重缺氧时，心肌收缩力减弱，每搏心排血量减少，甚至可出现心律不齐和心力衰竭。

（二）器官血流分布的变化

缺氧时，交感－肾上腺髓质系统兴奋性增强，血液重新分布，皮肤、某些内脏血管收缩，血流量减少；而脑和冠状动脉血管舒张，血流量增多，从而保证了心、脑的血液供应。

（三）肺血管收缩

肺血管对缺氧的直接反应与体循环的血管相反，肺泡内气体氧分压下降引起肺小动脉收缩，使肺泡的血流量减少，有利于维持肺泡通气 / 血流量的适当比例。长期肺小动脉收缩，可引起肺动脉高压，增加右心负荷而引起右心衰竭。

（四）毛细血管增生

长期慢性缺氧可使毛细血管增生，毛细血管的密度增加，使血氧到细胞的弥散距离缩短，增加对细胞的供氧量。

三、血液系统的变化

（一）红细胞增多

急性缺氧时，由于交感－肾上腺髓质系统兴奋，产生大量儿茶酚胺，肝、脾等储血器官的血管收缩，大量血液进入血液循环，血液中的红细胞数量增加，提高了血液携氧能力。慢性缺氧时，肾脏产生大量促红细胞生成素，使骨髓生成红细胞增多，血液携带氧能力增强，提高动脉血氧含量，对增加组织供氧具有代偿意义。

考点 慢性缺氧红细胞增多的原因

（二）血红蛋白与氧亲和力降低（氧离曲线右移）

缺氧时，红细胞内糖酵解过程增强，中间代谢产物 2，3- 二磷酸甘油酸（2，3-DPG）生成增加，导致血红蛋白与氧亲和力降低，有利于血液流经组织时血红蛋白释放氧，供组织利用。

考点 缺氧时氧离曲线右移的原因

四、中枢神经系统的变化

脑的重量占体重的 2% ～ 3%，而脑血流量约占全身血流量的 15%，脑的耗氧量占机体总耗氧量的 23%，脑内葡萄糖和氧的储备量很少，脑组织的能量主要来源于葡萄糖的有氧氧化。因此，脑组织对缺氧极其敏感。缺氧可导致脑细胞水肿，并引起颅内压增高。

急性缺氧初期，可引起头痛，情绪激动，思维能力、记忆力降低或丧失和运动不协调等；慢性缺氧则导致机体注意力不集中、嗜睡、轻度精神抑郁等。严重缺氧可导致患者烦躁不安、惊厥、昏迷甚至死亡。

五、组织细胞和代谢的变化

慢性缺氧时，组织细胞可通过提高对氧的储存和利用、增强无氧酵解过程等代谢变化发挥代偿作用，表现为肌红蛋白量增多，细胞内线粒体数目和膜的表面积增加，氧化还原酶活性增强，增加组织利用氧的能力。缺氧时，糖酵解增强，在一定程度上可补充机体能量的不足，但同时乳酸生成增加，可发生代谢性酸中毒，导致细胞发生损伤。

第 4 节　氧疗和氧中毒

一、氧　　疗

通过增加吸入气中氧浓度，提高动脉血氧分压以改善机体缺氧，称为氧疗。

氧疗是治疗缺氧的首要措施，对各种缺氧都有一定的疗效，但对不同类型缺氧的疗效不尽相同。氧疗对低张性缺氧效果最显著，CO 中毒时，应用较高浓度氧（＞60%）和高压氧舱治疗可使血液的氧分压升高，氧与 CO 竞争与血红蛋白的结合，加速 HbCO 解离，促进 CO 排出，故比常压下吸氧或吸较低浓度氧效果更好。

由外呼吸功能障碍引起的既有低氧血症又有高碳酸血症的Ⅱ型呼吸衰竭患者，应采取低流量（每分钟 1～2L）、低浓度（小于 30%）持续吸氧。因为这类患者的呼吸主要依靠缺氧对中枢化学感受器的刺激作用，如因吸氧导致氧分压升得较高（大于 60mmHg），缺氧对化学感受器的刺激减轻，会使呼吸变浅变慢，通气量减少，缺氧症状加重。

考点 Ⅱ型呼吸衰竭患者的氧疗原则

二、氧　中　毒

氧是维持生命活动不可缺少的物质，但长时间吸入高浓度氧，可引起组织损伤，即氧中毒。氧中毒主要影响肺与中枢神经系统。成人以肺的损伤最突出，病理变化表现为肺充血、水肿、出血，肺泡内透明膜形成，临床表现为咳嗽、呼吸困难等。

氧中毒是可以预防的医源性疾病，易出现在呼吸机的使用过程中。目前，尚无有效的治疗方法，主要以预防为主。一般认为，常压下吸入小于 40% 的氧是安全的，吸纯氧不应超过 12 小时。如吸入大于 0.5 个大气压的高浓度氧或常压下吸氧浓度超过 60%、时间超过 48 小时，均可导致氧中毒。采用高压氧吸入时，更应严格控制氧压和吸入时间，防止氧中毒的发生。

自 测 题

A_1 型题

1. 关于缺氧概念的描述，下列哪项正确
   A. 空气稀薄
   B. 呼吸困难
   C. 氧的供应不足和利用障碍
   D. 中毒
   E. 窒息
2. 由于高原空气稀薄，初到高原的人的血气变化主要是
   A. 动脉血氧分压降低
   B. 动脉血氧含量升高
   C. 动－静脉血氧含量差增大
   D. 血氧容量升高
   E. 血氧饱和度升高
3. 食用大量含有较多亚硝酸盐的不新鲜蔬菜，可能发生的缺氧类型是
   A. 血液性缺氧　B. 循环性缺氧
   C. 组织性缺氧　D. 乏氧性缺氧
   E. 低张性缺氧
4. 失血性休克时，患者血氧指标最具特征的变化是
   A. 动脉血氧分压正常
   B. 动脉血氧容量正常
   C. 动脉血氧含量正常
   D. 动－静脉血氧含量差增大
   E. 动脉血氧饱和度正常
5. CO 中毒和亚硝酸盐中毒引起的缺氧，共同点是
   A. 发绀
   B. 血液携氧能力下降
   C. 皮肤黏膜呈樱桃红色
   D. 呼吸加深加快
   E. 皮肤苍白
6. 下列哪项病因可以引起用氧障碍导致缺氧
   A. 贫血　B. 煤气中毒
   C. 氰化物中毒　D. 亚硝酸盐中毒
   E. 高碳酸血症
7. 下列哪种缺氧患者皮肤黏膜呈玫瑰红色
   A. 血液性缺氧　B. 乏氧性缺氧
   C. 循环性缺氧　D. 组织性缺氧
   E. 缺血缺氧
8. 休克和心力衰竭患者可能存在的缺氧类型是
   A. 乏氧性缺氧　B. 血液性缺氧
   C. 循环性缺氧　D. 组织性缺氧
   E. 低张性缺氧
9. 对于慢性阻塞性肺疾病患者，采用低浓度低流量吸氧，吸氧浓度应选择下列哪项
   A. 20% ～ 25%　B. 25% ～ 27%
   C. 28% ～ 30%　D. 30% ～ 35%
   E. ＞ 40%
10. 室间隔缺损伴肺动脉狭窄时，血液出现由右向左分流，引起的缺氧类型是
    A. 乏氧性缺氧　B. 循环性缺氧
    C. 血液性缺氧　D. 组织性缺氧
    E. 等张性缺氧
11. 贫血患者口唇颜色通常是
    A. 樱桃红色　B. 玫瑰红色
    C. 发绀　D. 苍白色
    E. 咖啡色
12. CO 中毒患者口唇颜色是
    A. 樱桃红色　B. 玫瑰红色
    C. 发绀　D. 苍白色
    E. 咖啡色
13. 氰化物中毒患者口唇颜色是
    A. 樱桃红色　B. 玫瑰红色
    C. 发绀　D. 苍白色
    E. 咖啡色

（张丽华）

第 16 章
休　　克

休克源自英语 shock，其原意为震荡、打击。休克一般是指各种强烈致病因子作用于机体引起的急性微循环障碍，导致全身有效循环血量急剧下降，组织微循环灌流严重不足，以致重要生命器官功能代谢紊乱和结构损害的全身性病理过程。休克的典型临床表现有面色苍白、四肢湿冷、血压下降、心率加快、脉搏细速、尿量减少、神志淡漠等。休克是临床上常见的急性综合征，如果抢救不及时，患者常由急性循环功能障碍导致多器官功能衰竭而死亡。

考点　休克的概念

第 1 节　休克的原因与分类

案例 16-1

患者，女性，37 岁，被车撞击腹部，无明显外伤，自行回家休息。数小时后患者意识模糊，急送医院抢救无效死亡。尸检显示：脾破裂，腹腔有 2000ml 血液。

问题：1. 该患者死亡原因是什么？

2. 试述患者疾病的发展过程。

一、原　　因

（一）失血和失液

1. 失血　急性大出血可引起失血性休克，常见于各种外伤、溃疡病并发血管破裂、食管下段静脉曲张破裂、异位妊娠破裂导致的大出血以及宫缩乏力、胎盘滞留等导致的产后大出血等。失血性休克是否发生取决于失血量和失血速度。如果短时间内快速失血占总血量的 20% 以上，可以发生休克。

2. 失液　剧烈的呕吐和腹泻、大量出汗等导致体液大量丢失，使循环血量急剧减少而引起休克，称为失液性休克。

（二）创伤

各种严重创伤如骨折、挤压伤和火器伤等，可因剧烈的疼痛、大量失血和失液、组织坏死而引起休克。

（三）烧伤

严重的大面积烧伤常伴有大量体液丧失，导致有效循环血量减少而发生休克，低血容量性休克是烧伤后 48 小时内患者死亡的主要原因，晚期则常因继发感染而发展为感染性休克。

考点　烧伤后早期死亡的主要原因

（四）感染

细菌、病毒、真菌等感染均可引起感染性休克，严重感染特别是革兰氏阴性菌感染常可引起感染性休克。其中，内毒素对感染性休克的发生尤为重要，故感染性休克又称为内毒素性休克。感染性休克常伴有败血症，又称为败血性休克。

（五）心脏舒缩功能障碍

大面积急性心肌梗死、急性心肌炎、心脏压塞及严重心律失常等，均可引起心排血量急剧减少、有效循环血量不足而导致休克。

（六）过敏

机体对某些药物（如青霉素）、血清制剂（如破伤风抗毒素、白喉类毒素）等过敏时，发生 I 型超敏反应可导致过敏性休克。

（七）强烈的神经刺激

剧烈疼痛、高位脊髓麻醉或损伤等，均可引起血管运动中枢抑制并影响交感神经缩血管功能，引起外周小血管扩张和血压下降，导致神经源性休克。

二、分 类

（一）按休克的原因分类

临床上，休克按原因可分为失血和失液性休克、创伤性休克、烧伤性休克、感染性休克、过敏性休克、心源性休克和神经源性休克等。休克按病因分类比较常用。

（二）按休克发生始动环节分类

正常情况下，机体要维持微循环有效灌流需要有足够的循环血量、正常的心泵功能和血管舒缩功能。各种病因一般通过以上三个环节导致休克的发生。按始动环节，休克可分为低血容量性休克、心源性休克和血管源性休克。

1. 低血容量性休克　始动环节是血容量减少，常见于失血、失液、创伤或烧伤等。

2. 心源性休克　始动环节是心排血量急剧降低，常见于急性心肌梗死、严重心肌炎、严重心律失常、急性心脏压塞、急性肺动脉栓塞等，因急性心泵功能障碍，心排血量急剧减少而引起休克。

3. 血管源性休克　始动环节是外周血管容量扩大，常见于过敏性休克、神经源性休克和部分感染性休克。休克时，外周血管扩张，血液淤积在微血管中，使有效循环血量减少。

第 2 节　休克发展过程及其机制

尽管各类休克的原因和始动环节有所不同，发展过程也有差异，但它们都有一个共同的病理生理基础，即急性微循环障碍。

微循环是指微动脉与微静脉之间的血液循环，是血液和组织细胞间进行物质交换的重要场所。它由微动脉、后微动脉、毛细血管前括约肌、真毛细血管网、直捷通路、动静脉吻合支、微静脉组成（图 16-1）。

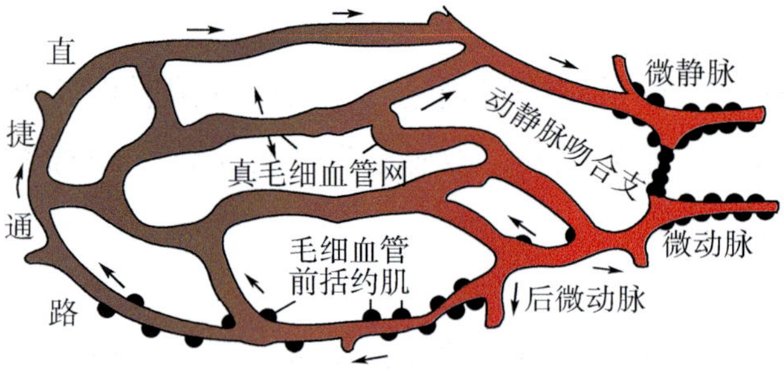

图 16-1 微循环结构示意图

休克发展过程中的不同阶段，其微循环变化特点和血液流变学变化规律是不一样的。一个典型的休克，其发展过程大致可分为以下三个时期。

一、休克早期

休克早期（缺血缺氧期）由于交感－肾上腺髓质系统发生兴奋，释放大量儿茶酚胺等缩血管物质，导致全身细小动脉及微循环血管强烈收缩。休克早期的微循环变化以缺血为主，又称缺血缺氧期，属于休克的代偿阶段。

（一）微循环变化

微动脉、毛细血管前括约肌收缩，毛细血管网大量关闭，微循环灌流量急剧减少；微静脉收缩，直捷通路和动静脉吻合支开放，回心血流加快（图 16-2）。此期微循环灌流特点是少灌少流、灌少于流，整个微循环处于缺血缺氧状态。

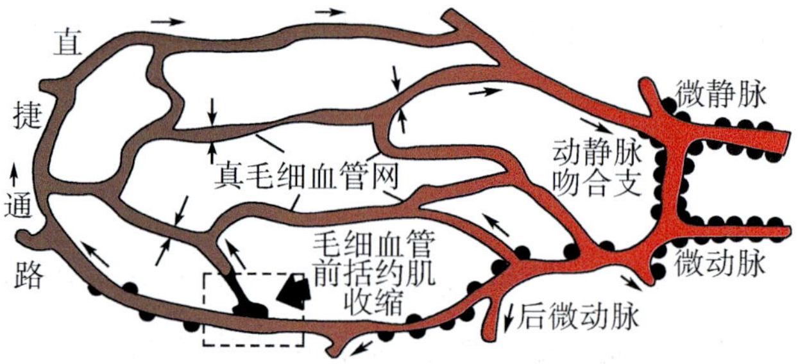

图 16-2 休克早期微循环变化示意图

（二）微循环变化的代偿意义

1. 有助于休克早期动脉血压的维持 其机制：①外周阻力血管收缩，血管总阻力增高。②容量血管收缩，回心血量增加，起到自身输血的作用。③循环血容量增加，因为毛细血管前阻力收缩，毛细血管内压下降，组织液重吸收增加，起到自身输液的作用。④交感神经兴奋，心率加快，心肌收缩力增强，使心排血量增加。

2. 血流重新分布有助于心、脑血液供应 由于不同脏器对儿茶酚胺反应不一，血流重新分布，皮肤、腹腔脏器和肾血管收缩，心、脑等重要生命器官血管无明显变化，保证了心脑的血液供应。

（三）临床病理联系

神经细胞对缺氧敏感性高，表现为先兴奋后抑制，故此期患者烦躁不安；皮肤黏膜微血管收缩致面色苍白，皮肤湿冷；心率代偿性加快致脉搏细速；肾缺血致肾小球滤过率下降，出现尿量减少；外周阻力血管收缩，使血压基本正常，但脉压减小。此时如及时去除病因，补充血容量，恢复有效循环血量，改善组织血液灌流，可阻止休克进一步发展。

二、休克期

休克患者如果在休克早期未能得到及时和适当的治疗，由于微循环持续缺血和组织缺氧，出现乳酸酸中毒和组胺的大量释放，病情恶化，进入休克期（淤血缺氧期）。此时微循环血管对儿茶酚胺、乳酸、组胺等反应不一，前阻力血管（微动脉等）松弛扩张，后阻力血管（微静脉）仍处于收缩状态，致使微循环处于淤血状态，故休克期又称为淤血缺氧期。临床出现典型的休克症状。

（一）微循环变化

微动脉、后微动脉舒张，毛细血管前括约肌松弛，真毛细血管大量开放，微静脉收缩。微循环的灌入量明显大于流出量，血流淤滞，毛细血管内压显著升高。同时，微血管壁通透性升高，血浆外渗，血液浓缩，血流速度缓慢，组织缺氧加剧（图 16-3）。此期微循环特点是多灌少流，灌大于流，处于淤血缺氧状态。

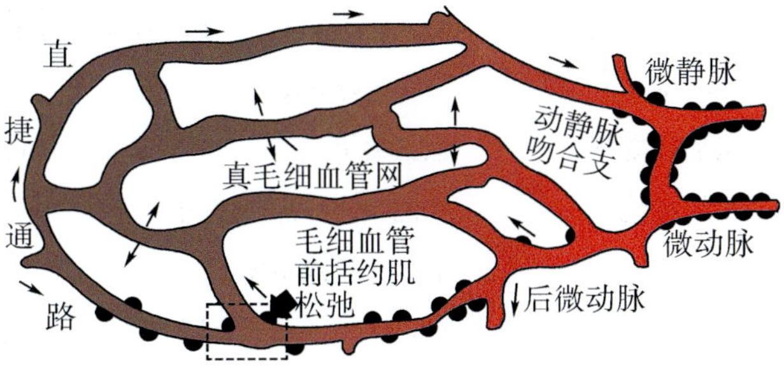

图 16-3　休克期微循环变化示意图

（二）临床病理联系

因外周阻力血管扩张使血压进行性下降，脉压缩小；脑供血不足、严重缺氧致表情淡漠，意识模糊；心肌缺氧致心搏无力，脉搏细速；肾血流淤滞致肾小球滤过率明显下降出现少尿甚至无尿；皮肤黏膜淤血而发绀，出现花斑。此期抢救的关键是纠正酸中毒和缺氧，补足血容量，合理使用血管活性药。否则，病情会进一步恶化进入休克晚期。

三、休克晚期

如果患者在休克期病情未能缓解，淤血缺氧继续进展，休克进入晚期，即微循环衰竭期。

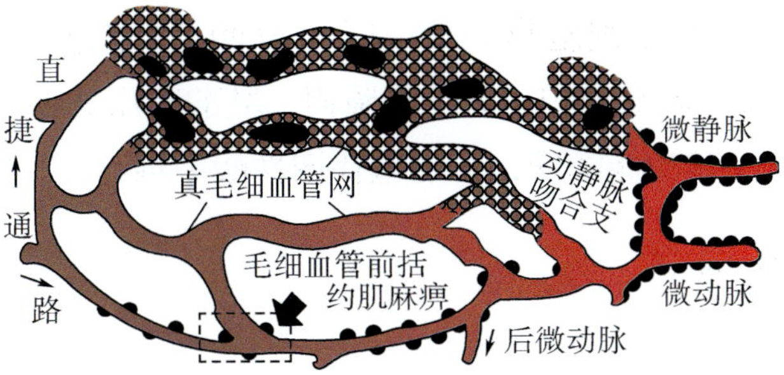

图 16-4　休克晚期微循环变化示意图

（一）微循环变化

休克晚期，由于缺氧和酸中毒加重，微血管平滑肌麻痹，对任何血管活性物质均失去反应，微循环血流停止，不灌不流。因弥散性血管内凝血（DIC）的出现，微循环内有广泛的微血栓形成（图 16-4）。继发局灶性或弥漫性出血，组织细胞因严重缺氧而发生变性坏死。

休克晚期 DIC 的发生机制：①由于血液浓缩，血液处于高凝状态，血流停滞。②由于持续缺氧、酸中毒和内毒素作用，血管内皮受损，内源性凝血系统被激活；创伤、烧伤性休克等，常伴有大量组织破坏并释放组织因子，外源性凝血系统被激活，也促使微循环内形成广泛的微血栓。

休克与 DIC 互为因果，形成恶性循环，使病情恶化，对微循环和各器官功能产生严重影响。这是因为 DIC 引起的出血使血容量进一步降低；微血管广泛栓塞，使回心血量减少，重要器官缺血加重，可导致多器官衰竭。休克发展到 DIC 和多器官衰竭，会给临床治疗带来极大的困难，因此，休克晚期又称难治期或不可逆期。

（二）临床病理联系

此期，患者血压进行性下降，意识障碍加重，昏迷，中心静脉压降低，静脉塌陷，并出现皮肤出血、凝血功能障碍和重要器官衰竭等表现。

休克各期特点的比较见表 16-1。

表 16-1 休克各期特点比较

项目	休克早期	休克期	休克晚期
微循环变化	以缺血为主	以淤血为主	衰竭
组织灌流	少灌少流、灌少于流	多灌少流、灌大于流	不灌不流、血流停止
神志	清楚、烦躁不安	淡漠、昏迷	昏迷
血压	接近正常或稍有下降	进行性下降	进行性下降甚至测不到
脉搏	细速	细弱	极弱
尿量	减少，< 30ml/h	减少，< 17ml/h	无尿，< 4ml/h
皮肤黏膜	苍白、湿冷	发绀、花斑	瘀斑

第 3 节 休克时的病理生理改变

休克时，微循环障碍引起的缺氧直接影响有氧氧化，能量生成不足，器官和组织损伤导致功能障碍，严重时可以危及生命。

一、细胞代谢改变

休克时，由于微循环障碍，组织灌流不足和细胞缺氧使有氧氧化发生障碍，ATP 生成减少，无氧酵解增强，乳酸生成增多。ATP 生成不足使细胞膜上 Na^+-K^+-ATP 酶活性降低，Na^+、K^+ 转运失调，导致细胞水肿和高钾血症。由于乳酸堆积，肝功能障碍，乳酸利用减少，容易发生酸中毒。此外，由于肾功能障碍，排酸保碱功能降低，可加重代谢性酸中毒。

二、细胞损伤

（一）细胞膜的改变

缺氧、能量不足、酸中毒和溶酶释放等作用都可以引起细胞膜损伤，生物膜损伤导致离子泵功能障碍，水、Na^+、Ca^{2+} 内流，导致细胞水肿，跨膜电位下降。

（二）线粒体的损伤

休克时，线粒体肿胀，致密结构和嵴消失。线粒体损伤后，导致呼吸链发生障碍，氧化磷酸化障碍，ATP 生成减少，能量生成不足。

（三）溶酶体的改变

休克时，由于缺氧和酸中毒，溶酶体酶释放。溶酶体酶主要来自缺血的肠、肝、胰等器官，可引起细胞自溶导致组织损伤。同时，心肌抑制因子形成，可以加重血流动力学障碍。

三、器官功能障碍

（一）肾功能障碍

肾脏是休克过程中最早、最易受损害的器官。在休克早期，由于血液重新分布，肾血液灌注不足，可以发生急性功能性肾衰竭。一旦肾灌注及时恢复，肾功能可迅速恢复。若休克持续发展，肾缺血缺氧加重可引起急性肾小管坏死，引起器质性肾衰竭。此时即使通过治疗使肾血流恢复正常，也难以使肾功能立刻逆转，患者可因急性肾衰竭而死亡。

考点 休克早期最易受损的脏器

（二）肺功能障碍

休克早期，呼吸中枢兴奋使呼吸加深加快，通气过度，引起低碳酸血症和呼吸性碱中毒。严重休克患者可出现进行性呼吸困难，吸氧也难以纠正低氧血症，动脉血氧分压进行性下降，称为急性呼吸窘迫综合征（ARDS）。病理形态上主要表现为肺淤血、肺水肿、肺出血、局限性肺不张、微血栓形成以及肺泡腔内透明膜形成等，又称为休克肺。ARDS 是休克晚期患者死亡的主要原因之一。

（三）心功能障碍

休克早期，除心源性休克伴有原发性心功能障碍以外，其他类型的休克由于血液重新分布，冠状动脉灌流量能够得到保证，心泵功能一般不受显著影响。但随着休克的发展，动脉血压下降，酸中毒、高钾血症以及心肌抑制因子使心肌收缩力下降，可导致急性心力衰竭发生。

（四）多器官衰竭

休克晚期，常出现两个或两个以上的器官同时或相继发生衰竭，称为多器官衰竭，是休克患者死亡的重要原因。

第 4 节 休克的临床监护和防治原则

一、休克的临床监护

1. 迅速建立静脉通路，补充血容量 是休克患者首要的护理措施。

2. 吸氧 氧流量 6 ～ 8L/min。

3. 密切观察病情 密切留意患者的意识、表情、皮肤温度与色泽；监测血压、脉率、心率、尿量、呼吸、动脉血气等；监测记录尿量，这是观察休克病情变化最简单和最重要的指标，尿量＞ 30ml/h，提示休克好转。

二、防治原则

（一）提高脏器微循环灌流量

1. 补充血容量 根据患者心肺功能情况，动态监测静脉充盈程度、尿量、血压、脉搏等指标进行补液，正确补液原则是需多少，补多少。

2. 合理应用血管活性物质 针对不同类型的休克，在休克发展过程的不同阶段，正确选择血管活性药物，增加微循环血液灌流。过敏性休克和神经源性休克，使用缩血管药物以升高血压，保证心脑血液供应。低血容量性休克在充分扩容的基础上，休克早期可选择扩血管药物，以减少微血管强烈收缩，改善缺血缺氧。在休克后期，可选择血管收缩剂，防止容量血管过度扩张。

3. 改善心功能 可使用直接加强心肌收缩力的药物如洋地黄制剂等，同时使用降低外周阻力及增加回心血量的措施。

（二）纠正酸中毒

及时补碱，纠正酸中毒，可减轻微循环紊乱和细胞损伤，并通过减少 H^+ 与 Ca^{2+} 的竞争而增强血管活性药物的疗效，加强心肌收缩力。

（三）改善细胞代谢

除通过改善微循环来防止细胞损伤外，还可通过应用药物增加溶酶体膜稳定性（如使用山莨菪碱），抑制蛋白酶的活性（如抑肽酶），补充能量 ATP 以保护细胞功能。

（四）防止器官衰竭

预防 DIC 及重要器官衰竭，应对不同器官衰竭采用相应治疗措施。如出现休克肺，则应正压给氧，改善呼吸；肾衰竭时，尽早利尿和透析，并防止出现多器官衰竭。

自 测 题

A_1/A_2 型题

1. 各型休克的共同特征是
A. 微循环障碍　B. 心排血量降低
C. 外周血管扩张　D. 动脉血压下降
E. 呼吸衰竭

2. 休克晚期患者最主要的死亡原因是下列哪一项
A. 动脉血压下降　B. 急性肾衰竭
C. 昏迷　D. 酸中毒
E. 多器官衰竭

3. 休克早期微循环灌流的特点是
A. 少灌少流　B. 多灌少流
C. 不灌不流　D. 少灌不流
E. 多灌多流

4. 休克期微循环灌流的特点是
A. 少灌少流　B. 多灌少流
C. 不灌不流　D. 少灌多流
E. 多灌多流

5. 休克晚期微循环灌流的特点是
A. 少灌少流　B. 多灌少流
C. 不灌不流　D. 少灌多流
E. 多灌多流

6. 休克患者皮肤黏膜发绀和花斑的原因是
A. 微循环缺血　B. 动脉血压下降
C. 组织缺氧　D. 微循环淤血
E. 急性呼吸衰竭

7. 休克患者皮肤黏膜苍白的原因是
A. 微循环缺血　B. 多器官衰竭
C. 酸中毒　D. 微循环淤血
E. 急性呼吸衰竭

8. 休克患者皮肤黏膜出现广泛出血点的原因是
A. 微循环缺血　B. 多器官衰竭
C. 酸中毒　D. 微循环淤血
E. DIC

9. 休克早期最容易受损伤的器官是
A. 肾　B. 脑
C. 肝　D. 心脏
E. 肺

10. 休克早期血液重分布的代偿意义在于
A. 增加有效循环血容量
B. 保证心、脑的血液供应
C. 自身输血
D. 自身输液
E. 有利于肾血流的供应

11. 休克的发生发展过程中，最常见的酸碱平衡

紊乱类型是

A. 呼吸性碱中毒　B. 呼吸性酸中毒

C. 代谢性酸中毒　D. 代谢性碱中毒

E. 酸碱平衡

12. 抢救休克的过程中，正确的补液原则是

A. 缺多少，补多少

B. 需多少，补多少

C. 根据血压变化决定补多少

D. 失多少，补多少

E. 根据神志变化决定补液量

13. 患者，男性，因在建筑工地上不慎外伤，发生大出血，入院时面色苍白、脉搏细弱，烦躁不安，四肢湿冷，血压正常，脉压变小。请问患者可能处于休克哪一期?

A. 休克早期　B. 休克期

C. 休克晚期　D. DIC期

E. 未发生休克

14. 外伤大出血患者，急诊入院时血压下降，反应迟钝，四肢发绀，尿量减少。请问该患者可能处于休克的哪个阶段

A. 休克早期　B. 休克期

C. 休克晚期　D. DIC期

E. 休克难治期

（张丽华）

第 17 章
重要器官衰竭

第 1 节　心力衰竭

心力衰竭是指心脏收缩功能和（或）舒张功能障碍，心排血量不能满足器官及组织代谢需要的异常状态。在临床上表现为呼吸困难、水肿及静脉压升高等静脉淤血和心排血量减少的综合征。

一、病因及诱因

（一）病因

1. 心肌收缩性降低　心肌收缩性是指不依赖心脏前后负荷变化的心肌本身的收缩性。

（1）心肌病变：见于心肌炎、心肌梗死等。

（2）心肌代谢障碍：见于心肌缺血缺氧、维生素 B_1 缺乏等。

2. 心脏负荷过度

（1）压力负荷（后负荷）过度：左心室压力负荷过度常见于高血压和主动脉瓣狭窄等；右心室压力负荷过度主要见于肺动脉高压和肺动脉狭窄等。

（2）容量负荷（前负荷）过度：左心室容量负荷过度常见于二尖瓣或主动脉瓣关闭不全；右心室容量负荷过度常见于三尖瓣或肺动脉瓣关闭不全。

3. 心室舒张及充盈受限　是指在静脉回心血量无明显减少的情况下，由心脏本身的病变引起的心脏舒张和充盈障碍。

（1）心室舒张功能异常：心肌缺血、能量不足。

（2）心室顺应性减退：左心室肥厚、心肌纤维化和限制型心肌病。

（二）诱因

大多数心力衰竭都存在明显的诱因。

1. 感染　呼吸道感染是心力衰竭最常见的诱因。感染可通过多种途径直接损伤心肌，增加心肌耗氧量而诱发心力衰竭。

2. 心律失常　尤其是快速型心律失常，引起房、室收缩不协调，导致心排血量下降，易诱发心力衰竭。

3. 其他　酸中毒、高钾血症、妊娠与分娩、劳累、紧张、贫血、过多过快输液、洋地黄中毒、抗心律失常药物使用不当等，都可能诱发心力衰竭。

考点　心力衰竭的病因和诱因

二、分　类

心力衰竭的分类有多种方法，常用的有以下几种。

1. 按发生速度分　急性心力衰竭和慢性心力衰竭。

2. 按发生部位分　左心衰竭、右心衰竭和全心衰竭。

3. 按严重程度分　轻度心力衰竭（心功能Ⅱ级）、中度心力衰竭（心功能Ⅲ级）和重度心力衰竭（心功能Ⅳ级）。

链接

心功能分级（表 17-1）

表 17-1　纽约心脏病协会（NYHA）心功能分级

分级	症状
Ⅰ级	活动不受限。日常体力活动不引起明显的气促、疲乏或心悸
Ⅱ级	活动轻度受限。休息时无症状，日常活动可引起明显的气促、疲乏或心悸
Ⅲ级	活动明显受限。休息时可无症状，轻于日常活动即引起显著的气促、疲乏、心悸
Ⅳ级	休息时也有症状，任何体力活动均会引起不适。如无需静脉给药，可在室内或床边活动者为Ⅳa级；不能下床并需静脉给药支持者为Ⅳb级

三、机体的代偿

机体对心功能降低的代偿反应可以分为心脏本身的代偿和心外代偿两部分。心脏本身的代偿形式包括心率增快、心脏紧张源性扩张、心肌收缩性增强和心室重塑。心脏以外的代偿表现为增加血容量和血流重新分布。如交感–肾上腺髓质系统兴奋，使外周血管选择性收缩，引起全身血流重新分布，主要表现为皮肤、骨骼肌与内脏器官的血流量减少，其中以肾血流量减少最明显，而心、脑血流量不变或略增加。这样既能防止血压下降，又能保证重要器官的血流量。

心功能不全时机体的代偿至关重要，它决定着心力衰竭是否发生以及发病的快慢和程度。严重心功能受损时，如急性大面积心肌梗死、严重心肌炎时，由于起病急，病情严重，机体来不及充分动员代偿机制，患者常在短时间内陷入严重的心力衰竭状态。

四、发生机制

心力衰竭发生机制比较复杂，但关键环节都是心肌舒缩功能的降低。

（一）心肌的收缩功能降低

1. 心肌结构破坏　心肌细胞坏死、凋亡或心肌结构改变使心肌收缩相关的蛋白被破坏。

2. 心肌能量代谢障碍　心肌收缩是一个主动耗能的过程，凡能影响能量生成、储存和利用的因素都会影响心肌的收缩性。如心肌缺血缺氧时，能量生成减少；过度肥大的心肌因肌球蛋白 ATP 酶活性下降，可致心肌能量利用障碍。

3. 心肌兴奋–收缩偶联障碍　心肌的兴奋是电活动，而收缩是机械活动，将两者偶联在

一起的是 Ca^{2+}。任何影响 Ca^{2+} 转运、分布的因素，都会影响心肌兴奋－收缩偶联，进而影响心肌收缩性。

（二）心室舒张功能异常

当心肌缺血缺氧时，能量供应不足，心肌舒张功能减弱。另外，心肌肥大、心肌纤维化和水肿时，心室顺应性下降，心室舒张势能减少，也会引起心肌舒张功能障碍，妨碍心室的扩张充盈，导致排血量减少。

（三）心脏各部舒缩活动不协调

心律失常、室壁瘤等，使心脏各部分之间的协调被破坏，引起心泵功能紊乱，可导致心排血量下降。

五、机体的功能与代谢变化

心力衰竭时，由于心脏的舒缩功能下降，心泵血量不足。同时，静脉血液回流受阻，引起肺循环、体循环淤血，这是机体各器官、组织代谢异常和功能障碍的病理基础。

（一）心排血量减少

心力衰竭最主要的血流动力学变化是心排血量绝对或相对减少。当心排血量明显下降时，患者出现外周血液灌注不足的症状与体征，临床表现为心率加快、皮肤苍白或发绀、疲乏无力、头痛、头晕、失眠、嗜睡、昏迷、尿少、心源性休克等。

（二）肺循环淤血

左心衰竭时，可引起不同程度的肺淤血、肺水肿，患者表现为呼吸困难。

1. 劳力性呼吸困难　是左心衰竭时最早出现的症状，指随体力活动而发生的呼吸困难，休息后可减轻或消失。发生机制：体力活动时，心率加快，心肌缺氧加重；回心血量增多，肺淤血加重。

2. 端坐呼吸　指患者被迫采取端坐或半卧位以减轻呼吸困难，平卧则呼吸困难加重。出现端坐呼吸提示心力衰竭已引起明显的肺循环淤血。发生机制：端坐位时，回心血量减少，可减轻肺淤血；膈肌位置相对下移，增加胸腔容积，改善通气。

3. 夜间阵发性呼吸困难　指患者夜间入睡后，因突感气闷被惊醒，被迫坐起喘气和咳嗽后缓解。这是左心衰竭的典型表现。发生机制：①平卧位时，下半身的静脉血液回流增加；且因重力作用积聚在下垂部位，组织间隙的水肿液吸收入血增多，加重肺淤血；胸腔容积减少，不利于通气。②入睡后迷走神经相对兴奋，支气管收缩，气道阻力增大。③熟睡后，中枢神经敏感性降低，只有在缺氧严重时，才可刺激呼吸中枢，使患者因感气闷而惊醒。

4. 急性肺水肿　是急性左心衰竭最严重的表现，患者突发严重的呼吸困难、端坐呼吸、咳粉红色泡沫痰和发绀。主要发病机制：毛细血管流体静压急剧升高和缺氧导致的毛细血管壁通透性增加。

考点 肺循环淤血的主要表现

（三）体循环淤血

体循环淤血是右心衰竭或全心衰竭的表现，患者体循环静脉过度充盈，压力增高，导致内脏器官充血、水肿等。

1. 静脉淤血　由于右心衰竭，静脉回流障碍，使体循环静脉有大量血液淤积，充盈过度。临床主要表现为颈静脉怒张、肝－颈静脉回流征阳性等。其中，颈静脉怒张是右心衰竭的早期表现。

2. 水肿　是全心衰竭尤其是右心衰竭的主要表现之一。原因是水钠潴留和毛细血管内压升高。水肿最早出现于身体的低垂部位，随病情加重可发展至全身。

3. 肝大、压痛和肝功能异常　由于右心房压升高和静脉淤血，肝静脉压上升，导致肝淤血。肝体积增大牵张肝包膜，患者出现肝区疼痛和压痛。长时间肝淤血引起肝细胞变性、坏死，可出现肝功能异常。

考点 体循环淤血的主要表现

六、防治原则

1. 积极防治原发病，及时消除各种诱因　是防治心力衰竭、减轻症状、控制病情的关键。

2. 改善心脏舒缩功能　增强心肌收缩功能，改善心肌舒张性能。

3. 减轻心脏前、后负荷　合理使用血管扩张剂，适当补足血容量。

4. 其他　控制热量摄入，适当控制钠盐的摄入，合理使用利尿剂，控制水肿等。

第 2 节　呼吸衰竭

呼吸衰竭指由各种原因引起肺通气和（或）换气功能障碍，以致在静息呼吸状态，吸入空气时，PaO_2 低于 60mmHg，伴或不伴有 $PaCO_2$ 高于 50mmHg，从而引起机体一系列病理生理改变和临床表现的综合征。仅有 PaO_2 降低，为Ⅰ型呼吸衰竭；既有 PaO_2 降低，又有 $PaCO_2$ 升高，为Ⅱ型呼吸衰竭。

一、原因和发生机制

凡能引起肺通气和（或）换气功能障碍的因素均可引起呼吸衰竭。

（一）肺通气功能障碍

1. 限制性通气不足　是指吸气时肺泡的扩张受到限制所引起的通气不足。

（1）呼吸肌活动障碍：如重症肌无力、脊髓高位损伤、低钾血症等。

（2）胸廓的顺应性降低：如肥胖、胸膜纤维化、严重的胸廓畸形、气胸等。

（3）肺的顺应性降低：见于严重的肺纤维化或肺水肿、肺淤血等。

（4）呼吸中枢病变：如脑外伤，脑肿瘤，应用过量镇静药、麻醉药等，引起呼吸中枢抑制。

2. 阻塞性通气不足　指气道狭窄或阻塞所致的通气障碍。气管痉挛、管壁肿胀或纤维化，管腔被黏液、渗出物、异物等阻塞，均可使气道内径变窄或不规则而增加气流阻力，引起阻塞性通气不足。气道阻塞分为以下两种。

（1）中央气道阻塞：指气管分叉处以上的气道阻塞。阻塞若位于胸外，患者表现为吸气性呼吸困难；如阻塞位于中央气道的胸内部位，患者表现为呼气性呼吸困难（图 17-1A、B）。

（2）外周气道阻塞：内径小于 2mm 的小支气管随着吸气与呼气而伸缩。慢性阻塞性肺疾病主要侵犯小气道，使管壁增厚、痉挛和顺应性降低，管腔也可被分泌物堵塞，肺泡壁的损坏还可降低对细支气管的牵引力，小气道阻力大大增加，患者主要表现为呼气性呼吸困难（图 17-1C、D）。

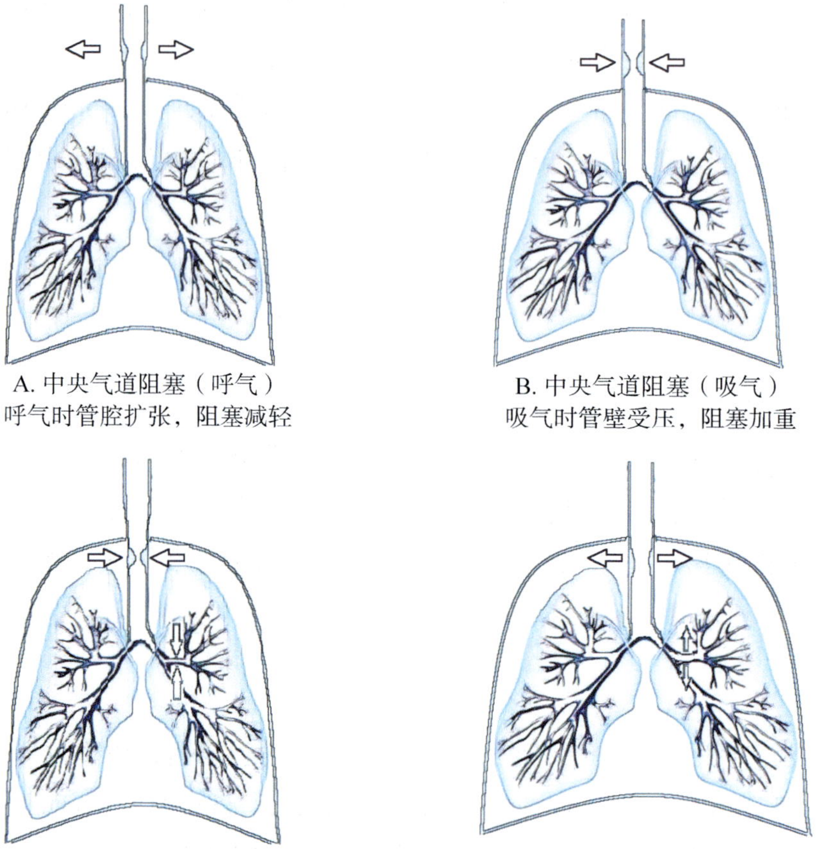

A. 中央气道阻塞（呼气）
呼气时管腔扩张，阻塞减轻

B. 中央气道阻塞（吸气）
吸气时管壁受压，阻塞加重

C. 外周气道阻塞（呼气）
呼气时胸腔内压增大，管壁受压，阻塞加重

D. 外周气道阻塞（吸气）
吸气时胸腔内压减小，管壁扩张，阻塞减轻

图 17-1 不同部位气道阻塞呼吸困难的特征

肺气肿时，肺泡弹性回缩力下降，肺泡扩大而数量减少，可引起细支气管缩小变形，阻力增加，气道阻塞以及气道外的压力增高，引起小气道闭合而出现呼气性呼吸困难。

肺通气障碍时，肺泡通气不足，影响氧气的吸入和二氧化碳的排出，使 PaO_2 降低，$PaCO_2$ 升高，引起Ⅱ型呼吸衰竭。

（二）肺换气功能障碍

肺换气功能障碍是指肺泡和血液之间的气体交换障碍，包括以下几个方面。

1. 弥散障碍　常见于肺泡膜面积减少，如肺叶切除、肺不张、肺气肿等；肺泡膜厚度增加，如肺水肿、肺泡透明膜形成、肺纤维化时，肺泡膜增厚，使气体弥散距离增宽而导致弥散速度减慢。

由于二氧化碳的弥散系数远比氧气大，所以单纯的弥散障碍常常引起氧气交换障碍，即Ⅰ型呼吸衰竭。

2. 肺泡通气与血流比值失调　肺泡与血液间气体交换的效率不仅取决于肺泡膜的面积和厚度，还取决于肺泡通气量（Va）和肺血流量（Q）。正常人在静息状态下，两者的比值（Va/Q）约为 0.8。当肺发生病变，造成严重的肺泡通气与血流比值失调时，换气功能出现障碍，导致呼吸衰竭。

（1）部分肺泡通气不足：慢性支气管炎、肺气肿、肺不张等，均可引起病变处肺泡通气明显减少，而血流量没有减少，故病变肺泡的 Va/Q 值显著降低，流经这部分肺泡的静脉血未经充分氧合便流入动脉，与来自肺其他部分充分氧合的动脉血混合，降低动脉血的氧分压。这种情况类似于动 – 静脉短路，故称为功能性分流（图 17-2）。

（2）部分肺泡血流不足：肺动脉栓塞、肺血管收缩等，使部分肺泡血流量明显减少，而肺泡通气基本正常，Va/Q 值显著升高。由于患部肺泡血流减少，而通气相对增多，肺泡气不能充分被利用，又称死腔样通气（图 17-2）。

3. 解剖分流增加　严重的创伤、烧伤、重症休克时，肺内的动静脉吻合支大量开放，使解剖分流明显增加，静脉血掺杂异常增多（真性静脉血掺杂），致动脉血氧分压降低（图 17-2）。

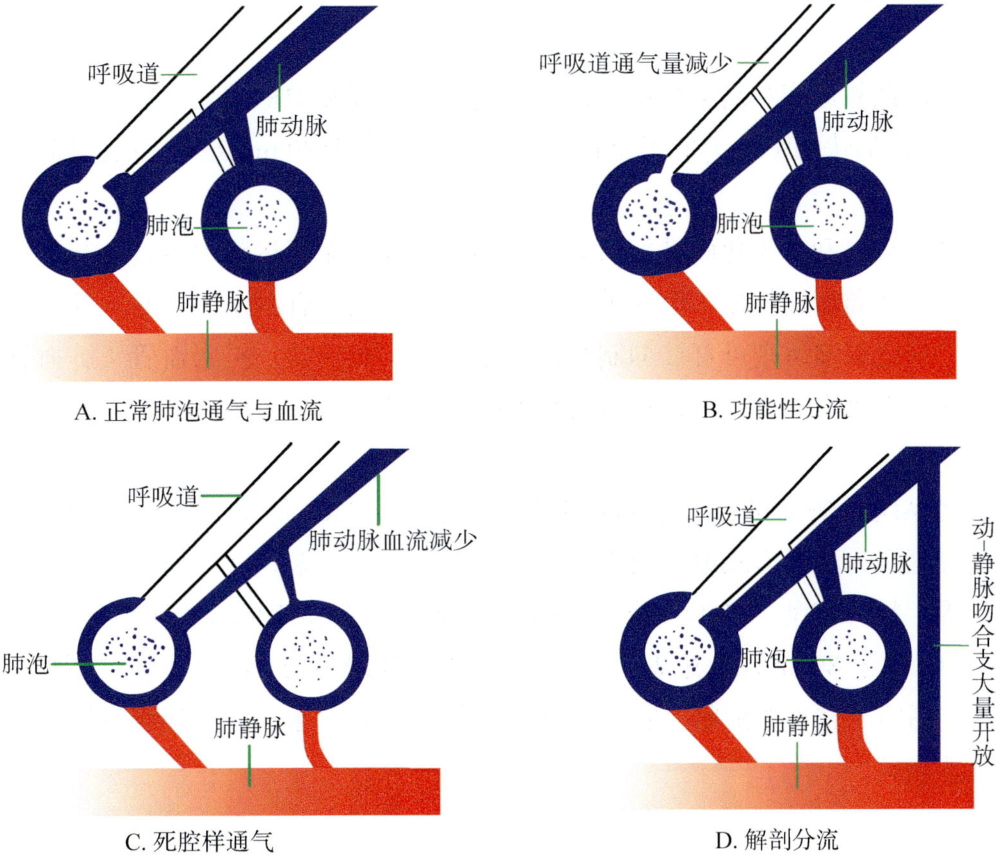

A. 正常肺泡通气与血流　B. 功能性分流
C. 死腔样通气　D. 解剖分流

图 17-2　肺泡通气与血流关系的模式图

在肺实变和肺不张时，病变肺泡完全失去通气功能，但仍有血流，流经的血液完全未进行气体交换而掺入动脉血，类似解剖分流。吸入纯氧可有效地提高功能性分流的 PaO_2，而对真性静脉血掺杂的 PaO_2 则无明显作用，用这种方法可对两者进行鉴别。

肺泡通气与血流比值失调时 PaO_2 降低，而 $PaCO_2$ 是否降低取决于正常肺泡的代偿通气程度。因此，肺泡通气和血流比例失调引起的呼吸衰竭可以是Ⅰ型呼吸衰竭，也可以是Ⅱ型呼吸衰竭。

考点 引起呼吸衰竭的原因

二、机体的主要功能与代谢变化

（一）酸碱平衡紊乱

呼吸衰竭时，常见的酸碱平衡紊乱类型有：

1. 呼吸性酸中毒　Ⅱ型呼吸衰竭时，大量二氧化碳潴留，血浆碳酸浓度增高，引起呼吸性酸中毒。酸中毒使细胞内钾离子外移，患者可出现高钾血症。

2. 呼吸性碱中毒　Ⅰ型呼吸衰竭时，因缺氧可出现代偿性通气过度，二氧化碳排出过多，血浆碳酸浓度减少，引起呼吸性碱中毒，并出现低钾血症。

3. 代谢性酸中毒　Ⅰ型呼吸衰竭和Ⅱ型呼吸衰竭均有低氧血症，都可发生缺氧。严重缺氧时，无氧代谢增强，乳酸等酸性产物增多，引起代谢性酸中毒，可发生高钾血症。

（二）呼吸系统的变化

一定程度的低氧血症和高碳酸血症，可通过刺激外周和中枢的化学感受器引起呼吸中枢兴奋，使呼吸加深加快。但 PaO_2 低于30mmHg或 $PaCO_2$ 高于80mmHg时，反而抑制呼吸中枢。

（三）循环系统的变化

一定程度的缺氧和二氧化碳潴留可兴奋交感神经和心血管运动中枢，引起心率加快、心肌收缩力增强、外周血管收缩、血液重新分布等代偿变化，有利于保证心、脑的血液供应。严重缺氧和二氧化碳潴留则可直接抑制心血管中枢和心脏活动，扩张血管（肺血管除外），导致血压下降、心肌收缩力减弱和心律失常等严重后果。

（四）中枢神经系统的变化

中枢神经系统对缺氧和二氧化碳潴留极为敏感。当 PaO_2 低于60mmHg时，轻度缺氧的患者表现为轻度智力和视力减退。较重的缺氧患者可出现一系列神经精神症状，如头痛、不安、记忆障碍、精神错乱、嗜睡、惊厥和昏迷。若 PaO_2 降至20mmHg以下，脑细胞可迅速死亡。若 $PaCO_2$ 高于80mmHg，患者出现头痛、头晕、烦躁不安、言语不清、精神错乱、抽搐、扑翼样震颤、嗜睡、昏迷等症状，临床上称二氧化碳麻醉。通常把由呼吸衰竭引起的脑功能障碍称为肺性脑病。

考点 肺性脑病的定义

（五）其他系统的变化

1. 肾功能变化　呼吸衰竭时，缺氧和二氧化碳潴留可引起肾血管收缩，肾血流量严重减少，肾小球滤过率降低。轻者患者尿中可出现蛋白质、红细胞、白细胞和管型，严重时患者可发生肾衰竭。

2. 胃肠功能变化　严重缺氧可使胃壁血管收缩，降低胃黏膜的屏障作用；二氧化碳潴留可使胃酸分泌增加。患者出现胃肠黏膜糜烂、溃疡、出血等。

三、防治原则

1. 防治原发病　积极治疗原发病是防治呼吸衰竭的关键。

2. 提高动脉血氧分压　无论是哪种类型的呼吸衰竭都会出现低氧血症，需尽快将 PaO_2 提高到 50mmHg 以上。

3. 通畅呼吸道，改善通气　$PaCO_2$ 增高是由肺总通气量减少所致，应通过增加肺泡通气量以降低 $PaCO_2$，如保持呼吸道通畅、增强呼吸动力、人工辅助通气等。

4. 其他　纠正酸碱平衡紊乱及电解质紊乱，维持心、脑、肾等脏器的功能，预防肺源性心脏病、肺性脑病及肾衰竭的发生。

第 3 节　肝性脑病

肝性脑病是由于肝衰竭致有毒物质在血液中堆积导致的脑功能障碍。以代谢失调、中枢神经系统失调为基础，患者出现意识障碍、行为失常和昏迷等表现，严重时可能导致死亡。

一、常见原因

1. 病毒性肝炎　病毒性肝炎中，乙型肝炎所致的肝性脑病发病率高、危害大。

2. 药物及肝毒性物质　药物或某些肝毒性物质可通过多种方式损伤肝细胞。例如，乙醇的代谢主要在肝脏进行，乙醇可直接或经其代谢产物乙醛损伤肝脏。

3. 免疫性因素　免疫反应可攻击感染病毒的肝细胞。

4. 营养性因素　营养缺乏可降低肝脏的解毒功能，促进肝病的发生、发展。

二、发生机制

肝性脑病的发病机制尚未完全阐明，目前，解释肝性脑病发病机制的学说主要有氨中毒学说和假性神经递质学说。

（一）氨中毒学说

体内氨的生成和清除之间维持着动态平衡，正常情况下，血氨浓度不超过 59μmol/L。当氨生成增多而清除不足时，可使血氨水平增高，过量的氨通过血脑屏障进入脑内，作为神经毒素诱发肝性脑病。

1. 血氨升高的原因

（1）当肝功能受损时，氨的清除不足。

（2）氨的生成增多：严重门静脉高压时，肠黏膜淤血、水肿，消化液分泌减少，消化、吸收和排空功能降低，肠道细菌活跃，未被吸收的蛋白质经细菌分解，产氨增多。

2. 氨对脑的毒性作用

（1）干扰脑细胞的能量代谢：氨主要是通过干扰脑细胞葡萄糖生物氧化过程，使能量生成减少及消耗过多，不能维持正常的功能活动而出现脑功能障碍。

（2）脑内神经递质发生改变：血氨增高可使兴奋性神经递质（谷氨酸、乙酰胆碱）减少而抑制性神经递质（谷氨酰胺、γ-氨基丁酸）增多，神经递质间的平衡失调，导致中枢神经系统功能紊乱。

（3）氨对神经细胞膜的抑制作用：氨可以与钾离子竞争进入细胞内，造成细胞内外钾离子与钠离子分布异常，干扰神经细胞的传导活动。氨能干扰细胞膜上 Na^+-K^+-ATP 酶的活性，影响复极后细胞膜的离子转运，使膜电位变化和兴奋性异常。

（二）假性神经递质学说

正常神经递质去甲肾上腺素和多巴胺对维持大脑皮质的兴奋性和觉醒具有特殊的作用。肝功能异常时，食物中的蛋白质在肠道的分解产物苯乙胺和酪胺无法被及时清除，随血液循环进入脑组织后形成苯乙醇胺和羟苯乙醇胺，其化学结构与正常（真性）神经递质去甲肾上腺素和多巴胺很相似，但其生理功能仅为正常神经递质的十分之一，故称假性神经递质。假性神经递质被脑细胞摄取并取代正常神经递质，导致神经传导发生障碍，大脑皮质不能维持觉醒状态，出现意识障碍与昏迷等。

三、诱　　因

凡能增加毒性物质的来源，提高脑对毒性物质的敏感性以及使血脑屏障通透性增高的因素，均可成为肝性脑病的诱因，促进肝性脑病的发生发展。

1. 上消化道出血　是肝性脑病最常见的诱因。肝硬化患者发生上消化道出血时，血中的蛋白质在肠道细菌分解作用下产生大量的氨和硫醇等毒物。同时，出血还可以造成循环血量减少和血压下降，使肝、脑、肾等重要器官缺血缺氧，诱发肝性脑病。

2. 感染　可使机体分解代谢增强，产氨量增多和血浆氨基酸失衡，使血脑屏障的通透性增强，脑对毒性物质的敏感性增高，从而诱发肝性脑病。

3. 电解质和酸碱平衡紊乱　各种原因引起碱中毒时，血液中的 NH_4^+ 转化为 NH_3，进入脑细胞内的 NH_3 增多，肾小管上皮细胞产生的氨以铵盐形式排出减少，血氨浓度升高而诱发肝性脑病。

4. 其他　镇痛药、镇静催眠药、麻醉药等药物使用不当，放腹水过多过快，摄入过量蛋白质，酒精中毒，便秘等均可诱发肝性脑病。

四、防治原则

（一）消除诱因对防止肝性脑病有重要意义

1. 严格控制蛋白质的摄入量，减少氮负荷。
2. 防止上消化道大出血。
3. 防止便秘以减少肠道有毒物质的吸收。
4. 预防由利尿、放腹水、低血钾等情况诱发肝性脑病。
5. 慎用镇痛药、镇静催眠药、麻醉药等。

（二）降低血氨

1. 口服乳果糖等使肠道 pH 降低，减少肠道产氨，有利于氨的排出。

2. 应用门冬氨酸鸟氨酸制剂降血氨。

3. 纠正水、电解质和酸碱平衡紊乱，特别是要注意纠正碱中毒。

4. 口服新霉素等抑制肠道细菌产氨。

（三）其他

纠正氨基酸失衡、保护脑细胞功能、维持呼吸道通畅、防止脑水肿等。根据患者具体情况施行肝移植手术等综合性治疗措施。

第 4 节　肾　衰　竭

肾衰竭是肾小球滤过功能严重损害，滤过率下降，导致体内氮质产物（如血尿素氮和肌酐）潴留而出现的临床综合征。其首发表现为少尿或无尿，或仅于实验室检查时发现氮质血症，同时或随后出现水、电解质紊乱和酸碱平衡失调。一般分为急性肾衰竭和慢性肾衰竭，慢性肾衰竭迁延不愈，最终发展为尿毒症。

一、急性肾衰竭

急性肾衰竭是由各种原因导致肾功能在短时间内（数天至数周）急剧降低，机体内环境严重紊乱的临床综合征。主要表现为少尿或无尿、氮质血症、高钾血症和代谢性酸中毒。根据发病后尿量的多少，可分为少尿型与非少尿型两种，临床上以少尿型多见。

（一）病因

1. 肾前性原因　如休克及急性心力衰竭。机体有效循环血量减少和肾血管强烈收缩，导致肾血液灌流量急剧减少，肾小球滤过率显著降低，出现尿量减少和氮质血症等表现。早期为功能性肾衰竭，晚期为器质性肾衰竭。

2. 肾性原因　急性肾小管坏死是引起肾性急性肾衰竭最常见的因素，常见于各种毒物中毒和肾毒性药物损害等。急性肾炎、狼疮性肾炎、恶性高血压等均可引起弥漫性肾实质损害，导致急性肾衰竭。

3. 肾后性原因　常见于双侧尿路结石、盆腔肿瘤和前列腺增生等引起的尿路梗阻。

（二）发生机制

1. 肾血流减少

（1）肾灌注压下降：肾血流灌注压受全身血压影响很大，当动脉血压低于 80mmHg 时，肾血流量显著减少，肾小球滤过率降低。

（2）肾血管收缩：当全身血容量减低时，交感 - 肾上腺髓质系统兴奋，肾素 - 血管紧张素系统活性增强，使肾入球小动脉明显收缩，肾小球滤过率降低（图 17-3）。

2. 肾小球病变　急性肾炎、狼疮性肾炎等疾病均可使肾小球受累，滤过膜面积减少，导致肾小球滤过率降低。

3. 肾小管阻塞　肾小管坏死细胞脱落碎片可阻塞肾小管；异型输血时的血红蛋白、挤压综合征时的肌红蛋白、磺胺结晶等均可在肾小管内形成各种管型，阻塞肾小管管腔，管腔内

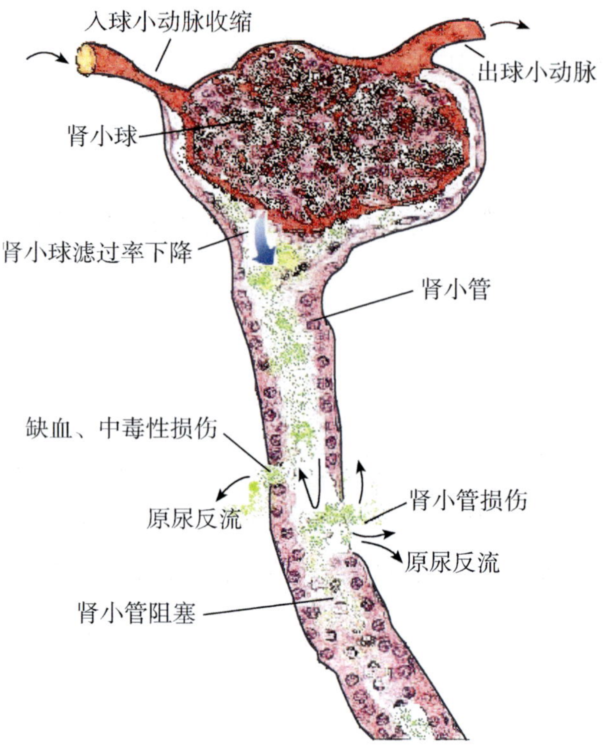

图 17-3 导致急性肾衰竭的肾小球、肾小管因素示意图

压升高，使肾小球有效滤过压降低而产生少尿（图 17-3）。

4. 原尿反流 肾小管上皮细胞坏死，原尿即可经受损处反流回周围肾间质，除直接造成尿量减少外，还可以引起肾间质水肿，间质压力升高，压迫肾小球，造成囊内压升高，使肾小球滤过率减少，进一步加重少尿（图 17-3）。

（三）机体功能和代谢变化

少尿型急性肾衰竭的发展过程可分为四个阶段。

1. 少尿期 是病情最危重的阶段，一般持续 1 ～ 2 周，持续时间越久，预后越差。

（1）少尿或无尿：成人每日尿量＜ 400ml 称为少尿，成人每日尿量＜ 100ml 称为无尿，主要原因是肾小球滤过率降低。可同时出现血尿、蛋白尿、管型尿，与肾小球毛细血管壁损伤有关。

考点 少尿和无尿的定义

（2）水中毒：由于尿量减少，分解代谢增强所致内生水增多以及输液过多等致水潴留，引起稀释性低钠血症和细胞水肿。

（3）高钾血症：是急性肾衰竭最危险的变化，常为少尿期致死的原因，也是急性肾衰竭最严重的并发症。原因主要有：①少尿导致肾排钾减少。②组织损伤、缺氧和酸中毒使细胞内钾外逸。

（4）代谢性酸中毒：具有进行性、不易纠正的特点。原因：①肾小球滤过率降低，体内酸性代谢产物排出减少。②肾小管受损，排酸保碱功能降低。③体内分解代谢加强，酸性物质生成增多。

（5）氮质血症：是指血液中尿素、肌酐和尿酸等非蛋白氮的显著升高。其原因主要是由于尿量减少，肾不能充分排出代谢产物和机体蛋白质的分解代谢增强（如感染、中毒、组织严重创伤）。

2. 移行期 当尿量增加到每日大于 400ml 时，标志着患者已度过危险的少尿期进入移行期，提示肾小管上皮细胞已开始再生修复，是肾功能开始好转的信号。此期，肾功能尚处于刚开始修复阶段，肾脏排泄能力仍低于正常。因此，氮质血症、高钾血症和酸中毒等内环境紊乱还不能立即改善。

3. 多尿期 是指每日尿量可达 3000ml 或更多。一般而言，少尿期，体内蓄积的水分和尿素氮等代谢产物越多，多尿期尿量也越多。后期，由于水、电解质大量排出，易发生脱水、低钾血症和低钠血症。多尿期持续 1 ～ 2 周，进入恢复期。

4. 恢复期 尿量逐渐恢复正常，血中非蛋白氮含量下降，水、电解质和酸碱平衡紊乱得到纠正。但肾功能需较长时间才能完全恢复。少数患者由于肾脏受损严重，出现肾组织纤维化，转变为慢性肾衰竭。

非少尿型急性肾衰竭患者肾脏病变和临床表现较轻，病程较短，并发症少，预后较好，其主要特点：①尿量不减少，每日尿量可在 400 ～ 1000ml。②尿渗透压、尿比重低。③有氮质血症。

二、慢性肾衰竭

慢性肾衰竭是各种慢性肾脏疾病进行性发展，引起肾单位和肾功能不可逆的丧失，导致以代谢废物潴留、水电解质和酸碱平衡紊乱及内分泌失调为特征的临床综合征。

（一）病因

通常慢性肾炎是慢性肾衰竭最常见的病因。糖尿病肾病、高血压肾病、慢性肾盂肾炎、肾结核、肾肿瘤等也是引起慢性肾衰竭的常见病因。

考点 慢性肾衰竭的原因

（二）发生机制

慢性肾衰竭的发生机制尚不清楚，主要与肾单位不断被破坏，健存肾单位不足以维持正常功能和健存肾单位滤过负荷加重有关。

（三）机体功能和代谢变化

1. 尿的改变

（1）多尿、夜尿：患者出现夜间尿量增多，甚至超过白天尿量，称为夜尿。多尿和夜尿的原因①原尿流经肾小管时速度增快，肾小管重吸收不充分。②原尿中溶质增多出现的渗透性利尿以及肾的浓缩功能降低。

（2）低渗、等渗尿：早期，因肾浓缩功能下降而稀释功能正常，出现低渗尿。晚期，因肾浓缩和稀释功能均下降，尿的渗透压接近血浆渗透压，称为等渗尿。

（3）少尿：晚期，由于肾单位极度减少，滤过率极度减低，患者出现少尿。

（4）尿液成分的变化：由于肾小球滤过膜通透性增加和肾小管上皮细胞受损，患者可出现蛋白尿、血尿。

2. 氮质血症

3. 水、电解质和酸碱平衡紊乱

（1）水代谢紊乱：由于肾脏对水的调节能力下降，患者可出现脱水、水中毒和水肿等。

（2）电解质代谢紊乱：由于肾脏对电解质的调节功能减退，可导致钠、钾、钙、磷代谢失调。例如，多尿、呕吐及腹泻等可引起钠、钾丢失，出现低钠血症、低钾血症；少尿、酸中毒及感染等可造成水钠潴留及高钾血症；因肾脏排磷减少而出现高磷血症，并继发引起低钙血症等。

（3）代谢性酸中毒：由肾小管排酸保碱功能降低，对 $NaHCO_3$ 的重吸收减少，以及磷酸、硫酸等排出减少所致。

4. 肾性高血压 发生机制：①水钠潴留引起血容量和心排血量增多。②肾素 – 血管紧张素系统活性增强，外周血管收缩，阻力增大导致血压升高。③肾单位大量破坏，肾间质细胞合成扩血管物质减少。

5. 出血倾向　常表现为皮下瘀斑、牙龈出血、鼻出血及月经过多等，主要由体内蓄积的毒性物质抑制血小板功能所致。

6. 肾性贫血　是慢性肾衰竭最常见的并发症，且贫血程度与肾功能损害程度一致。发生机制：①肾实质破坏，促红细胞生成素分泌减少。②毒性物质在体内蓄积可抑制骨髓的造血功能，破坏红细胞。③出血加重贫血。

三、尿 毒 症

尿毒症是肾功能丧失后，因体内代谢产生的废物和过多的水分不能被排出体外所引起的代谢失常综合征，是肾脏疾病发展的最严重阶段。

考点　尿毒症的概念

（一）病因与发生机制

尿毒症患者的血中有多种代谢产物或毒性物质，其中很多可以引起尿毒症的特异性症状，称为尿毒症毒素。常见的有甲状旁腺素、尿素、胍类、多胺等。

（二）机体功能和代谢变化

1. 神经系统　神经系统症状是尿毒症患者的主要表现，有两种形式。

（1）尿毒症性脑病：患者有头痛、头昏、烦躁不安、理解力和记忆力下降、幻觉等，严重时出现抑郁、嗜睡甚至昏迷。

（2）周围神经病变：可表现为下肢麻木、疼痛、腱反射减弱等，最后可出现运动障碍。

2. 消化系统　消化系统症状出现最早、最突出。表现为厌食、恶心、呕吐、腹泻、黏膜溃疡、上消化道出血等。

3. 心血管系统　主要表现为充血性心力衰竭和心律失常，晚期还可出现尿毒症性心包炎。

4. 呼吸系统　酸中毒时可因呼吸中枢兴奋出现深大呼吸，严重者可出现潮式呼吸，呼出氨味气体；因尿素刺激胸膜引起纤维蛋白性胸膜炎（又称干性胸膜炎）。严重者因心力衰竭、水钠潴留等导致肺水肿。

5. 皮肤变化　患者常出现皮肤瘙痒、干燥、脱屑、颜色改变等。尿素随汗液排出，在汗腺口沉积成白色结晶，称为尿素霜。

6. 免疫系统　主要为细胞免疫功能下降，患者容易出现严重感染，这是尿毒症患者的死因之一。

7. 内分泌系统　患者除了有肾脏内分泌功能障碍的表现外，还可因性激素代谢异常出现性功能障碍。男性患者可出现阳痿、精子量减少等，女性患者可出现月经异常等。

考点　尿毒症时机体的主要变化

（三）慢性肾衰竭和尿毒症防治

积极治疗原发病，并注意消除诱因（如感染、外伤、大手术、肾毒性药物等）、降血压、抗纤维化等。目前，治疗尿毒症最根本的方法是肾移植。

自 测 题

A_1/A_2 型题

1. 心力衰竭根据其发生部位分为
   A. 左心衰竭、右心衰竭、全心衰竭
   B. 左心衰竭、右心衰竭
   C. 全心衰竭、部分心衰竭
   D. 左心衰竭、全心衰竭
   E. 右心衰竭、全心衰竭
2. 心力衰竭最常见的诱因是
   A. 过度劳累　B. 脱水
   C. 摄入盐过多　D. 感染
   E. 药物影响
3. 下列哪项是右心衰竭的早期表现
   A. 颈静脉怒张　B. 皮下水肿
   C. 端坐呼吸　D. 呼吸困难
   E. 肝区胀痛
4. 左心衰竭时最常见的临床表现是
   A. 颈静脉怒张　B. 呼吸困难
   C. 发绀　D. 胃肠道淤血
   E. 肝区疼痛
5. 呼吸衰竭的诊断标准是
   A. 动脉血氧分压低于 70mmHg
   B. 动脉血二氧化碳分压高于 60mmHg
   C. 动脉血氧分压低于 60mmHg 伴有或不伴有动脉血二氧化碳分压高于 50mmHg
   D. 动脉血氧分压低于 50mmHg
   E. 动脉血二氧化碳分压低于 60mmHg
6. 呼吸衰竭的发生机制中，引起肺换气功能障碍的是
   A. 呼吸肌活动障碍　B. 胸廓顺应性降低
   C. 气道痉挛　D. 呼吸道黏膜水肿
   E. 肺泡通气与血流比例失调
7. 肝性脑病最常见的诱因是
   A. 发热　B. 大量放腹水
   C. 感染　D. 上消化道出血
   E. 饮酒
8. 尿毒症患者一般症状出现最早最突出的是
   A. 神经系统症状　B. 消化系统症状
   C. 呼吸系统症状　D. 皮肤症状
   E. 内分泌症状
9. 肝性脑病发生过程中的假性神经递质是指
   A. 乙胺和酪胺
   B. 苯乙醇胺和羟苯乙醇胺
   C. 去甲肾上腺素和多巴胺
   D. 酪胺和羟苯乙醇胺
   E. 乙胺和苯乙醇胺
10. 急性肾衰竭病因中属于肾前性的是
   A. 休克　B. 高血压肾病
   C. 双侧尿路结石　D. 急性肾小球肾炎
   E. 狼疮性肾炎
11. 急性肾衰竭患者出现的电解质紊乱中，最为严重的是
   A. 低钠血症　B. 高磷血症
   C. 低钙血症　D. 高钾血症
   E. 低氯血症
12. 少尿型急性肾衰竭病程的四个阶段是
   A. 少尿期、移行期、多尿期、恢复期
   B. 多尿期、少尿期、移行期、恢复期
   C. 少尿期、移行期、多尿期、多尿后期
   D. 多尿期、多尿后期、移行期、少尿期
   E. 移行期、少尿期、多尿期、衰竭期
13. 患者，男性，65 岁，慢性阻塞性肺疾病病史 20 年。近 1 年咳嗽加重，痰多，黏稠脓痰，呼吸困难。血气分析：PaO_2 45mmHg，$PaCO_2$ 90mmHg，应诊断为
   A. 慢性肺炎　B. Ⅰ型呼吸衰竭
   C. Ⅱ型呼吸衰竭　D. 急性呼吸窘迫综合征
   E. 左心衰竭

（吴红侠）

实验指导

一、病理学实验目的

病理学实验是病理学教学的重要组成部分，通过对大体标本、病理切片和动物实验等观察进一步验证课堂理论，达到理论与实践的统一；也是培养学生科学思维能力、分析综合能力和基本操作技能的必要训练。

二、病理学实验方法

（一）观察大体标本

观察大体标本，先用肉眼确认标本是哪一种脏器（或哪种组织）。按先外后内，自上而下的顺序逐次观察，并找出病变的部位。然后观察器官（或组织）病变的大小、颜色、形状、质地等，并根据观察分析、判断病变性质，思考其发生、发展和结局。

（二）观察组织切片

首先用肉眼观察病理切片是由何脏器制成、病变的部位大小，然后将切片放置于显微镜载物台上，调整物镜，调好显微镜光圈、焦距，通过目镜观察组织和病变的粗略情况，先用低倍镜，按顺序寻出可疑部位，再用高倍镜进一步观察。

观察病理组织切片时应与大体标本联系一并思考。

（三）动物实验

动物实验是在动物身上人工地制造各种病理过程或疾病，用以探讨疾病发生的原因及其发生发展规律。实验过程中注意观察动物的变化，记录实验结果，并写出实验报告。

（四）实验注意事项

1. 进行实验前必须复习与实验有关的理论内容，预习实验指导，了解实验内容与要求。

2. 进行实验时严肃认真，在教师指导下按实验指导仔细观察标本，及时完成实验作业。

3. 爱护珍惜大体标本、组织切片、实验器材，谨慎使用显微镜，如有损坏及时报告指导老师。

4. 示教用组织切片不得擅自移动，以免影响其他同学观察。

5. 遵守实验室规则，保持室内安静。实验后清点组织切片、器材等。进行清洁整理工作后方可离开实验室。

实验 1　细胞和组织的适应、损伤与修复

一、实验要求

1. 识别萎缩、变性、坏死的大体标本形态变化。

2. 观察肾小管上皮细胞水肿、肝细胞脂肪变性、肝细胞水肿、肉芽组织的镜下特点。

二、实验内容

（一）观察大体标本

1. 肾压迫性萎缩（肾盂积水）　肾体积增大，切面见肾盂肾盏明显扩张、肾实质萎缩变薄，部分变薄的区域明显透光。皮髓质分界不清。

2. 脾营养不良性萎缩　脾脏体积明显缩小，重量减轻，被膜皱缩。

3. 心脏营养不良性萎缩　心脏体积缩小，重量减轻，表面血管明显呈蛇形状弯曲。

4. 高血压性心脏病　左心室壁明显肥厚，乳头肌增粗，心室腔变小，呈向心性肥大。

5. 肾细胞水肿　肾体积略增大，浑浊无光泽，被膜紧张，切面见边缘外翻，肾皮质增厚。

6. 肝脂肪变性　肝体积稍增大，边缘较钝，包膜紧张，呈淡黄色，有油腻感。

7. 脾、肾凝固性坏死（梗死）　脏器中度增大，切面可见灰白色的坏死区，致密而干燥，形状不规则，略呈扇形，边界清楚，周围有一圈黑褐色的出血带，坏死灶直达包膜下，表面有少量纤维蛋白渗出。

8. 脑液化性坏死　大脑冠状切面，内囊附近的脑组织见大片不规则液化、坏死区，状似豆渣或破絮样，质软，大部分液化物脱失，仅残留疏松的絮网状结构。

9. 足干性坏疽　标本为截肢标本，足部坏死组织干燥，体积缩小，大部分呈灰黑色，部分区域黑褐色，与正常组织分界清楚。

（二）观察病理切片

1. 肝细胞脂肪变性　肝细胞质出现圆形空泡（脂肪滴）。空泡大小不等，边界清楚。空泡较大时，核被挤在一边。肝血窦明显受压而变窄。

2. 肾小管上皮细胞水肿　近曲小管上皮细胞明显肿大，胞质内可见大量伊红色细微颗粒，肾小管管腔狭窄。

3. 肝细胞水肿　肝细胞体积明显增大，胞质染色变浅、透亮。肝血窦受挤压明显狭窄。

4. 肉芽组织　主要由成纤维细胞和新生毛细血管组成，浅表部分毛细血管方向与表面垂直，其中有较多的炎症细胞浸润。深部肉芽组织排列紧密，炎症细胞和毛细血管数量减少，胶原纤维增多。

实验 2　局部血液循环障碍

一、实验要求

1. 识别肝淤血、脑出血、脾或肾贫血性梗死、肠出血性梗死的大体形态特点。

2. 观察慢性肝淤血和慢性肺淤血的镜下病变特点。

3. 通过家兔空气栓塞实验，观察空气栓塞时的表现及其产生的严重后果，记录实验结果，并写出实验报告。

二、实验内容

（一）观察大体标本

1. 慢性肝淤血（槟榔肝） 肝脏部分，体积增大。切面为均匀分布的暗褐色区（淤血）与灰黄色区（脂肪变性）交错，形成类似槟榔切面的斑纹。

2. 脑出血 脑膜血管扩张充血。切面脑灰白质及沟回清晰，脑实质或脑室腔内充满凝血块，呈黑褐色，局部脑组织破坏。

3. 脾或肾贫血性梗死 脾或肾近被膜面可见灰白色楔形梗死灶，尖端指向脾门或肾门，底部紧贴被膜。梗死灶周围有暗黑色充血出血带。

4. 肠出血性梗死 小肠一段，浆膜面干燥、无光泽，且有纤维素被覆，使表面呈灰白色。切面上病变肠壁肿胀增厚，黏膜皱襞坏死，各层呈黑褐色。肠腔内充满暗褐色混合物。扭转或套叠处呈灰白色或灰褐色。

（二）观察病理切片

1. 慢性肝淤血 肝小叶中央静脉及其周围肝血窦扩张，充满红细胞，肝细胞索因受压而萎缩或坏死，肝小叶边缘肝细胞可正常或发生脂肪变性。

2. 慢性肺淤血 肺泡壁毛细血管显著扩张充血，肺泡腔内可有粉红色水肿液、红细胞、心力衰竭细胞。高倍镜下，心力衰竭细胞体积大，胞质内有棕褐色的颗粒状物（为含铁血黄色）。肺间质可有纤维组织增生和含铁血黄素沉着。

（三）家兔空气栓塞实验

1. 实验目的 认识空气栓塞所能产生的严重后果，以避免护理实践中医疗事故的发生。

2. 实验动物 家兔。

3. 实验器材 兔台，注射器（10ml），动物用解剖器械。

4. 实验方法

（1）观察家兔一般情况，呼吸、瞳孔大小、角膜反射、口唇颜色等。

（2）选择兔的耳缘静脉，注入 5 ～ 10ml 空气，观察动物反应。

（3）待家兔呼吸停止后，打开胸腔，暴露家兔的心脏（此时家兔心脏仍可在跳动），通过扩张的右心耳薄壁，可观察到大量空气泡。将心脏周围的大血管全部结扎、剪断。取出心脏后放入盛水的玻璃器皿中，在水面下将右心房剪开，观察。

实验 3 炎 症

一、实验要求

1. 识别纤维素性炎、化脓性炎、炎性息肉大体标本的形态变化。

2. 观察各类炎症细胞，蜂窝织性阑尾炎、炎性息肉的镜下病变特点。

二、实验内容

（一）观察大体标本

1. 纤维素性心包炎（绒毛心） 心包脏层表面粗糙，有厚层灰白色渗出物覆盖，呈絮状或绒毛状。

2. 假膜性炎（菌痢） 结肠黏膜表面有一层灰黄色、糠皮样假膜，部分假膜脱落形成大小不一、形状不规则的浅表溃疡。肠壁因充血水肿而增厚。

3. 急性化脓性阑尾炎 阑尾肿胀，浆膜面充血，附有脓性渗出物。切面见阑尾壁增厚，腔内有脓性渗出物。

4. 脓肿 观察肝、肺和脑脓肿标本。切面见脓肿形成，腔内脓液已流失，仅有少许脓液黏附，周围有纤维组织包绕，边界清楚。

5. 急性重型肝炎 肝脏体积明显缩小，包膜皱缩，边缘薄而锐，切面呈土黄色，有些区域呈现红黄相间。

6. 炎性息肉（子宫颈息肉） 子宫颈外口突出、下垂一个带蒂的肿物，蒂与子宫颈内口相连。

（二）观察病理切片

1. 蜂窝织性阑尾炎 为阑尾的横切面。阑尾各层均有充血、水肿，有大量中性粒细胞浸润。部分阑尾黏膜坏死脱落，腔内有脓性渗出物。

2. 炎性息肉 子宫颈或鼻息肉组织切面，息肉表面有被覆上皮，间质较疏松，毛细血管扩张和充血，腺体增生，有较多淋巴细胞和浆细胞浸润，以及少量中性粒细胞和嗜酸性粒细胞浸润。

实验 4 肿 瘤

一、实验要求

1. 认识常见肿瘤的大体形态及生长、扩散方式。
2. 认识并描绘几种常见肿瘤的镜下病变特点。

二、实验内容

（一）观察大体标本

1. 皮肤乳头状瘤 肿瘤突出皮肤表面，呈乳头状，灰白色，以蒂与皮肤相连。

2. 子宫平滑肌瘤 子宫肌壁层见多个大小不等类圆形结节，结节切面呈编织状，灰白色，与周围组织分界清楚。

3. 卵巢黏液性囊腺瘤 肿物成囊状，切面可见多个囊腔，腔内可见黏液状物。

4. 脂肪瘤 肿瘤呈分叶状，有包膜，色黄，质软，切面似正常脂肪组织。

5. 皮肤鳞状细胞癌　手掌背面皮肤突起一白色菜花状肿物，底部向掌内浸润性生长并破坏组织。

6. 巨块型肝癌　肝右叶见一巨大肿块，切面呈灰白色，部分坏死区域呈灰黑色。

7. 溃疡型胃癌　胃窦部黏膜见一火山口状溃疡，边缘隆起，底部凹凸不平，溃疡周围黏膜皱襞凌乱。

8. 骨肉瘤　肿瘤结节状，切面呈灰红色，均匀细腻，鱼肉状，破坏骨组织，可见病理性骨折，肿瘤向周围软组织浸润性生长并破坏软组织。

（二）观察病理切片

1. 脂肪瘤　低倍镜观察肿瘤由分化成熟的脂肪细胞构成，呈大小不一的分叶状，间隔为少量的纤维结缔组织。

2. 纤维瘤　低倍镜观察，胶原纤维排成束状，互相交织，其间有细长的分化好的纤维细胞。高倍镜观察，瘤细胞呈细长形，核小，两端尖，与正常纤维细胞相似。

3. 结肠腺瘤　低倍镜观察，肿瘤向黏膜表面生长，主要由大量腺体组成。腺体大小不等，排列紊乱，腺管间为结缔组织。高倍镜观察，肿瘤细胞呈柱状，排列整齐，细胞核位于基底部，呈栅栏状排列，细胞无明显异型性，与正常结肠腺体结构相似。

4. 鳞状细胞癌　低倍镜观察，癌细胞排列呈片状或条索状，大小不一，癌巢中心区可见排列成同心圆状呈粉红色的角化珠，又称为癌珠。高倍镜观察，高分化鳞癌的癌细胞排列，由癌巢的外层向内观察，外层的癌细胞似基底细胞，内为类似于棘细胞的癌细胞，再内为角化层。低分化鳞癌不形成角化珠，癌细胞大小不等，形态多样，核大深染，可见核分裂象。在癌组织间有纤维结缔组织。

5. 结肠腺癌　低倍镜观察，高分化腺癌细胞呈腺管状排列，排列紊乱，管腔大小不等，腺腔形状极不规则。高倍镜观察，癌细胞大小不一，形态各异，染色加深，呈单层或多层排列，可见核分裂象。低分化腺癌无完整的腺腔样结构，癌细胞排列成实性癌巢，异型性明显，核分裂象多见。

6. 纤维肉瘤　低倍镜观察，肿瘤细胞弥漫性分布，无巢状结构。瘤细胞丰富，间质少，瘤细胞与成纤维细胞相似。高倍镜观察，瘤细胞大小不一，呈梭形或圆形，异型性明显，核分裂象多见。

实验 5　心血管、呼吸系统疾病

一、实验要求

1. 识别高血压性心脏病、原发性固缩肾、高血压脑出血、主动脉粥样硬化、心肌梗死、慢性阻塞性肺气肿、大叶性肺炎、小叶性肺炎、肺癌等大体标本的形态学变化。

2. 识别小动脉硬化、风湿性心肌炎、动脉粥样硬化、肺气肿、大叶性肺炎（红色肝样变期、灰色肝样变期）、小叶性肺炎的镜下病变特点。

二、实验内容

（一）观察大体标本

1. 高血压性心脏病　心脏体积增大，重量增加，左心室室壁显著肥厚，乳头肌增粗，瓣膜无明显病变。

2. 原发性固缩肾　肾体积缩小，重量减轻，质地变硬。表面呈弥漫的细颗粒状。切面皮质变薄，皮髓质界限不清。

3. 高血压脑出血　大脑冠状切面，见内囊及基底节区有一较大出血灶，血液凝固呈黑色，该处脑组织破坏。

4. 主动脉粥样硬化　主动脉内膜表面凹凸不平，可见大小不等稍隆起的黄色斑点、条纹或黄白色蜡滴样纤维斑块。部分斑块破溃，形成粥样溃疡。

5. 心肌梗死　在左心室壁可见形状不规则的梗死灶，呈灰白色，无光泽，其边界清晰。

6. 慢性阻塞性肺气肿　肺组织膨胀，体积增大，边缘变钝，切面呈海绵状，并可见因肺泡壁破裂融合而形成的大疱。

7. 大叶性肺炎　病变肺叶增大呈灰白或红色，质实如肝，切面干燥呈颗粒状。胸膜表面有纤维蛋白渗出。

8. 小叶性肺炎　肺内有多数散在大小形状不一的灰黄色实变区（脓性渗出），部分融合成片。

9. 中央型肺癌　肺切面肺门处见灰白色肿物，沿支气管壁向周围组织浸润，边界不清。

10. 弥漫型肺癌　肺切面可见大量小手指头、黄豆大小灰白色肿物弥散分布。

（二）观察病理切片

1. 小动脉硬化　肾或脾小动脉管壁高度增厚，呈玻璃样变性，管腔狭窄。

2. 风湿性心肌炎　低倍镜观察，心肌间质及小血管附近可找到成簇细胞聚成的病灶，即风湿小体。高倍镜观察，典型的风湿小体中央有少量嗜酸性碎块状纤维蛋白样坏死，周围散在有风湿细胞。该类细胞体积较大，圆形或多边形，胞质丰富，嗜碱性，有时呈双核，核膜清楚，染色质浓集于中心，呈枭眼状。周围有少量淋巴细胞、单核细胞浸润。

3. 主动脉粥样硬化　病变表层为增生的纤维组织，常发生玻璃样变性，其下为粉染无结构物质，内有多量无一定排列方向的针形空隙（制片过程中胆固醇结晶溶解后遗留的空隙），有时可见少量钙盐（蓝染颗粒）沉着。边缘和底部可见肉芽组织和少量淋巴细胞和泡沫细胞。

4. 冠状动脉粥样硬化　冠状动脉内膜呈半月形增厚，病灶内可见泡沫细胞、胆固醇结晶裂隙、钙盐沉积。管腔狭窄，腔内见红色血凝块（血栓形成）。

5. 肺气肿　肺组织大部分区域肺泡腔扩大，肺泡壁变薄或断裂，断裂的肺泡相互融合成大疱。

6. 大叶性肺炎

（1）红色肝样变期：病变均匀一致，肺泡腔内充满大量纤维蛋白、红细胞及少量中性粒细胞，肺泡壁毛细血管扩张充血。

（2）灰色肝样变期：肺泡腔内渗出物主要为中性粒细胞、纤维蛋白，而红细胞消失。肺泡壁毛细血管受压，病变肺组织呈贫血状态。

7. 小叶性肺炎　病变呈灶性分布，病变中央的小支气管管壁充血水肿及多量中性粒细胞和少量单核细胞浸润，有脱落上皮；周围肺组织的肺泡腔内有上述炎性渗出物。

实验 6　消化、泌尿系统疾病

一、实验要求

1. 识别胃溃疡、十二指肠溃疡、门脉性肝硬化、肝癌、大肠癌、急性弥漫增生性肾小球肾炎、慢性肾小球肾炎的大体标本，确认其大体形态特点。

2. 观察溃疡病、肝硬化、急性弥漫增生性肾小球肾炎、慢性肾小球肾炎的切片，确认其镜下病变特点。

二、实验内容

（一）观察大体标本

1. 胃溃疡　胃小弯侧黏膜面有一卵圆形溃疡病灶，直径小于 2cm；溃疡边缘整齐，底部平坦；周围黏膜粗糙，皱襞呈放射状。

2. 十二指肠溃疡　十二指肠球部黏膜面见一椭圆形溃疡，直径 1cm 左右，溃疡边缘整齐，底部平坦。

3. 门脉性肝硬化　肝体积缩小；表面及切面有大小较一致的小结节，黄褐色或灰白、灰黄色，直径小于 0.5cm；结节周围灰白色间隔较细。

4. 坏死后性肝硬化　肝体积缩小；表面及切面有大小不等的结节，大小悬殊，直径多在 0.5cm 以上；结节周围灰白色间隔较宽，宽窄不一。

5. 巨块型肝癌　肝右叶见一巨大肿块，切面灰白色，部分坏死区域呈灰黑色。

6. 大肠癌　肠黏膜面见一肿物突起，中央有坏死形成不规则溃疡，边缘隆起，底部不平。

7. 急性弥漫增生性肾小球肾炎　肾体积增大，表面光滑，颜色较红伴少量小出血点。

8. 慢性肾小球肾炎　肾脏萎缩变小，表面呈细颗粒状，切面皮质变薄，皮髓质分界不清，小动脉管壁增厚、变硬。肾盂周围脂肪组织增多。

（二）观察病理切片

1. 胃溃疡　组织凹陷处为溃疡底部，两侧为溃疡边缘。溃疡底由黏膜层起分四层：渗出层、坏死层、肉芽组织层及瘢痕层，其中瘢痕层可见小动脉内膜炎等改变。

2. 门脉性肝硬化　正常肝小叶结构完全破坏，由假小叶取代，假小叶内肝细胞排列紊乱，无中央静脉或偏位或多个；有的假小叶内可见汇管区；假小叶之间为较细的纤维组织间隔，其中有新生小胆管及慢性炎症细胞浸润。

3. 急性弥漫增生性肾小球肾炎　肾小球体积大，细胞数增多。增生的细胞主要为毛细血管内皮细胞和系膜细胞，有较多的中性粒细胞和少量的单核巨噬细胞浸润。肾小管上皮细胞变性，腔内可见管型，肾间质充血水肿。

4. 慢性肾小球肾炎　大量肾小球纤维化及玻璃样变，其所属肾小管萎缩、纤维化、消失。残存肾小球代偿性肥大，所属肾小管扩张，可见各种管型。间质纤维组织增生，淋巴细胞和浆细胞浸润，间质内小动脉硬化，管壁增厚，腔狭窄。

实验 7　乳腺及女性生殖系统疾病

一、实验要求

1. 识别乳腺癌、子宫颈癌、葡萄胎、侵蚀性葡萄胎、绒毛膜癌的大体标本。
2. 观察乳腺癌、子宫颈癌、葡萄胎的镜下病变特点。

二、实验内容

（一）观察大体标本

1. 乳腺癌　肿块灰白色，质硬，无包膜，界不清，癌组织穿透皮肤，形成溃疡。乳腺皮肤呈橘皮样外观，乳头回缩、下陷。

2. 子宫颈癌　子宫颈口见一菜花状肿物向表面突起，表面有坏死和浅表溃疡形成。

3. 葡萄胎　子宫增大，腔内见成簇状、葡萄样、半透明、灰白色的肿物。

4. 侵蚀性葡萄胎　子宫增大，腔内见成簇状、葡萄样、半透明、灰白色肿物，肿物破坏子宫底肌层，局部有黑色出血病灶。

5. 子宫绒毛膜癌　子宫腔内见一黑色肿物突起，并破坏子宫肌层。

6. 肺转移性绒毛膜癌　肺叶切面可见一直径为 3cm 左右的黑色肿物，边界清楚。

（二）观察病理切片

1. 乳腺癌（浸润性癌）　癌细胞形态多样，腺管结构可有可无，穿破乳腺导管或腺泡的基底膜而侵入间质，核分裂象多见。

2. 子宫颈鳞状细胞癌　癌细胞主要为多角形，有角化及癌珠形成。

3. 葡萄胎　绒毛高度水肿、间质无血管，滋养层上皮细胞轻度增生，有轻度异型性。

实验 8　传　染　病

一、实验要求

1. 识别肺原发综合征、慢性纤维空洞性肺结核、粟粒型肺结核、结核球、细菌性痢疾、急性重型肝炎、流行性脑脊髓膜炎的大体标本形态变化。
2. 观察肺结核、急性肝炎、流行性乙型脑炎、流行性脑脊髓膜炎的镜下病变特点。

二、实验内容

（一）观察大体标本

1. 肺原发综合征　肺上叶下部（或下叶上部）近胸膜处，有一圆形干酪样坏死病灶，直径 1cm 左右。切面灰黄色，质致密。同侧肺门支气管周围淋巴结明显肿大，切面呈干酪样坏死（结核性淋巴管炎，肉眼一般不易辨认）。

2. 慢性纤维空洞性肺结核　肺上叶有多个陈旧性厚壁空洞，空洞壁由灰白色纤维组织构成，内壁附有干酪样坏死物质。空洞周围肺组织纤维化，胸膜增厚。其余肺组织尤其是肺下叶，可见多个新旧不一、大小不等的结核病灶。

3. 粟粒型肺结核　肺叶切面有多数分布均匀的灰黄色粟粒大小的结核结节，伴有大片干酪样坏死。

4. 结核球　上肺叶手术切除标本，切面见一乒乓球大小圆形干酪样坏死病灶。

5. 急性重型肝炎　肝体积明显缩小，包膜皱缩，尤以左叶明显，肝边缘变薄、变锐。切面呈土黄色或红褐色，均匀致密似脾脏。

6. 细菌性痢疾　肠黏膜表面有一层糠皮样灰色膜状物，粗糙而无光泽，即假膜，病变范围广泛，部分假膜脱落，形成溃疡。

7. 流行性脑脊髓膜炎　脑膜血管高度扩张充血、蛛网膜下腔充满浑浊的脓性渗出物。渗出物分布广泛，覆盖脑沟、脑回，使沟回结构模糊不清。脑室显示不同程度的扩张。

（二）观察病理切片

1. 肺结核　低倍镜观察，肺组织中有许多大小相似的结核结节散在分布。高倍镜观察，典型的结核结节中央为朗格汉斯细胞，细胞体积巨大，胞质内有多个核排列于细胞周边，呈花环状或马蹄状。周围是数量较多的类上皮细胞，细胞呈梭形或多边形，胞质丰富，细胞之间分界不清。再外围是少量淋巴细胞。有的结节中央可发生干酪样坏死。

2. 急性肝炎　肝细胞体积普遍增大，胞质疏松透亮，有的肝细胞体积明显增大，圆形透亮，此为肝细胞气球样变。个别肝细胞缩小，胞质浓缩，嗜酸性增强，整个细胞变成球形红色小体（嗜酸性小体）。可见少数肝细胞坏死，仅累及个别肝细胞（点状坏死），坏死灶内见淋巴细胞浸润。

3. 流行性乙型脑炎　低倍镜观察，脑组织内血管高度扩张、充血，血管周围间歇加宽，淋巴细胞围绕血管呈袖套状浸润。高倍镜观察，神经细胞变性、坏死，可见神经细胞卫星现象、噬神经细胞现象，脑组织中可见筛网状坏死灶即软化灶，也可见胶质细胞增生形成胶质结节。

4. 流行性脑脊髓膜炎　脑脊髓膜血管扩张充血，蛛网膜下腔增宽，其中充满大量中性粒细胞，少量淋巴细胞、单核细胞及纤维素性渗出物。脑实质未见明显改变。

（黄光明）

参 考 文 献

步宏，李一雷，2018. 病理学 . 第 9 版 . 北京：人民卫生出版社

丁运良，丁凤云，2018. 病理学与病理生理学 . 南京：江苏凤凰科学技术出版社

贺平则，黄光明，2015. 病理学基础 . 北京：人民卫生出版社

贺平泽，2016. 病理学基础 . 第 4 版 . 北京：科学出版社

刘红，2020. 病理学 . 第 3 版 . 北京：科学出版社

罗先武，王冉，2020. 考试达人 2021 全国护士执业资格考试轻松过 . 北京：人民卫生出版社

王建枝，钱睿哲，2018. 病理生理学 . 第 9 版 . 北京：人民卫生出版社

许煜和，黄光明， 2015. 病理学基础 . 第 2 版 . 北京：科学出版社

张荣军，杨怀宝，2015. 病理学基础 . 第 3 版 . 北京：人民卫生出版社

自测题参考答案

绪论

1. A　2. C　3. C　4. A　5. C　6. C

第 1 章

1. A　2. C　3. A　4. C　5. B　6. D　7. B
8. D　9. D　10. B

第 2 章

1. C　2. B　3. A　4. C　5. E　6. D　7. C
8. A　9. C　10. D　11. D　12. C　13. C
14. E　15. C

第 3 章

1. D　2. B　3. C　4. E　5. D　6. E　7. E
8. C　9. A　10. D　11. A　12. D　13. C
14. B　15. C　16. E　17. C　18. D

第 4 章

1. C　2. C　3. D　4. B　5. A　6. D　7. B
8. A　9. B　10. D　11. D　12. B　13. A
14. C　15. B　16. C　17. B　18. D

第 5 章

1. E　2. D　3. E　4. E　5. C　6. B　7. A
8. E　9. B　10. E　11. D　12. D　13. D
14. B　15. C　16. B

第 6 章

1. A　2. A　3. C　4. D　5. B　6. C　7. B
8. D　9. D　10. A　11. E　12. D　13. B
14. B

第 7 章

1. D　2. B　3. B　4. C　5. C　6. B　7. A
8. B　9. B　10. C　11. E　12. D　13. A
14. C　15. A　16. D　17. D　18. B

第 8 章

1. C　2. A　3. B　4. D　5. B　6. D　7. A
8. C　9. A　10. C　11. D　12. C　13. A
14. C

第 9 章

1. A　2. B　3. C　4. D　5. A　6. D　7. C
8. B　9. E　10. B　11. D　12. B　13. B
14. E　15. E　16. B　17. C　18. D

第 10 章

1. A　2. C　3. B　4. A　5. E　6. D　7. C
8. B　9. A　10. D　11. D　12. C　13. C
14. C　15. B

第 11 章

1. B　2. A　3. B　4. E　5. E　6. D　7. B
8. C　9. D　10. E　11. D　12. D　13. D
14. C　15. E　16. E

第 12 章

1. C　2. C　3. D　4. B　5. E　6. D　7. B
8. C　9. A　10. C　11. D　12. B　13. E
14. C　15. A　16. B　17. C

第 13 章

1. C　2. B　3. A　4. A　5. A　6. E　7. A
8. B　9. D　10. C　11. A　12. B

第 14 章

1. D　2. C　3. A　4. D　5. A　6. B　7. B
8. C　9. B　10. B

第 15 章

1. C　2. A　3. A　4. A　5. B　6. C　7. D
8. C　9. C　10. A　11. D　12. A　13. B

第 16 章

1. A　2. E　3. A　4. B　5. C　6. D　7. A
8. E　9. A　10. B　11. C　12. B　13. A
14. B

第 17 章

1. A　2. D　3. A　4. B　5. C　6. E　7. D
8. B　9. B　10. A　11. D　12. A　13. C